D.H.W. Grönemeyer · Med. in Deutschland

D.H.W. Grönemeyer

Med. in Deutschland

Standort mit Zukunft

ABW · Wissenschaftsverlag

ABW Wissenschaftsverlag GmbH
Kurfürstendamm 57
D-10707 Berlin
Sandgasse 3
A-3652 Leiben

Die Deutsche Bibliothek – CIP - Einheitsaufnahme
Grönemeyer, Dietrich H. W.: Med. in Deutschland: Standort mit Zukunft / Dietrich Grönemeyer. Geleitw. Wolfgang Clement. – Berlin ; Leiben : ABW, Wiss.-Ver.-Ges., 2001
ISBN 3-936072-03-5

Einbandgestaltung: Rudolf Hübler, Gabriele Burde, Berlin

Gesamtherstellung: Druck- und Bindearbeiten: Stürtz AG, Würzburg

ISBN 3-936072-03-5
Printed in Germany

Geleitwort

Im Gesundheitswesen bündeln sich wie in kaum einem anderen Gebiet medizinische und ethische, ökonomische, technische und soziale Fragen. Das erklärt, warum Gesundheitspolitik oft streitig diskutiert wird und warum notwendige Reformen im Einvernehmen zwischen Ärzten und Krankenkassen, Industrie und Verbrauchern so schwierig sind. Der Verbraucher ist im Ernstfall der Patient, der hautnah und ganz persönlich von Krankheit betroffen ist und der nach Hilfe und Heilung verlangt.

In diesem Parallelogramm der Kräfte und Interessen zwischen technischem Fortschritt und Kostendämpfung, zwischen Wettbewerbsfähigkeit und optimaler Gesundheitsversorgung scheint ein golderner Mittelweg kaum möglich, und doch habe ich die Hoffnung, dass es ihn gibt: den Weg zu einem Gesundheitssystem, das alle Beteiligten nicht als ein Null-Summen-Spiel begreifen, sondern als ein Gebiet, auf dem alle gewinnen können und müssen.

Das vorliegende Buch gibt mir Grund zu dieser Hoffnung. Die Herangehensweise von Professor Grönemeyer ist originell und zukunftsweisend. Er stellt den Menschen und nicht zuletzt den sich auch gerade in Nordrhein-Westfalen dynamisch entwickelnden Markt für Medizin und Medizintechnik in den Mittelpunkt. Das ist ein Zukunftsmarkt mit einem zweifellos großen, bislang noch weitgehend unausgeschöpften Potential an Arbeitsplätzen – nicht nur bei uns im bevölkerungsreichsten Bundesland, sondern in ganz Deutschland. Das ist ein Markt, der nicht vom Leid der Menschen lebt, sondern der eine gemeinwohldienliche Leistung erbringt. Dies kostet zwar viel Geld, aber unsere Gesundheit muss uns das auch wert sein.

Ich bin sicher, dass „Med. in Deutschland“ viele Diskussionsanstöße geben wird. Deshalb wünsche ich dem Buch viele Leserinnen und Leser – aus der Fachwelt, aber auch weit darüber hinaus. Denn die Gesundheit und damit auch das Gesundheitswesen gehen uns alle an.

Wolfgang Clement
Ministerpräsident des Landes Nordrhein-Westfalen

Med. in Deutschland

Hochleistungsmedizin made in Germany für die Welt

Aus dem Bedürfnis heraus, auf die enormen Chancen der deutschen Medizin und Medizintechnik für das vereinte Europa hinzuweisen, ist dieses Buch entstanden. Mir ging es darum, die in Deutschland enormen vorhandenen Kompetenzen und Potentiale der Medizin und Medizintechnik darzustellen und diese ins Bewußtsein zu rufen. Insofern knüpft der Begriff „Med. in Germany" ganz bewußt an den früheren Qualitätsbegriff „made in Germany" an. Das Konzept reifte über mehrere Jahre im Rahmen von zahlreichen Vorträgen und Veröffentlichungen. Gerade aufgrund der nicht zu Ende gedachten und hektischen Gesundheitspolitik, die vor allen Dingen chronisch Kranke, Rentner und sozial schwache Menschen stark belasten kann, wuchs bei mir das Bedürfnis, den medizinischen Standort Deutschland genauer zu untersuchen und mögliche Perspektiven aufzuzeigen.

Die für viele nicht sichtbaren Zusammenhänge von Medizin und Medizintechnik könnten – konsequent eingesetzt – sicherlich die Gesundheit der Menschen auf dem gesamten Globus um ein Vielfaches verbessern. Hightech-Medizin im Gesundheitsnetzwerk und in Teamarbeit gezielt angewandt, würde die Zeit der medizinischen Leistungserbringung verkürzen, Kosten senken und die Patienten zufriedener machen. Hierzu gehört die frühzeitige Vorsorge und Diagnose von zunehmenden Verschleißkrankheiten in den westlichen Zivilisationen und den Infektionskrankheiten in vielen Ländern der Erde durch den Einsatz von moderner Labormedizin und radiologischer, immunologischer oder umweltmedizinischer Diagnostik; des weiteren der gezielte Einsatz von Hightech-Therapieverfahren wie den sanften endoskopischen Operationsweisen, der Mikrotherapie oder neuen pharmazeutischen und naturheilkundlichen Behandlungsverfahren.

Medizintechnik und medizinische Verfahren: zwei nicht länger trennbare Seiten der Gesundheitsmedaille!

Medizintechnik ermöglicht erst die hohe Präzision in Diagnostik und Therapie und optimiert durch telemedizinische Vernetzung den Informationsfluß für Arzt und Patient. Daher kann man die zukünftige Medizintechnik nicht mehr von medizinischen Verfahren trennen: sie sind die 2 Seiten der „Gesundheitsmedaille".

Deutschland war das Zentrum medizinischer Entwicklungen und die „Apotheke der Welt". Deutschland hat durch seine medizinische Geschichte viele wesentliche Beiträge zum heutigen Medizinalltag und enorme medizintechnische Pionierarbeit geleistet. Leider werden durch starre Hierarchien, Besserwisserei oder Ignoranz und Mißgunst etliche Behandlungsverfahren und Entwicklungen zunächst im Ausland angewandt und später reimportiert. Ein Beispiel von vielen ist die Endoskopie, die, obwohl an deutschen Universitäten entwickelt, heute aus Japan reimportiert wird: ein Mehrmilliardenmarkt, der zu über 80 % von einer einzigen japanischen Firma dominiert wird. Wie bei der Geschichte der Fax- oder Fotokopiererentwicklung gingen uns hierdurch nicht nur Know-how, sondern auch Arbeitsplätze, Steuern, Hochschulförderung und Zukunftsmärkte verloren.

Schon heute sind ca. 12 % aller Beschäftigten in der Bundesrepublik direkt oder indirekt im Gesundheitswesen, einschließlich der medizintechnischen Industrie, beschäftigt. Anstelle der Vernichtung von Arbeitsplätzen in der Industrie sowie in Kliniken, Kur- und Rehabilitationszentren und Arztpraxen ist die Weiterentwicklung zu modernen Dienstleistungseinrichtungen mit neuen Inhalten gefordert. Warum sollen nicht ausländische Menschen in Deutschland behandelt und versichert werden oder sich in Kur- oder Fitnesszentren regenerieren? Ein derartiger Medizintourismus würde auch andere Branchen wie das Hotelgewerbe, kulturelle Einrichtungen, Stadt- und Einkaufszentren und die Lebensmittelindustrie beleben. Statt des Verlustes von Arbeitsplätzen wie im Handwerk wäre die Schaffung neuer Arbeitsmöglichkeiten und neuer Berufe, z. B. vom Uhrmacher zum Mikrosystemhandwerker, vom Dreher zum Instrumentenbauer usw. möglich. Auch könnten hochwertige Arbeitsplätze durch Fortbildungsmaßnahmen in mehrere weniger hochwertige umgewandelt werden.

Neue Inhalte – Neue Arbeitsplätze – Neue Berufe – Neue Märkte

Jährlich wird eine halbe Billion Mark für die Medizin hierzulande ausgegeben. Ist es verwerflich, mehr zu fordern, wenn dadurch die medizinische Qualität ständig verbessert und gleichzeitig ein hoher gesellschaftlicher Nutzen durch Umsatzsteigerung der medizintechnischen Unternehmen und Vervielfältigung der Arbeitsplätze mit einhergehen würden? Teilbereiche der Medizin bleiben oder werden durch Innovation in Zukunft teurer, wie die Tumortherapie, Schmerztherapie, Umweltmedzin, Immuntherapie oder Infektionsbehandlung, beispielsweise die Aids-Therapie. Andere Bereiche werden durch optimierte Vorsorgekonzepte, einfache und ambulante Operationsverfahren sowie Managementverbesserung deutlich billiger. Um wirklich ein tragfähiges Jahrhundertkonzept zu realisieren, halte ich einen dreijährigen Reformstop bei gleichzeitig intensiver Konzeptdiskussion mit national organisierten interdisziplinären Arbeitsgruppen unter der Devise „Zukunft der Medizin" für dringend notwendig. Für diese Periode empfehle ich ein Einfrieren der Gesundheitsausgaben auf 10,4% des Bruttosozialproduktes wie 1998. Erst dann sollten alle Beteiligten unter Mitwirkung der Patienten gemeinsam entscheiden, wie ein zukünftiges Gesundheitssystem aussehen und was es uns kosten soll.

Der Gesundheitsminister könnte auch ein sehr erfolgreicher Wirtschafts- und Arbeitsminister sein.

Wir haben z.Z. die geschichtlich einmalige Chance, statt der Vernichtung von Arbeitsplätzen diese zu qualifizieren und zu vervielfältigen, neue Berufe zu entwickeln und neue Märkte zu erschließen. Dies ist machbar durch eine Optimierung der Abläufe im medizinischen Alltag, bei dem der Hausarzt als Gesundheitsmanager zukünftig eine zentrale Rolle spielen könnte, sowie durch die Weiterentwicklung von Medizintechnik. Integration von Vorsorge- und Rehabilitationsmaßnahmen, moderner Diagnostik, sanften Operations- und Therapieverfahren, der Umweltmedizin und der psychosozialen Versorgung sind die wesentlichen Komponenten eines tragfähigen Gesundheitssystems.

Hierzu werden wir das Einzelkämpferwesen aufgeben und uns in Teamarbeit im medizinischen Alltag, in der Ausbildung, in Forschung und Entwicklung, in Produktion und Vertrieb sowie in der Gesundheits- und Berufspolitik engagieren müssen.

Visionen und vorbehaltlose Diskussionen sowie Konzepte sind dringend gefordert

- Visionen für eine zukunftsfähige Medizin.
- Visionen für ein menschenwürdiges Gesundheitssystem.
- Visionen für die fortlaufende Aus-, Fort- und Weiterbildung von allen Beteiligen im Gesundheitswesen: vom Studenten bis zum Politiker, vom Arzt bis zur Verwaltung, von der Arzthelferin bis zum Sporttherapeuten, vom Ingenieur bis zum Wissenschaftler.
- Visionen für die Forschung, Entwicklung und neue Produkte.
- Visionen für eine medizinische Wissenschaftstheorie.

Nur so sind meiner Überzeugung nach eine drohende Zweiklassenmedizin und Einheitskrankenkasse zu verhindern.

Die Zukunft gehört einer umfassend fürsorglichen Medizin, bei der der Einsatz von Hightech-Diagnose- und Therapieverfahren ein hervorragendes Hilfsmittel ist. Und dies alles zum Wohle von uns Menschen weltweit! „Med. in Germany", also Hochleistungsmedizin und Medizintechnik aus Deutschland, könnte hierbei zu einem Gütesiegel werden.

Mag sein, daß ich manche Thesen eher provokativ formuliert habe. Letztlich geht es mir aber – und dies möchte ich noch einmal ausdrücklich betonen – jedoch in keinem Fall um eine Zuspitzung und Verhärtung von Positionen, sondern darum, einen langfristigen Diskurs auf den vielen Ebenen, die bei diesem komplexen Thema Gesundheit mit involviert sind, anzuregen. Es geht mir darum, daß wir gemeinsam unser geistiges und kulturelles Potential einsetzen zur Entwicklung von zukunftsweisenden und tragfähigen Lösungen.

Noch ein Hinweis an die Leserinnen und Leser: Das Buch ist so konzipiert, daß die Kapitel auch einzeln gelesen werden können. Im übrigen waren leider zu einigen Branchen, wie beispielsweise Medizintechnik oder Fitnessbereich, häufig keine aktuellen Zahlen oder sogar unterschiedliche Zahlenangaben in unterschiedlichen Quellen zu finden. Der Aufbau einer bundesweiten Datenbank wäre eine wichtige Entscheidungshilfe für alle im Gesundheitswesen Tätigen.

An dieser Stelle möchte ich mich ganz herzlich bei Prof. Dr. Krüger, Dekan der Fakultät für Medizin der Universität Witten/Herdecke, bedanken, der mir während der Entstehung dieses Buches geduldig ratgeberisch zur Seite stand. Zusammen mit Frau Lier hat er das Kapitel zur studentischen Ausbildung geschrieben. Michael Müller sei für die intensive Unterstützung im Bereich Umweltmedizin zu danken sowie Dr. Grosche und seinen Mitarbeitern für die Erarbeitung des Kapitels Medizintourismus. Gleichzeitig möchte ich meinem gesamten Team von ganzem Herzen für die maximale Unterstützung dieses Werkes danken, allen voran Herrn Siegfried Mack, der das gesamte Buch gegengelesen hat und mit dem ich zusammen auch das Kapitel Naturheilkunde erarbeitet habe. Ebenfalls ein großes Dankeschön an Jörg Holstein, dem Leiter meiner Abteilung für Computerwissenschaften, der sich seit langer Zeit intensiv mit dem Bereich Telemedizin, Netzwerke und neue digitale Lehrmethoden im Internet befaßt. Mit ihm zusammen habe ich das Kapitel Card Enabled Network verfaßt. Marseta Mack sei für die große Unterstützung in der Textverarbeitung und Herstellung von Grafiken gedankt, ebenfalls meiner wissenschaftlichen Sekretärin, Angela Hollmann, die zum Korrigieren, Schreiben und zur Tabellenbearbeitung zusammen mit Marseta Mack auch zu den unmöglichsten Zeiten zur Verfügung stand. Dr. Herberhold und Frau Harth sei für die unterstützende Hilfe als Lektoren gedankt, ebenfalls Gisela Heßler, die mir in den letzten Wochen der Buchentstehung unermüdlich mit Rat und Tat zur Seite stand. Herrn Grahmann und Herrn Möller vom MetNet Nordrhein-Westfalen sowie Herrn Dr. Rosenfeld in Bochum von der CHIP GmbH danke ich für die Überlassung von Daten zum Medizintechnikmarkt und Prof. Dr. Friedrich Wilhelm Schwartz vom Zentrum für Öffentliche Gesundheitspflege der Medizinischen Hochschule Hannover für die Hilfe bei der Recherche von Zahlen zur Rehabilitation. Hierzu danke ich auch Herrn Dr. Kuhn von der Bundesanstalt für Arbeitsschutz in Dortmund. Maksut Kleemann hat mich bei den Verlagsverhandlungen sehr unterstützt. Mit seiner Hilfe, aber auch der Hilfe meines gesamten Teams, war es möglich, vor allen Dingen die schwierige Phase zum Ende des Buches überhaupt überstehen zu können. Alle zusammen, insbesondere meine Sekretärin Doris Kölling, haben mir die zeitlichen Freiräume ermöglicht, die für die Entstehung eines solch umfassenden Werkes zur Zukunft der Medizin notwendig waren. Und zuletzt sei allen Mitarbeitern des Springer-Verlags, allen voran Dr. Lindner, Sabine Schaub, Ulrike Hartmann und Bernd Wieland, gedankt, die zu der schnellen Realisierung des Buches beigetragen haben.

Dieses Buch hätte nicht entstehen können, wenn nicht meine Frau und meine Kinder unendliche Geduld und Verständnis für meine Abwesenheit aufgebracht hätten.

Bochum/Witten, Oktober 1999

Professor Dr. med. Dietrich Grönemeyer

Auch zwei Jahre nach Erscheinen von „Med. in Deutschland“ gibt es dieselben Probleme: Im Kontext der Gesundheitsreform wird über Kosten diskutiert, die eigentliche inhaltliche Diskussion wird kaum geführt, die Patienten werden vergessen. Eine Gesundheitsministerin ist mittlerweile abgetreten, die neue Ministerin verzettelt sich, der Wirtschaftsminister schaltet sich in die Debatte ein ... Insofern sehe ich, daß dieses Buch in seiner Aktualität an nichts eingebüßt hat. Ich hoffe, daß „Med. in Deutschland“ der Debatte nochmal den dringend notwendigen inhaltlichen Impuls bringt. Eine Reform des Gesundheitswesens steht an, aber eine, die den Namen wirklich verdient: inhaltlich begründet und gut durchdacht, breit diskutiert, überparteilich akzeptiert und langfristig angelegt – und mit dem Patienten im Zentrum.

Aus diesem Grunde freue ich mich besonders, daß der unveränderte Nachdruck nun nach Ausverkauf der Taschenbuchausgabe als gebundenes Buch im neuen Verlag erscheint. Mit dessen Verleger verbindet mich eine lange Freundschaft, nachdem mein erstes großes wissenschaftliches Opus „Interventionelle Computertomographie“ in seinem vormaligen Verlag vor zwölf Jahren erschienen ist.

Professor Dr. med. Dietrich Grönemeyer

Bochum/Witten im August 2001

Inhaltsverzeichnis

1 Der Patient steht im Mittelpunkt des medizinischen Handelns

High Care für Deutschland!

Zum Thema
Seit längerer Zeit wird man als Arzt und Patient die Sorge nicht los, daß bei uns die Weichen in Richtung eines englischen Gesundheitssystems gestellt sind. Die kostenlose Grundversorgung des englischen National Health Service ist für jeden, der in dieses System einmal geraten ist, eine Katastrophe: Selbst in akuten Fällen muß man mit teilweise monatelangen Wartezeiten rechnen. Auch kann die Einweisung ins Krankenhaus nur über den Vertrauensarzt, den sog. Gatekeeper (Torwächter), erfolgen. Die britische Durchschnittspraxis ist häufig schlecht ausgestattet. Vorbei die Zeiten, in denen sich fast das halbe Commonwealth in England hat behandeln lassen. Die Spezialisten von Weltruf werden immer weniger und behandeln nur noch Privatkunden, häufig zu deutlich überhöhten Sätzen.
Ist diese Form der Zweiklassenmedizin Vorbild für uns? Oder aber das US-amerikanische System, in dem die Hälfte der Bevölkerung ungenügend und ca. 30 Mio. Menschen nicht krankenversichert sind und im Krankheitsfall selbst zahlen müssen?

Im Interesse des Patienten und damit in unserem eigenen Interesse sollten wir daher die historisch einmaligen Chancen nutzen, in den nächsten Jahren ein tragfähiges und menschenwürdiges Gesundheitssystem für uns selbst aufzubauen. Zügig, unvoreingenommen, kompetent, aber auch enthusiastisch sollten wir gemeinsam an einem Zukunftsmodell arbeiten. Jammern über den momentanen Zustand hilft nichts, aber auch eine *Kopf-durch-die-Wand-oder-in-den-Sand-stecken-Politik* schafft keine Zukunft, vor allen Dingen nicht durch Schuldzuweisungen der Politik an die Ärzteschaft oder umgekehrt.

Es liegt an den heutigen Akteuren im Gesundheitswesen, der Industrie, den Krankenkassen und der Politik, ob ein bisher weitgehend stabiles und im Ausland anerkanntes Gesundheitssystem sinnvoll weiterentwickelt oder ruiniert wird. Auch größere bestehende Fehler des Systems könnten solidarisch gelöst werden.

Andere Länder bewundern unser historisches Gesundheitswesen „made in Germany".

Medizintechnik darf nicht verteufelt werden, denn sie spielt eine zunehmend wichtigere Rolle, hauptsächlich bei der schonenden und frühen Diagnose und Therapie von Patienten, in der Umweltmedizin, bei der Qualitätsoptimierung, zur kostengünstigen Leistungserbringung sowie bei der Schaffung von Arbeitsplätzen und der Erschließung von neuen Märkten im Ausland. Und nicht zuletzt kann die Technik – konsequent im Netzwerk eingesetzt – dem behandelnden Arzt wieder die Freiräume verschaffen, um zu einer fürsorglichen und vor allen Dingen liebevollen Betreuung des Patienten zurückzufinden.

Medizinischer Inhalt und Kosten werden verwechselt

Würde man nicht ständig medizinische Inhalte mit Kosten verwechseln und unter Leistungsoptimierung wiederum nur den finanziellen Aspekt sehen, könnte das System einfacher als erwartet renoviert werden. Grundvoraussetzung hierzu ist allerdings die Auseinandersetzung um die Frage, welche Qualität der Gesundheits- bzw. Krankheitsversorgung wir haben wollen, welches Netzwerk entstehen soll und ob zur kulturellen Weiterentwicklung, zu der man an Körper und Seele gesund sein muß, auch in Zukunft Geld zur Verfügung steht.

Konzepte, flexible Lösungen und Geduld braucht das Land.

Die Probleme der aktuellen Gesundheitsversorgung werden in der Regel auf immanente organisatorische, technische und finanzielle Fragen verkürzt. Als entscheidende Ursachen für Fehlentwicklungen erweisen sich aber fehlendes Wissen, die übermächtige Anbieterorientierung z. B. von Krankenkassen und überholte Leitvorstellungen von Berufsverbänden oder Politik, die jedoch kaum thematisiert werden. Besonders fragwürdig ist die Gleichsetzung von Anbieterinteressen mit den sich auch in Zukunft wandelnden Gesundheitsbedürfnissen der Bevölkerung.

Der Medizinbetrieb ist vorrangig auf Diagnose und Behandlung objektiver Schädigungen und funktioneller Störungen ausgerichtet. Körperliche und psychische Gesamtzusammenhänge werden zu wenig beachtet, ebenfalls soziale und ökologische Ursachen von Krankheiten. Aber auch neue Diagnose- und Therapieverfahren werden allzu oft von Krankenkassen, ihrem Medizinischem Dienst oder berufsständischen Interessengruppen abgelehnt. Dadurch werden kranke Menschen oftmals ungenügend oder ineffektiv und damit auch zu teuer behandelt.

Die finanzielle Frage steht an der zweiten Stelle hinter der inhaltlichen, und so müssen wir uns engagiert und geduldig – möglicherweise eine ganze Generation lang – in Klausur begeben, um die grundlegenden Fragen der Zukunftsgestaltung zu lösen. Hektik, wie bei der Einführung der Gesundheitsstrukturreform, ist nicht angesagt und wäre äußerst schädlich. Tradiertes Funktionärsdenken auf Politiker- und Krankenkassenseite unter dem Motto „Die Ärzte sind die Abkassierer der Nation" ist hierbei genauso wenig hilfreich wie verhärtete Positionen von ärztlichen Standesorganisationen.

Die Widerstände gegen die „Erstarrung" im gegenwärtigen Gesundheitssystem und gegen medizinische Einseitigkeit werden immer stärker. Vor allem die wachsende Gruppe chronisch kranker Menschen braucht langfristige Hilfe im Netzwerk therapeutischer Teams: von Ärzten der Schulmedizin und Naturheilkunde oder Umweltmedizin, psychosozialen Beratungsstellen, Psychologen, Physio- oder Sporttherapeuten, Krankenschwestern usw.

Die angebliche Kostenexplosion des Gesundheitswesens hat eine wesentliche Ursache in der Überlastung der Strukturen durch Informations- und Kommunikationsmangel, Machtgerangel, ständig neue Gesetzeslagen, die ein sinnvolles Einführen neuer Methoden unmöglich machen und durch ein schlechtes Gesundheitsmanagement auf allen Ebenen. Gepaart mit dem Verharren auf alten Methoden und veralteten Therapiekonzepten, oftmals folgenloser Rundumüberweisung von Arzt zu Arzt sowie der unberechtigten Angst des Systems, aus „Kostengründen" moderne Diagnose- oder Therapieverfahren einzusetzen, drohen die wirklichen Errungenschaften der Medizin täglich verspielt zu werden.

Alle 5 Jahre Wissensverdopplung in der Medizin

Das kassenärztliche System sieht heute eine prozentuale Leistungsbegrenzung vor, die die Ausgaben der Krankenkassen reduzieren soll. Daneben wird eine weitere Reduktion der Krankenkassenausgaben dadurch versucht, daß Behandlungsmethoden, die nicht in den Leistungskatalog aufgenommen sind bzw. aufgrund heftiger Widerstände von Interessenverbänden nicht aufgenommen werden, nicht abrechenbar sind.

Strikte Haltung der Krankenkassen kann dazu führen, daß effektive Methoden verloren gehen oder nur durch Selbstbeteiligung der Patienten finanzierbar sind.

Dies gilt sowohl für die privatärztliche als auch für die kassenärztliche Abrechnung. So kommt es oft vor, daß wesentlich effektivere Diagnose- oder Therapiemethoden zur Verfügung stehen, als die Leistungsziffern in den Abrechnungskatalogen beinhalten. Durch die strikte Haltung der Krankenkassen droht immer die Gefahr, daß solche Methoden verloren gehen bzw. nur durch Selbstbeteiligung der Patienten finanzierbar sind. Dies ist um so fataler vor dem Hintergrund, daß in der Medizin mittlerweile alle 5 Jahre eine Wissensverdopplung stattfindet (1. Jahr: einfach, 5. Jahr: doppelt, 10. Jahr: vierfach usw.) (Schade 1999).

Wenn neue Verfahren frühestens nach ca. 10 Jahren im Grundversorgungsbereich übernommen werden, arbeitet das gesamte Medizinsystem erschreckenderweise nur noch mit ca. 25% des verfügbaren Wissens.

Der Nichteinsatz moderner Möglichkeiten produziert enorme Kosten im Gesundheitswesen.

Dies bedeutet, daß häufig durch Nichteinsatz moderner Möglichkeiten enorme Kosten im Gesundheitswesen produziert werden, sei es, daß weiterhin stationär behandelt wird, obwohl ambulante Methoden vorhanden sind, oder daß langwierige Therapiekonzepte noch angeboten werden, obwohl wesentlich kürzere Therapiezeiten durch andere Medikation oder Mikrooperation möglich wären. Beispiele hierzu sind die immunologische Diagnostik und Therapie, die umweltmedizinische Diagnostik und Therapie wie auch endoskopische Operationen oder mikrotherapeutische Eingriffe, die alle nur gegen viel Widerstand oder mit aufwendigen Antragsgenehmigungen in Einzelfällen durchgefochten werden können.

Der Anteil der Gesundheitsausgaben am Bruttosozialprodukt ist seit Anfang der 80er Jahre weitgehend stabil (etwa 1,5% Steigerung seit 1980) und ist in den USA deutlich höher als bei uns (vgl. auch Kap. 2, Abb. 2.1). Ebenso wie die Amerikaner haben mittlerweile auch andere Nationen erkannt, welches Potential das Thema Gesundheit birgt. Bezeichnenderweise leider nicht die deutsche Politik der letzten Jahre. Eine solidarische Gesundheitspolitik braucht, bedingt durch die rasante Weiterentwicklung der Medizin, dringend flexiblere Lösungen als bisher, um aktuellen Entwicklungen gerecht zu werden, und Strukturen, die auf Langfristigkeit angelegt sind.

Zur Optimierung des deutschen Gesundheitswesens sind Geduld, inhaltliche und offene Auseinandersetzung, Mut, Optimierung des Managements und vor allen Dingen auch finanzielle Anreize notwendig – auch wenn dies ungern gehört wird.

Kostenexplosion durch Managementfehler, fehlendes Wissen und Mut der Verantwortlichen.

Der Gesundheitssektor ist ein wichtiger Wirtschaftsfaktor von hoher technologischer und beschäftigungspolitischer Bedeutung. Hier droht unser Land nach Aussagen von Dr. Ellis Huber, dem ehemaligen Präsidenten der Berliner Ärztekammer, durch eine „Krankheitspolitik“ anstatt einer engagierten und zukunftsgerichteten Gesundheitspolitik ins Hintertreffen zu geraten.

Einfrieren der staatlichen Gesundheitsausgaben auf den Status quo (10,4% vom Bruttosozialprodukt) für 3 Jahre.

Medizin kann ohne Medizintechnik in Zukunft die anstehenden Gesundheitsfragen der Menschheit nicht lösen. Und umgekehrt gibt es keine zukunftsweisenden Entwicklungen, ohne daß sie aus dem medizinischen Alltag definiert sowie in der Medizin angewandt und überprüft werden. Die Reform des Gesundheitswesens darf deshalb nicht auf eine interessengeleitete „Expertendebatte“ eingeengt werden. Sie ist eine gesellschaftspolitische Herausforderung mit großen Chancen für viel Lebens- und Wirtschaftsqualität, und die Reformdiskussion muß deshalb auch in dieser Breite und geduldig geführt werden. Hierbei müssen wir uns vor allen Dingen von der historischen Chance eines innovativen Gesundheitssystems auf höchstem Niveau leiten lassen.

High Care anstatt Managed Care!

Kreativität, Intuition, therapeutische Fertigkeit und Fürsorge können nicht verordnet werden. Einkaufsmodelle sind für die Kultivierung dieser Qualitäten ungeeignet.

Zu einmalig ist die Möglichkeit, statt „Managed Care“ – also ein aus Amerika importiertes und von den Krankenkassen gesteuertes inflexibles Einkaufsmodell von medizinischen Leistungen – ein offenes und wachsendes, innovatives Gesundheitssystem zu erreichen: High Care bedeutet höchste Fürsorge und höchste medizinische Qualität. Diese Zukunft sollte durch eine „Task Force *High Care*“ für Deutschland erarbeitet und gesichert werden.
Ein typisch deutsches Modell also für die Zukunft der Medizin: High Care für Deutschland!

Fazit und Forderungen

- High Care statt Managed Care.
- Medizin ohne Visionen und Mut schafft keine Zukunft.
- Medizin ohne Medizintechnik schafft keine Innovation und keine Arbeitsplätze.
- Erhaltung und Vervielfältigung von Arbeitsplätzen in allen Medizinbereichen.
- Keine weitere Reduzierung der Ausgaben im Gesundheitswesen.
- Einfrieren der staatlichen Gesundheitsausgaben auf dem Status quo (10,4 % vom Bruttosozialprodukt) von 1998 bis zum Jahr 2002, kein Globalbudget etc.
- In dieser Zeit solidarische Entwicklung eines zukunftsfähigen Gesundheitswesens mit Ärzten, Apothekern, Therapeuten aller Fachrichtungen, Sozialversicherungen und Industrie vorantreiben.
- Ohne Patientenbefragung keine Zukunftsplanung.
- Pflicht für alle Entscheidungsträger in Verwaltung und Politik zur regelmäßigen medizinischen Fortbildung an den Weiterbildungsakademien der Ärztekammern: mindestens 1 Woche im Jahr.
  Begründung: Nur mit medizinischem Grundlagenwissen und kontinuierlichem Wissenszuwachs, besonders im Bereich der Neuentwicklungen, können weitreichende Entscheidungen im Gesundheitswesen getroffen werden.
- Dazu Einrichtung einer Expertenkommission: „Task Force *High Care*".
- Vermarktung des zukünftigen High-Care-Gesundheitswesens weltweit.

Literatur

Grönemeyer DHW (1997) Mikro-Therapie und High-Tech für eine sanfte und ökologische Medizin. Das Krankenhaus 6: 326-334

Grönemeyer DHW (1999) Med. in Germany. Krankenhaus und Management. Ausgabe 6 und 7

Katthagen BD, Buckup K (1999) Hauptsache Gesundheit, Steinkopf

Nefiodow LA (1996) Der sechste Kontradieff, Rhein-Sieg Verlag

Schade HJ (1999) Das Handbuch zur Selbstzahlerpraxis. Ecomed Verlagsgesellschaft, Landsberg/Lech

2 Verpaßt Deutschland eine Chance?

Medizin ist die Boombranche Nr.1. Deutschland könnte der Motor für Europa sein!

Zum Thema

Der Mensch als Patient steht im Mittelpunkt des ärztlichen Handelns. Mit Hightech hat die Medizin ein phantastisches Hilfsmittel in der Hand, um kranke Menschen fürsorglich und liebevoll zu betreuen. Miniaturisierte Behandlungs- und Operationsverfahren, bildgesteuerte Therapien und verbesserte Kommunikation durch Telemedizin, integriert in eine umfassende allgemeinärztliche Versorgung, psychosoziale und umweltmedizinische Beratungsdienste bilden die Grundlage für ein qualitativ hochwertiges Gesundheitssystem, das in einem kompetenten Netzwerk aller therapeutischen Disziplinen verbunden ist.

Die Technik revolutioniert alle Gebiete der Medizin.

Doch mehr noch:

Neue medizinische Verfahren, moderne Technologien zum Wohle des Patienten erfordern heute das enge Zusammenwirken von Medizin, Naturwissenschaften, Geistes- und Sozialwissenschaften, Umweltwissenschaften und Ingenieurwissenschaften.

Welche Medizin wollen wir haben und was wollen wir uns leisten?

Neben den rasanten Entwicklungen von revolutionären Technologien im Bereich der Operationsverfahren, hier speziell der endoskopischen Mikrotherapie, der Bildgebung, der Instrumentenentwicklung und Mikrotechnik, sowie auf dem Gebiet von Pharmazie und Biotechnologie sowie von Multimedia und Telekommunikation, erleben wir andererseits z. Z. im Bereich der etablierten Medizin Komplikationen bei der „Renovierung“ unseres Gesundheitssystems.

Die Maßnahmen im Rahmen des Gesundheitsstrukturgesetzes waren von Anfang an nicht konsequent durchdacht und wurden in den letzten Jahren vornehmlich unter rein ökonomischen Gesichtspunkten hektisch durchgeführt.

Die Maßnahmen im Rahmen der Gesundheitsstrukturreformen sind von Anfang an nicht konsequent durchdacht und werden vornehmlich unter rein ökonomischen Gesichtspunkten hektisch durchgeführt.

Nach Inhalt und Qualität des alten Systems, aber auch des neuen, wurde und wird nicht gefragt. Heute ist das schwächste Glied im System der Kranke und hier speziell der alte und chronisch Kranke. Bis heute wird in der Gesundheitspolitik immer die falsche Frage gestellt. Denn nicht „Für wieviele Milliarden können wir uns Medizin leisten?“ sollte uns interessieren, sondern *„Welche Qualität in der Medizin wollen wir haben und was wollen wir uns leisten?“* Nur ein Konsens der am Gesundheitswesen beteiligten Gruppen, einschließlich der Patientenorganisationen, sollte über die inhaltliche Ausgestaltung der Medizinzukunft zur sinnvollen und solidarischen Gestaltungsmaßnahme führen.

An erster Stelle müßte daher definiert werden, was sich unsere Gesellschaft unter Gesundheit vorstellt und welche Maßnahmen hieraus abzuleiten sind. Würde man die Definition der Weltgesundheitsorganisation (WHO) als Leitbild zugrunde legen, so käme man zu folgender Handlungsüberschrift:

> **„Gesundheit ist der Zustand des völligen körperlichen, geistigen und sozialen Wohlbefindens und nicht nur das Freisein von Krankheit und Gebrechen.“**

Dieser Definition, die seit mehr als 20 Jahren existiert und weltweit bisher leider kaum bis gar keinen Einfluß auf bestehende Gesundheitssysteme hatte, müßte aus heutiger Sicht noch der ökologische Aspekt einer gesunden Um- und Mitwelt hinzugefügt werden. Nur ein an Geist und Körper gesunder Mensch ist in der Lage, unsere Kultur zu erhalten und weiterzuentwickeln.

Moderne Medizin hat sich somit verantwortungsvoll an den Bedürfnissen aller Organismen einschließlich der Menschen nach Gesundheit zu orientieren. An diesem zutiefst ökologischen Ansatz müßten sich alle medizinischen und medizintechnischen Entwicklungen und Aktivitäten orientieren. Die Umsetzung erfordert absoluten Willen zu höchster Qualität im Gesundheitswesen im Interesse der Patienten bzw. der potentiellen Patienten, nämlich uns selbst.

Nur ein an Geist und Körper gesunder Mensch ist in der Lage, unsere Kultur zu erhalten und weiterzuentwickeln.

„Der Mensch als Patient steht im Mittelpunkt des medizinischen Handelns, nicht die Hightech. Sie ist nur ein phantastisches Hilfsmittel."

Gesundheit und Arbeitsplätze

Der amerikanische Sozialwissenschaftler Daniel Bell wies schon 1973 in seinem Buch „Die nachindustrielle Gesellschaft" darauf hin, daß sich die Dienstleistungsbereiche zum entscheidenden Sektor der Volkswirtschaften entwickeln werden. In seiner Analyse positioniert er das Gesundheitswesen als einen entscheidenden Bereich der modernen Gesellschaft.

Besonders gute Wachstumschancen werden sich dort ergeben, wo der medizinische Fortschritt in Wechselwirkung mit Hochtechnologien in anderen Disziplinen tritt. Schon seit längerer Zeit vollzieht sich beispielsweise in der Medizintechnik ein revolutionärer Wandel, der durch den

Revolutionärer Wandel der Medizin durch Fortschritt und Einsatz von Hochtechnologien.

Einzug informationstechnischer, optischer und biotechnologischer Komponentenverfahren gekennzeichnet ist. Betrachtet man den Anstieg des Arbeitsvolumens im Gesundheitswesen, um einen Indikator zur Beurteilung der zukünftigen Entwicklung zu erhalten, so stellt man eine Steigerung in den Gesundheitsberufen um ca. 300 % wie in den USA von 1970 bis 1995 fest (berechnet als Mann-Jahre, OECD 1998). Dies war unter den umsatzgrößten Branchen die höchste Zuwachsrate überhaupt. Dieser Trend besteht auch in den vielen anderen Ländern. Heute sind in der BRD über 4 Mio. Erwerbstätige direkt oder indirekt im Gesundheitswesen beschäftigt.

Diese 12 % aller Erwerbstätigen in Deutschland weisen diese Branche als eine der größten aus (Fiedler 1997). Millionen Arbeitsplätze könnten zusätzlich geschaffen werden (siehe auch Kap. 18).

**Im Gesundheitswesen arbeiten bereits 12 % aller Erwerbstätigen. Millionen Arbeitsplätze könnten noch geschaffen werden.
Der Gesundheitsminister könnte ein „Super"-Wirtschafts-, Sozial- und Arbeitsminister werden.**

Unverständlich ist, warum dies nicht von der Politik realisiert wird bzw. warum statt dessen Arbeitsplätze durch Schließung von Krankenhäusern und Rehabilitationseinrichtungen sowie in der Medizinindustrie vernichtet werden.

Die Ausgaben im Gesundheitswesen sind seit Jahren fast konstant: sie liegen 1997 bei 10,4 % des Bruttosozialprodukts und sind seit 1980 nur um 1,5 % gestiegen. Jede andere Wirtschaftsbranche wäre stolz auf dieses stabile Ergebnis. Warum also in politische Hektik ausbrechen und über Kosten bzw. Kostensenkung reden und Arbeitsplätze zerstören?

Die Gesundheitswirtschaft ist die Boombranche der Zukunft

Die Gesundheitswirtschaft (Health Care) ist weltweit ein Zukunftsmarkt mit einem enormen Wachstumspotential.

Das Wachstum der Gesundheitswirtschaft bzw. die 8 Wachstumsbranchen der Zukunft (aus der „Datalog"-Studie des amerikanischen Marktforschungsinstituts SRI International) stellt sich wie folgt dar:

Die 8 Wachstumsbranchen der Zukunft

- Gesundheitswesen,
- Biotechnologie,
- Informationstechnologie,
- Telekommunikation,
- moderne Werkstoffe,
- Umweltdienstleister,
- Bildungsdienstleister und Lehrmaterial,
- Business-Dienstleistungen und Outsourcing.

Das Gesundheitssystem selbst ist einer der größten Sektoren der Wirtschaft. Medizin ist der größte Bereich des Dienstleistungssektors (WHO 1998). Der Anstieg der Weltbevölkerung wird von 6,0 Mrd. z. Z. auf 8 Mrd. im Jahr 2020 geschätzt. Hierbei wird der Anteil der über 65jährigen im Jahr 2020 ca. 10 % ausmachen (1997 waren es 6,6 %). Das bedeutet einen Anstieg der älteren Bevölkerung von 390 auf 800 Mio. Menschen.

Ursache sind insbesondere die gestiegene Lebenserwartung, u. a. durch den allgemeinen Rückgang von Infektionen sowie der Geburtenrückgang bzw. eine Stagnation der Geburtenrate auf niedrigem Niveau. Die Folgen sind bekannt: Zunahme von chronischen Krankheiten, v. a. der Zivilisationskrankheiten (Herz-Kreislauf-Erkrankungen, Bewegungsapparat, Tumore) sowie ein Anstieg an funktionellen Störungen und Multimorbidität (Vielfacherkrankungen besonders im Alter). Ca. 80 % aller Todesursachen sind dieser Krankheitsgruppe zuzuordnen. Aus diesem Zuwachs, zusammen mit dem steigenden Gesundheitsbewußtsein und -anspruch der Länder der derzeitigen „zweiten“ und „dritten“ Welt, ergibt sich für die Zukunft zwingend die Notwendigkeit, einen stark wachsenden Bedarf an konventionellen und innovativen medizinischen Produkten und Dienstleistungen von hoher Qualität zu befriedigen.

In den ökonomisch entwickelten Ländern wird inzwischen ungefähr 1/6 des Sozialprodukts für den Gesundheitssektor benötigt [in Deutschland waren es 1994 etwa 460 Mrd. DM, in den USA fast 2000 Mrd. DM (1 Billion Dollar)]. Ein 25prozentiger Anstieg der weltweiten Gesundheitsausgaben auf 200–250 Billionen DM wird bis Anfang des dritten Jahrtausends erwartet (Health Care aus NRW 1997) (s. auch Abb. 2.1).

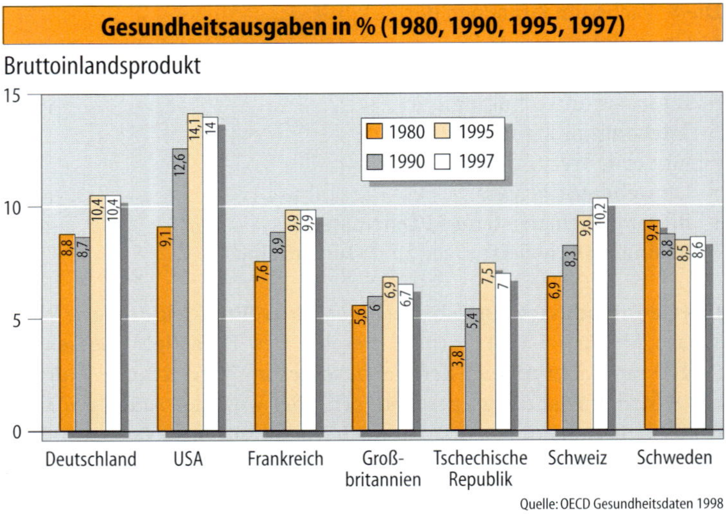

Abb. 2.1. Ausgaben für Gesundheit der Staaten. Gesundheit ist ein „Kulturgut" in den USA und zählt hier mehr als in der übrigen Welt. Dies sollte uns allen ein nachahmenswertes Beispiel sein. (Beachte, daß etwa die Hälfte der Bevölkerung ungenügend und ca. 30 Mio. Einwohner Amerikas nicht krankenversichert sind und damit die prozentualen Ausgaben, bezogen auf die eingeschränkte Bevölkerungszahl, wesentlich höher liegen)

Die Gesundheitswirtschaft befindet sich in einer Phase extremer Veränderungen. Neben dem Bevölkerungswachstum und der Altersstrukturverschiebung ändert sich das Qualitätsbewußtsein beim zukünftigen Gesundheitskunden (Patient) und ebenfalls bei den Anbietern (Ärzte, Krankenhäuser, Industrie etc.). Neben einem zunehmenden Kostendruck entstehen optimierte Diagnose- und Therapieverfahren, die die Kosten für Vorsorgeprogramme reduzieren oder eine Verlagerung von stationären Behandlungen in den ambulanten Bereich ermöglichen. Eine Deregulierung des Gesundheitssystems könnte die Folge sein, wenn nicht endlich ein Problembewußtsein bei den Verantwortlichen über die sich auch in Zukunft ständig verändernden Bedingungen entwickelt wird.

Im Megamarkt Gesundheit haben alle entwickelten Nationen eine außergewöhnlich gute Chance. Sehr günstig sind die Ausgangsbedingungen jedoch für die Europäer und besonders für uns; Deutschland hält eine Spitzenposition im medizinischen Netzwerk. Europa ist führend in der Medizintechnik, in der modernen pharmazeutischen Industrie und auch in medizinnahen Branchen (z. B. Sportartikel, Umwelttechnik, Ernährungsindustrie).

Auf dem Megamarkt Gesundheit gibt es gute Ausgangsbedingungen für Deutschland.

Projekt Europa: „Future Medicine"

Auf diesen Sektoren entwickelt sich weltweit ein zunehmend aggressiv geführter Wettbewerb um Marktanteile. Speziell die amerikanische Industrie versucht, ihre Marktanteile und Marktpräsenz durch Verdrängung oder Aufkauf von Firmen oder Krankenhäusern zu erhöhen. Das deutsche Gesundheitswesen und die Industrie müssen ihre Sinne dramatisch schärfen, geeignete Abwehrstrategien entwickeln und gleichzeitig bei der Vermarktung in Zukunft von Japan und den USA lernen – speziell in Medizin und Medizintechnik –, um eine dem eigenen Potential entsprechende Rolle weitsichtig zu sichern. Hierbei ist die Entwicklung von integrierten Produkten und die Optimierung von Dienstleistungen ebenso bedeutend wie die Einbindung Deutschlands in ein zu schaffendes europäisches Gesamtkonzept: „Die Zukunft der Medizin – Future Medicine".

Bekanntermaßen ist die beste Marketing- und Vertriebsstrategie diejenige, die auf bestehenden und effektiv funktionierenden Strukturen beruht. Dies gilt ebenso für die medizinische Dienstleistung wie auch für die Medizintechnik, für wirksame Pharmazeutika oder sinnvolle telemedizinische Lösungen. Unter diesen Gesichtspunkten ist die Forderung nach einem qualitativ hochwertigen und hochdifferenzierten Gesundheitssystem von zentraler Bedeutung. Der wachsende Druck von staatlicher Seite auf die Ausgaben der gesetzlichen Krankenversicherungen in Deutschland muß unter der Prämisse des Schaffens einer Hochleistungsmedizin in inhaltliche Bahnen gelenkt werden.

Forderung: ein qualitativ hochwertiges und hochdifferenziertes Gesundheitssystem!

Auch in naher Zukunft sind umfangreiche Investitionen erforderlich, um ein medizinisches Hochleistungsnetzwerk zu schaffen, und zudem, um den Herausforderungen einer sich verändernden Bevölkerungsstruktur gerecht zu werden. Stehen heute noch 24 Personen im Rentenalter 100 Beschäftigten gegenüber, so werden es vermutlich in 40 Jahren bereits 55 sein. Ein effizientes Gesundheitssystem sollte dann auch in der Lage sein, den Menschen im Rentenalter weitgehend gesund zu halten – ohne daß die Kosten der Medikation explodieren (die Kosten für Medikamente eines 78jährigen Mannes bedeuten heute schon im Vergleich zu einem 28jährigen eine 1500%-Steigerung; Health Care aus NRW 1997). Durch sinnvolle Vorsorge und eine frühzeitig einsetzende Hightech-Medizin in einem optimierten Netzwerk wäre dies möglich.

„Med. in Europe" als Gütesiegel europäischer Medizinprodukte.

Der medizinische und medizintechnische Fortschritt erzeugt einen natürlichen Nachfragesog (Innovations-Pull) – sowie Druck aus der Forschung und Entwicklung (Forschungs-Push) auch im Bereich der teuren, hochspezialisierten, medizinischen Leistungen. Hier und bei der Optimierung und Rationalisierung des Gesundheitswesens werden zukünftig weitere Investitionen nötig.

Gesundheitsbranche: einer der wichtigsten Wirtschaftsfaktoren für Deutschland!

Das Gesundheitswesen als Branche betrachtet, ist somit einer der wichtigsten Wirtschaftsfaktoren für die Bundesrepublik. Sollten wir dieses sowohl in der Gesundheits- als auch in der Wirtschafts-, Forschungs- und Entwicklungspolitik nicht ernst genug berücksichtigen, wird Deutschland mit Sicherheit eine historische Chance verpassen.

Da sich die alte, aber auch die neue Bundesregierung spätestens seit der Wende nicht von der inhaltlichen Frage *„Welche Medizin wollen wir haben, was sind wir bereit dafür auszugeben?"* hat leiten lassen, sondern nur aktionistisch und frustran versucht hat, Kosten im Gesundheitswesen zu reduzieren, stehen wir jetzt – fast 10 Jahre nach Beginn der Strukturreform – leider vor der bedrohlichen Situation, daß unser Gesundheitssystem und unser seit Bismarck historisch gewachsenes Sozialversicherungssystem nicht mehr die Gesundheit der Bürgerinnen und Bürger des Landes sichert, sondern mehr und mehr nur noch Privilegierten eine Hochleistungsmedizin bietet. Auf der anderen Seite werden weder Arbeitsplätze in der Medizin gesichert und ausgebaut, noch folgen perspektivische Anstrengungen zur Schaffung von Arbeitsplätzen in Forschung und Entwicklung, Produktion und Vertrieb von medizintechnischen Produkten und Verfahren.

Das Gesundheits- und Sozialversicherungssystem hat nicht mehr die Gesundheit der Bürgerinnen und Bürger im Auge, sondern bietet mehr und mehr nur noch Privilegierten eine Hochleistungsmedizin.

Das Schwarze-Peter-Prinzip: „Die Ärzte sind an allem schuld"

Unter dem Motto „Die Ärzte sind an der Misere des Gesundheitssystems schuld" wird die Ärzteschaft gewollt diskreditiert. Es scheint fast so, als wäre die Medizin einer der „Goldbarren" des ehemaligen Finanzministers Waigel, mit denen mit aller Macht die Bedingungen für die Einführung und Erhaltung des Euro erzielt werden bzw. Schulden abgebaut werden sollen. Hier wird keine Rücksicht genommen auf die Errungenschaften und die besondere Geschichte der deutschen Medizin mit einem – in der ganzen Welt – hochgeachteten Sozialversicherungssystem. Es wird keine Rücksicht genommen auf den Verlust von Arbeitsplätzen in Krankenhäusern, Kur- und Rehabilitationseinrichtungen sowie auf eine Verschlechterung der medizinischen Versorgung.

In der Tat gibt und gab es vieles in der Medizin zu beanstanden: Unpersönliche 5-Minuten-Medizin, wenig Arzt-Patienten-Gespräche, zunehmende Patientenverwaltung anstatt Fürsorge in den Krankenhäusern, „Tango und Fango" in den Kureinrichtungen, unnötige diagnostische Mehrfachuntersuchungen etc. Dies zu erkennen und zu lösen ist aber ein vielschichtiges Problem, und die Bundesregierungen hätten gut daran getan, die Ärzte und alle anderen Beteiligten im Gesundheitswesen hoch zu motivieren, die guten Vor-

Schulden des Gesamtsystems sollten auch in Zukunft nicht mit Finanzmitteln des Gesundheitssystems getilgt werden.

aussetzungen seitens der Bundesrepublik zu nutzen, um ein effizientes Netzwerk zu realisieren. Nicht die breite Ärzteschaft ist an der Misere des bestehenden Gesundheitswesens schuld, sondern die Inkompetenz von Regierung, Gesundheitspolitik, institutionellen Funktionären und Ökonomen, die die medizinischen Zusammenhänge, vor allen Dingen die der zunehmenden Wechselbeziehung von Medizin und Medizintechnik, nicht ausreichend verstehen.

Ziel sollte es sein, Arbeitsplätze und neue Verfahren in der Medizin zu schaffen.

Statt Zerstörung gilt es, Arbeitsplätze und neue Verfahren in der Medizin zu schaffen, damit medizintechnische und pharmazeutische Produkte und ökologische Ansätze in der Medizin finanzierbar werden. Das muß die Devise sein! Diese Devise gilt und hätte auch für die neuen Bundesländer gelten müssen. Anstatt die Polikliniken und Abläufe in den Krankenhäusern zu zerstören, hätte man erst einmal abwarten, hinschauen und lernen sollen; dann hätte der Westen sehr viel von der interdisziplinären, weitgehend konkurrenzlosen Zusammenarbeit der ehemaligen ostdeutschen Ärzte und sonstigen Beschäftigten im ostdeutschen Gesundheitswesen profitieren können. Hochgradiges Know-how war auch in der Medizintechnik vorhanden. Hochkreativ wurden vor Ort fehlende Instrumente, wie z. B. Sonden, Zangen oder Katheter, hergestellt oder Wiederaufbereitung und Re-Sterilisierung in Kliniken realisiert. Dies alles ohne viel Geld und trotz fehlender Infrastruktur. Jetzt, 10 Jahre später, reden wir über medizinische Teams, über die Zukunft des Instrumentenbaus, über Recycling und Wiederaufbereitung und sehen hier größte Zukunftschancen bzw. internationale Märkte. Es ist nicht verwunderlich, daß viele Menschen in den neuen Bundesländern frustriert sind und Radikalismus an Boden gewinnt. Die Zerstörung von Arbeitsplätzen und das Nicht-Wahrmachen von versprochenen Zukunftsvisionen haben dazu beigetragen, daß viele ehemalige Beschäftigte im Gesundheitssystem der DDR heute demotiviert bzw. desillusioniert sind.

Große Chancen durch den europäischen Gesundheitsmarkt

Seit kurzem steht es europäischen Bürgern frei, medizinische Leistungen im Ausland erbringen zu lassen, nachdem zuvor nur Notfallbehandlungen möglich waren. Ein Urteil des europäischen Gerichtshofes erregte zwischenzeitlich die Gemüter, denn im April 1998 hatten Luxemburger Richter entschieden, daß der Grundsatz des reinen Waren- und Dienstleistungsverkehrs auch für medizinische Leistungen sowie für Heil- und Hilfsmittel gilt. Von daher dürfen sich gesetzlich Krankenversicherte auch ohne Genehmigung ihrer Krankenkasse in anderen Ländern behandeln lassen. Die Kosten müssen nach den national geltenden Höchstsätzen von den Krankenkassen erstattet werden, und damit wird Europa auch mit dieser Gesetzgebung stärker zusammengeführt als bisher denkbar war.

Dieses Gesetz ist ein Segen für jeden Urlauber, da die Kassen die Kosten für medizinische Erzeugnisse und ärztliche Dienstleistung übernehmen. Im europäischen Ausland haben sich in den Urlaubsorten Ärzte und Kliniken auf deutsche Patienten gut eingerichtet und bieten häufig sogar Dolmetscherdienste oder Verhandlungen mit der Krankenkasse, zum Teil mit mehrsprachigem Personal, an. Aber auch unter dem Aspekt „Konkurrenz belebt das Geschäft" sollte diese Öffnung des Gesundheitsmarktes gesehen werden. Durch das Angebot von guter medizinischer Qualität im europäischen Ausland, die von unseren Kassen nun bezahlt werden muß, können ein wichtiger Innovationsimpuls und eine Qualitätsverbesserung für unsere eigene Medizin entstehen. Zum Beispiel mit Österreich sind unkomplizierte Abrechnungsverfahren mit den Kassen und Zuzahlungen auf deutschem Niveau geregelt.

Was wird sich wirklich verändern?

Laut Ärzteblatt warnten Skeptiker vor einem Abwandern von Versicherten und Patienten ins „billige" europäische Ausland. Düstere Prophezeiungen prognostizieren den Untergang des deutschen Gesundheitssystems, aber auch ein Sieg des Verbrauchers wird von anderer Seite aus postuliert, wenn beispielsweise Versicherte im europäischen

Ausland einen Zahnersatz oder eine Brille bezahlt bekommen, bei denen sie in Deutschland einen erheblichen Eigenanteil tragen müßten. Die Ersatzkassenverbände gehen davon aus, daß sie nur die im gesetzlichen Leistungskatalog enthaltenen Leistungen erstatten, und dies nach dem hierzulande bislang wenig populären Kostenerstattungsprinzip. Bei diesem bekommen die Versicherten lediglich die Kosten erstattet, die tatsächlich angefallen sind.

Für Bewohner der Grenzregionen und diejenigen, die ihren Alterssitz im Ausland gewählt haben, ist diese Rechtsprechung sicherlich ein erheblicher Vorteil. Sie haben eine viel größere Auswahl als bisher, und ihnen stehen für eine grenzüberschreitende Behandlung weniger bürokratische Hürden im Weg. Barrieren fallen auch für EU-Patienten weg, die in Deutschland Leistungen in Anspruch nehmen wollen. Von drohender Preisverzerrung kann meiner Meinung nach keine Rede sein. Ausländische Ärzte behandeln in der Regel nicht schlechter und nicht billiger als deutsche. Das Schreckgespenst ist der Qualitätsverlust mit Verteuerung der deutschen Krankenversicherung; dies wurde u. a. auch vom ehemaligen Bundesminister Seehofer befürchtet. Auch die Kassen befürchten, daß Kosten- und Mengenkontrolle nicht mehr steuerbar sind. Dies wäre allerdings lediglich dann zu befürchten, wenn ein medizinischer Massentourismus ins Ausland beginnen würde. Und dann hätten wir in der Tat eine schlechte medizinische Versorgung und Qualität.

Von all dem geht aber meiner Meinung nach überhaupt keine Gefahr aus, denn zum einen sind Patienten in der Regel systemtreu. Für sie ist es wesentlich, daß der Arzt ihre Sprache versteht und sie bewegen sich auch insgesamt sicherer in Strukturen, deren Abläufe sie kennen. Zum anderen ist es nur legitim, daß beim Zusammenwachsen der Europäer auch die Wahlfreiheit für den europäischen Patienten bestehen muß, wo und wie er sich behandeln lassen möchte oder wo er sich versichern lassen will. Dies kann nur ein positiver Stimulus für regionale Gesundheitssysteme sein.

Europäischer Wettbewerb und Konkurrenz als Chance für die Qualität der Medizin.

Es ist eine Chance für die Qualität der Medizin, wenn Konkurrenz zwischen Ärzten, Versicherungen und Systemen entsteht. Die medizinischen Netzwerke und die Länder müssen sich darum bemühen, für die Versicherten höchste

Qualität anzubieten; so auch vom Standort Deutschland aus. *Der Anspruch auf höchste Qualität erzeugt eine gesteigerte Nachfrage und schafft Arbeitsplätze.* In der Medizin dadurch, daß ausländische Patienten verstärkt in Deutschland das Gesundheits-, Fitness- und Wellnessangebot in Anspruch nehmen würden, wenn dieses qualitativ hochwertig wäre und entsprechende Marketing- und PR-Strategien einen Sog erzeugen könnten. *Öffnen heißt die Devise und nicht Abschotten.* Vor freiem Wettbewerb braucht sich niemand zu fürchten, wenn Hochleistung und ein entsprechendes medizinisches Versorgungsangebot geschaffen würden (siehe Kap. 21 Medizintourismus).

Letztendlich käme dies uns selbst als Patienten wieder zugute, denn auch wir möchten exzellent medizinisch versorgt werden, damit wir mit Kraft und Lust leben, arbeiten und Kultur schaffen können.

Fazit und Forderungen

- Die Boombranche der Zukunft ist das Gesundheitswesen.
- Deutschland verpaßt eine Riesenchance, wenn es sich dieser Herausforderung nicht stellt.
- *Med. in Germany* als Gütesiegel deutscher Medizingüter.
- Deutschland sollte zum Motor eines europäischen Gesamtkonzepts „*Future Medicine*" werden.
- Daher: Realisierung von Visionen und Produkten, inhaltliche Arbeit und Schaffung von Arbeitsplätzen oberstes Gebot.
- Öffnen anstatt Abschotten.
- Medizintourismus nach Deutschland auf einer Marketingplattform „*Med. in Germany*" aktiv gestalten.
- Synergien in Europa nutzen für nachhaltige, innovative, aber auch kurzfristige Entwicklungen in Medizin und Medizintechnik.
- Zur Qualitätssteigerung muß auch zukünftig in Medizin, Forschung, Entwicklung und Produktinnovation investiert werden.
- **Ziel:** 100 % mehr Arbeitsplätze im Gesundheitswesen bis 2010.

Literatur

Anonymus (1998) Medizinischer Massentourismus kaum wahrscheinlich. Deutsches Ärzteblatt 19: A1137

Bell D (1996) Die nachindustrielle Gesellschaft. Campus

Fiedler E (1997) Der Beitrag des Gesundheitswesens zur Wohlfahrt der Gesellschaft. In: Ministerium für Arbeit, Gesundheit und Soziales (Hrsg) Standortfaktor Gesundheit. Düsseldorf, S 201–230

Grönemeyer DHW (1998) High-Tech, Ökologie und Humanität. Schlüsselmerkmale medizinischer Weltmarktprodukte. In: Weltmarkt für Sozialsicherung und Gesundheitsversorgung. VDK Bayern, S. 37-44

Health Care aus NRW (1997)

WHO (1998) World Health Report

Miniaturisierte Eingriffe in Verbindung mit einer patientenzentrierten Medizin auf höchstem Qualitätsniveau bedeuten schnellere Heilung.

Zum Thema

Das Gesundheitssystem ändert sich weltweit in Richtung einer mehr und mehr ambulant ausgerichteten Medizin, der Dualismus von ambulanter und stationärer Therapie wird tendenziell aufgehoben. Die Technik revolutioniert alle Gebiete. Innerhalb der Medizin brechen die Fächergrenzen auf, alte Berufsbilder verändern sich. Bisher aufwendige Operationen werden durch miniaturisierte Eingriffe ersetzt, veraltete und wenig aussagekräftige diagnostische Maßnahmen werden durch neue abgelöst. Ehemals maximal invasive, offene operative Verfahren werden durch immer weniger belastende und hochpräzise Methoden abgelöst, wobei bildgesteuerte Therapien bzw. Operationsverfahren eine zentrale Rolle spielen. Operationen in Vollnarkose weichen zunehmend lokalen Anästhesieverfahren, insbesondere für Routineeingriffe. Immunologie, Ökologie und Umweltmedizin werden zunehmend integriert. Neue pharmakologische Erkenntnisse ermöglichen neue medikamentöse Therapiekonzepte, vor allen Dingen zur Behandlung von Volks- und Infektionskrankheiten. Transplantationschirurgie ermöglicht zunehmend Gewebeersatz in allen Körperregionen. Der Arzt als „Einzelkämpfer" lernt zunehmend im Team zu denken und zu behandeln. Patient und Gesellschaft profitieren davon.

Einerseits sind die Belastungen während der Therapiebehandlung weitaus geringer und anderseits können Liegezeiten in den Krankenhäusern abgekürzt bzw. operative Leistungen ambulant erbracht werden. Nebenwirkungen und Komplikationen sind seltener, wodurch Heilung und Wiedereingliederung in den Beruf beschleunigt werden.

Vernetztes, ganzheitliches Gesundheitssystem

Drastisch verkleinerte Instrumente, feinste Sonden und Endoskope, hochenergetische Operationssysteme wie der Laser, aber besonders auch bildgebende Verfahren wie die Computertomographie (CT), Kernspintomographie (MRI) oder ultraschnelle Elektronenstrahltomographie (EBT) und Endoskopie ermöglichen dem Arzt schon heute punktförmige und damit fast schmerzlose und komplikationsarme Eingriffe mit hoher Darstellungsqualität.

Weiterentwicklungen in der Labordiagnostik, von psycho-therapeutischen Ansätzen sowie von Immunologie und Umweltmedizin als auch von Präventions- und Rehabilitationsmaßnahmen schaffen neue Perspektiven für ein vernetztes, ganzheitliches Gesundheitssystem. Hierbei werden gerade die Möglichkeiten der Kommunikations- und Informationstechnologie eine große Hilfe sein. Neben den Möglichkeiten der vernetzten, patientenbezogenen Dateinformation über ISDN, Internet oder Patientenkarte (s. auch Kap. 20) spielt die Wissensoptimierung für den Patienten und den Arzt eine wichtige Rolle bei der Effizienzsteigerung im Gesundheitswesen. Nach Köck (1996) ergab eine Umfrage beispielsweise von AOL – größter amerikanischer Online-Dienst –, daß allein beim Vergleich der Monate März 1995 und März 1996 eine Nachfragesteigerung um das ca. 10fache beim Patienteninformationsdienst am National Cancer Institute (NCI) in Washington zu verzeichnen war (von 20 000 auf 200 000 Internet-Kontakte).

Einen Krankenhausaufenthalt vermeiden konnten 12 % der Patienten, 32 % konnten auf das Aufsuchen eines Arztes verzichten und 50 % waren der Meinung, daß sie jetzt viel besser informiert seien und das Gespräch über Therapieentscheidungen jetzt viel effektiver sowie die Maßnahmen selbstverantwortlicher durchgeführt werden könnten. Gut informierte Patienten haben nachweislich bessere Heilungschancen und verringern den Ressourcenverbrauch. All dies wären effektive und wichtige Ansätze zur Vermeidung von Kosten und Optimierung des Verhältnisses von Arzt und dem Gesundheitskunden, sprich Patient.

10facher Anstieg der Internet-Nachfrage beim Patienteninformationsdienst am National Cancer Institute (NCI) in den USA in einem Jahr.

Volkskrankheiten heilen bzw. vermeiden

Die Volkskrankheiten des Bewegungsapparates, des Herzens, der Gefäße, Tumore, Steine und Gelenkerkrankungen – zentrales, leidvolles und kostenintensives Gesundheitsproblem aller Industrieländer – müßten das zentrale Anwendungsgebiet einer künftigen Medizin und speziell hier von einer Vorsorgemedizin, aber auch von schonenden Behandlungsverfahren sein (Grönemeyer 1997). Miniaturisierte Eingriffe in Verbindung mit einer patientenzentrierten Medizin auf höchstem Qualitätsniveau bedeuten schnellere Heilung. Stationäre Aufenthalte könnten drastisch verkürzt oder ganz vermieden werden. Hier würde der Hausarzt als Gesundheitsmanager eine wichtige Rolle spielen (s. Kap. 17). Ein humanverträglicher, effektiver Kostenreduzierungsansatz und eine Qualitätsoptimierung wären somit möglich. Viele fruchtbare Ansätze hierzu sind im letzten Jahrhundert in Deutschland entstanden. Wie leichtsinnig Errungenschaften „made in Germany" aber auch wieder verspielt werden, möchte ich am Beispiel der geschichtlichen Rolle der deutschen Chirurgie in einem der nächsten Kapitel darstellen.

Der Leser möge mir verzeihen, daß ich die Innovationen der Medizin in diesem Buch mehr an der Chirurgie und den bildgebenden Methoden festmache. Aber in diesen Bereichen habe ich als mikrotherapeutisch tätiger Radiologe nun mal meine besondere Kompetenz, und es sind ja auch nur einige Beispiele für die Innovationskraft unseres

Landes. Natürlich hätte ich auch über Aids, gentechnisch veränderte Zellen zur Tumortherapie oder gezüchtete Knorpelzellen zur Arthrosetherapie bzw. über neue Zahn- oder Ohrimplantate berichten können. Auch wären die neuen Ansätze zur plastischen Chirurgie, Transplantationschirurgie oder zum Gefäßersatz spannende Themen. Aber ich habe mich nun mal so entschieden, vor allen Dingen, um auch die Bedeutung deutscher Ärzte und Wissenschaftler für die Medizin exemplarisch herauszuarbeiten, aber auch um auf die Mißachtung und Ablehnung einzelner bedeutender Menschen gezielt hinweisen zu können.

Literatur

Buess G et al. (1984) Das System für die transanale endoskopische Rektumoperation. Chirurgie 55: 677

Buess G (1992) Endoluminal rectal surgery. In: Cuschieri A et al. (Hrsg) Operative manual of endoscopic surgery. Springer, Berlin, Heidelberg, S 303–325

Grönemeyer DHW (1997) Mikro-Therapie und High-Tech für eine sanfte und ökologische Medizin. Das Krankenhaus 6: 326–334

Köck C (1996) Das Gesundheitssystem in der Krise: Herausforderung zum Wandel für System und Organisation. In: Heimerl-Wagner P, Köck C (Hrsg) Management in Gesundheitsorganisationen. Ueberreuter, Wien, S 17–72

Semm K (1983) Die endoskopische Appendektomie. Gynäkol Prax 7: 26–30

4 Zukunft der Chirurgie, Radiologie und bildgesteuerten Therapieverfahren

Die Chirurgie von morgen wird ohne hochauflösende Bildgebung nicht mehr auskommen. Radiologie und Chirurgie werden sich vermischen.

Zum Thema
In den letzten 150 Jahren war die chirurgische Forschung und Praxis hauptsächlich mit der Schaffung eines hohen Qualitätsstandards in der Krankenversorgung beschäftigt. Hier ging es zuallererst um das Überleben des Patienten. In diesen Zeitraum fielen grundlegende Errungenschaften wie die Durchsetzung höchster Hygiene- bzw. Sterilitätsstandards, die Entwicklung einer zuverlässigen Anästhesie und Intensivtherapie sowie operativer Standards und Behandlungsrichtlinien für chirurgisch zu behandelnde Erkrankungen. So konnte in den letzten Jahrzehnten international ein hoher Qualitätsstandard erreicht und flächendeckend für die chirurgische Patientenversorgung angeboten werden.

Durch die Sicherung des hohen Qualitätsstandards in bezug auf „Leib und Leben" des Patienten sind zunehmend auch Aspekte der Lebensqualität, psychische und kosmetische Faktoren sowie therapeutische Zielkriterien in den Mittelpunkt des ärztlichen Interesses gerückt. Heute tritt die Auffassung in den Vordergrund, daß das chirurgische Vorgehen darauf ausgerichtet sein muß, die Beschwerden des Patienten möglichst rasch zu beseitigen oder zu mildern, ohne ihn dabei über das notwendige Maß hinaus zu belasten. Die körperlichen Anwendungen sollen dabei so klein wie möglich sein und der Körper unter ökologischen Aspekten so wenig wie möglich verletzt werden. „So viel wie nötig, so wenig wie möglich" behandeln, muß das ökologische Ziel einer Zukunftsmedizin sein.

Unter ökologischem Blickwinkel den Körper so wenig wie möglich verletzen!

Klein & fein – sanfte Operationen werden möglich

Um dieses Ziel zu erreichen, mußte sich die Entwicklung in den chirurgischen Fächern der letzten Jahre intensiv mit der Optimierung der Sichtsysteme, Verkleinerung bzw. Miniaturisierung von Instrumentarien und Ersatz des Skalpells durch feinere Schneideinstrumente befassen. Hierbei stand die industrielle Revolution Pate, und es kann heute auf Computer und optische Systeme in einem modernen Operationssaal nicht mehr verzichtet werden. Die optischen Linsen- bzw. Fasersysteme werden vor allen Dingen zur Schaffung von starren oder flexiblen Endoskopen benötigt.

Weniger ist mehr.

Diese sind heute schon bis auf 0,3 mm – also Haardicke – verkleinerbar. Dies gilt auch für Laserfasern zum Operieren bzw. zum Erwärmen von Tumoren. Die feinsten sind 0,1 mm im Durchmesser. Die Endoskope werden als verlängerte Augen des Chirurgen genutzt und können entweder durch natürlich vorhandene Körperöffnungen oder aber durch kleine Schnitte durch die Haut in das Körperinnere eingeführt werden.

Wir unterscheiden bei der Weiterentwicklung der endoskopischen Therapie grundsätzlich 2 verschiedene Ansätze:

- die minimal invasive *Chirurgie/Therapie* mit endoskopischen Operationsinstrumenten, die mehrere Zentimeter bis Millimeter groß sind und
- die *Mikrotherapie* mit Instrumenten und Endoskopen, die kleiner als 1 mm sind.

Minimal invasive Therapie

Ersatz der großen Schnitte durch zentimeter- bzw. millimetergroße Endoskope.

Die minimal invasive Therapie (MIT) ist ein neues Gebiet in der Medizin und wurde als Begriff erstmalig 1989 gebraucht (Meier 1994). Es waren vor allen Dingen Internisten, hier speziell die Gastroenterologen, Kardiologen, aber auch Radiologen, die auf dem Gebiet der minimalen invasiven Therapie zu arbeiten begannen, bevor die Chirurgen dieses Feld für sich beanspruchten. Lange bevor die Chirurgie endoskopische Routineeingriffe durchführte, wurden endoskopische Routineeingriffe mit Spiegelungen des Magen-Darm-Kanals von Internisten durchgeführt. Heute verweist der Name „minimal invasiv“ auf Verfahren, die die traditionellen, offenen und damit maximal invasiven chirurgischen Eingriffe mit großen Schnitten von mehreren Zentimetern durch Eingriffe mit kleinen Endoskopen und Kathetern von wenigen Zentimetern bzw. Millimetern Durchmesser ersetzen.

Die endoskopischen Therapieverfahren

Die Entwicklung der minimal invasiven Chirurgie hat innerhalb der letzten 10 Jahre einen drastischen Sprung von den ehemals experimentellen Verfahren zu Routineeingriffen erfahren (Dubois et al. 1989, Perissat et al. 1989, Berci 1990, Buess et al. 1993, Schurr et al. 1998, Cuschieri et al. 1992). Heute werden endoskopische Operationen in allen chirurgischen Fachdisziplinen durchgeführt. Die Vorteile für den Patienten sind enorm:

> **Die Verringerung der operativen Gewebsschädigung bei der endoskopischen Operation ermöglicht eine Reduzierung von postoperativen Schmerzen und erlaubt eine schnellere Mobilisierung und Verkürzung der stationären Behandlungszeiten.**

Den Vorteilen der minimal invasiven Chirurgie stehen aber auch eine Reihe von Nachteilen für den Operateur gegenüber, wobei diese sich aus der Tatsache der Minimierung des operativen Zugangs auf einige Zentimeter oder Millimeter ableiten. Diese kleinen Zugangswege für die chirurgischen Instrumente beschränken die operative Möglichkeit im Vergleich zur maximal invasiven offenen Chirurgie erheblich:

Die endoskopische Sicht ist dem direkten Sehen mit dem unbewaffneten Auge bezüglich Auflösung und Kontrast unterlegen, der Tastsinn (Sensorik) geht verloren, und es besteht eine Einschränkung der Bewegungsmöglichkeiten der Operationsinstrumente im Körper des Patienten. Intensive Schulung und Training sind notwendig, und gleichzeitig wird nach neuen Technologien gesucht, die den Verlust der sensorischen Funktionalität und den eingeschränkten Bewegungsspielraum durch endoskopische Sensorik und Instrumentenbeweglichkeit zu kompensieren ermöglichen.

Anwendungsgebiete der Endoskopie

Die Routineanwendungsfelder der endoskopischen minimal invasiven Therapie sind folgende:

- **Magen-Darm-Spiegelung mit Gewebeentnahme (Biopsie):** Hierbei werden entweder mit kleinen flexiblen Zangen Gewebeproben entnommen oder mit Elektroschlingen Wucherungen, Polypen oder kleine Tumoren abgetragen; dies sind seit mehreren Jahrzehnten Routineeingriffe.
- **Die Gallenblasenentfernung:** Diese Operation hat heute einen hohen Sicherheitsstandard erreicht und wird in fast allen Kliniken angeboten. Die Entfernung der Gallenblase kann mit relativ einfachen Instrumenten durchgeführt werden. Im Vergleich mit der plastischen Operation kann eine deutliche Verringerung der mit dem Eingriff verbundenen Schmerzen und eine Halbierung der Dauer der Krankschreibung erfolgen. Der Eingriff kann mittlerweile schon von einem Arzt mit Unterstützung eines Robotsystems zum Halten von Instrumenten oder Führen des Endoskops durchgeführt werden, bei der klassischen Operation wird in der Regel mit 2, maximal mit 3 Chirurgen operiert. Es gibt kaum noch Komplikationen bei diesem endoskopischen Eingriff.

- **Die endoskopische Blinddarmentfernung:**
  Diese Methode gehört noch nicht zu den Routineeingriffen. Die Gründe hierfür sind in der Regel darin zu suchen, daß es sich bei der Blinddarmentzündung häufig um eine hochakute Erkrankungssituation handelt, bei der es keine Zeit zu verlieren gilt und die Blinddarmentfernung auch oft zu ungünstigen Zeiten durchgeführt werden muß.
- **Die endoskopische Operation des Leistenbruchs:**
  Hier gibt es 2 Verfahren. Bei beiden wird ein mehr als handtellergroßes, nicht vom Körper abbaubares Kunststoffnetz über die Leistenbruchlücke gedeckt. Einmal wird in klassischer Weise durch den Nabel in den Bauchraum eingedrungen und die Leiste wird geöffnet. Das zweite Verfahren geht direkt endoskopisch durch die Leiste. Diese wird mit Gas aufgepumpt und somit ein künstlicher Hohlraum erzeugt. Vergleicht man die postendoskopischen Verläufe mit den klassischen, postoperativen Zuständen in Hinblick auf Schmerzen und Wiedereingliederung in der Arbeitsprozeß, so ist in der Regel mit deutlich weniger Schmerzen und einer rascheren Rehabilitation zu rechnen.
- **Endoskopische Operationen im Magen-/Darmkanal:**
  Hier können wir heute schon große breitbasige Tumore oder frühe Karzinome operieren. Die Technik ist mittlerweile soweit ausgereift, daß man auch Teile des Darms abtragen und dann mit einem speziellen Klammerapparat auch den durchtrennten Darm wieder endoskopisch zusammennähen kann. Auf ähnliche Weise können heute auch Operationen des Dünndarms oder der Speiseröhre durchgeführt werden. Auch können Verengungen der Speiseröhre erweitert oder überschießende Magensäureproduktionen mit Reizung der Speiseröhre endoskopisch behandelt werden.
- **Endoskopische Eingriffe in den Harnwegen:**
  Diese Eingriffe sind schon seit Jahren Routine in der Urologie. Mit Hilfe von starren bzw. flexiblen Endoskopen und kleinen Instrumenten werden Tumore oder Steine sowohl in der Niere als auch in Harnleiter und Blase entfernt, aber auch ableitende Drainagen nach außen gelegt.
- **Endoskopische Bauchspiegelung in der Frauenheilkunde:**
  In der Regel werden nach vorsichtigem Aufblasen des Bauchraums endoskopische Operationen an der Gebärmutter oder am Eierstock

mit kleinen Instrumenten durchgeführt. Dies erfolgt in der Regel zur Behandlung von Tumoren oder zur Sterilisation. Mittlerweile werden durch die Scheide auch kleinere endoskopische Eingriffe in der Gebärmutter und an den Eierstöcken durchgeführt, um kleine Tumore zu entfernen, Eileiter wieder durchgängig zu machen oder auch Fruchtwasserspiegelungen während der Schwangerschaft durchzuführen.

- **Endoskopische Gelenkspiegelung:**
  Hierbei werden Bänder oder Minisken mit kleinen Instrumenten ohne Öffnung des Gelenks operiert oder Knorpel geglättet. Neuerdings werden auch Knorpelzellen implantiert.

Radiologische bildgebende Verfahren in der Medizin

Ende des letzten Jahrhunderts wurde das Röntgenverfahren durch Konrad Wilhelm Röntgen erfunden. Seit dieser Zeit haben sich radiologische Methoden rasant fortentwickelt. Durch die Verbindung von Röntgentechnik mit der Computerwelt sind heute ganz neue Transparenzsichten in den menschlichen Körper möglich (s. auch Abb. 4.1–4.4). Hierbei können aus zweidimensionalen Schnittbildern mittlerweile dreidimensionale Bilder im Computer berechnet werden und die einzelnen unterschiedlichen Gewebearten farbig markiert werden. Die dreidimensionalen Bilder können auch bewegt werden und somit eine 4-D-Welt in Auf- bzw. Durchsicht von Körperstrukturen ermöglichen.

Computer ermöglichen heute ganz neue Transparenzsichten in den menschlichen Körper.

Computertomographie

Die Computertomographie (CT) ist ein Röntgenverfahren, bei dem eine Röntgenröhre um den menschlichen Körper rotiert und ihn dabei von allen Seiten durchstrahlt. Auf der Gegenseite ist ein Detektorempfängersystem, das die Schwächung der Röntgenstrahlen durch den Körper aufnimmt. Ein dahinterliegendes Computersystem berechnet hieraus die Gewebedichten. Die Gewebestrukturen werden dann in Scheiben sichtbar. Jede Ader, jeder Knochen, die normale Anatomie

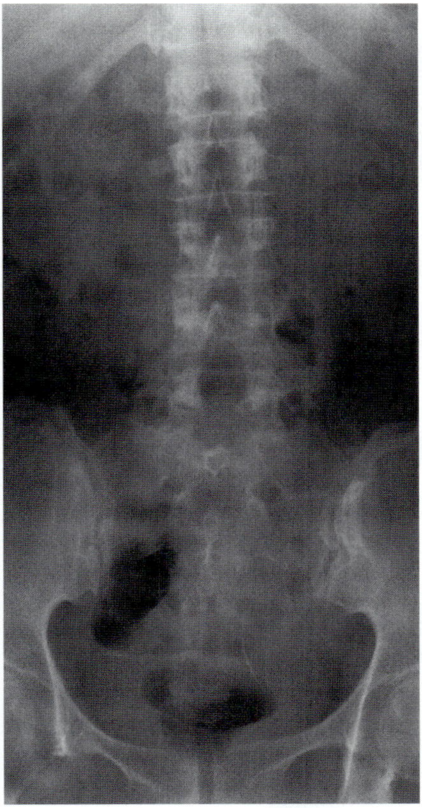

Abb. 4.1. Radiologische Bildgebung – Röntgen der Lendenwirbelsäule (Bandscheiben nicht sichtbar)

des Menschen und ihre krankhaften Veränderungen werden sichtbar gemacht. Wenn eine erweiterte Ader im Gehirn auf den Nerv (z. B. Trigenimusnerv) drückt, wenn irgendwo ein kleiner Tumor wächst, wenn der Bandscheibenvorfall sich vergrößert – die CT macht die rechtzeitige Diagnose möglich.

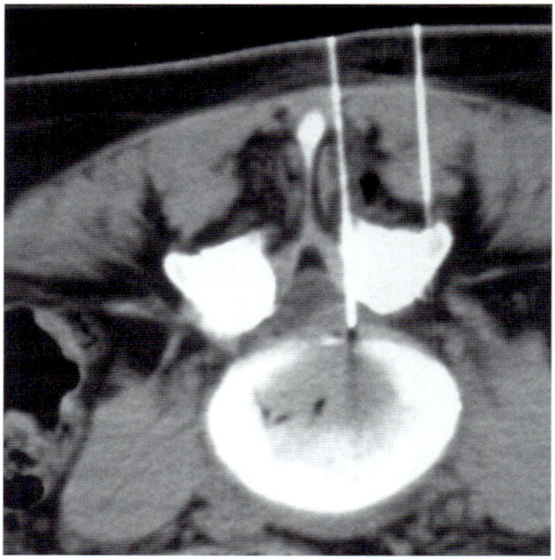

Abb. 4.2. Radiologische Bildgebung – Computertomographie. Gleiche Wirbelsäule, aber viel genauere Unterscheidung der Gewebestrukturen (Nerven, Bandscheibe, Gefäße). Die mittlere Sondenspitze liegt direkt im Bandscheibenvorfall

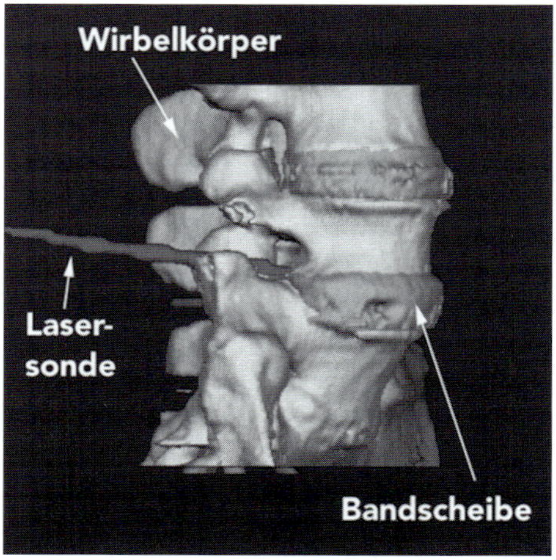

Abb. 4.3. Radiologische Bildgebung – 3-D-Bildgebung. Hier wurden die Schnittbilder der vorherigen Abbildung wieder im Computer „zusammengeklebt" (aus mehreren computertomographischen Bildern zusammengesetzt)

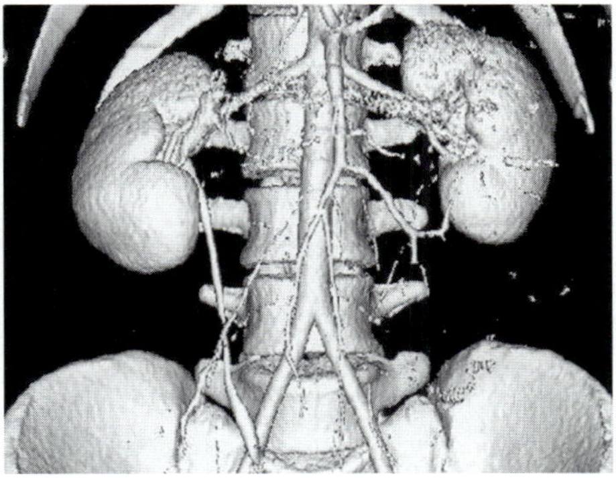

Abb. 4.4. Wirbelsäule (3-D) mit davorliegenden Organen (Nieren und Gefäße)

Je nach Anzahl der Bilder, die pro Sekunde aufgenommen werden können, spricht man heute entweder von einer konventionellen CT oder einer Spiral-CT. Bei der Spiral-CT wird ein bestimmter Abschnitt des Körpers kontinuierlich aufgenommen. Die Weiterentwicklung ist die ultraschnelle Elektronenstrahltomographie.

Vom Nabel bis zum Rücken, von der Nasenspitze bis zum Hinterhaupt sind alle Gewebestrukturen durchsichtig.

Ultraschnelle Elektronenstrahltomographie (EBT)

Katheterlose Darstellung der Herzkranzgefäße ist möglich.

Bei der Elektronenstrahltomographie rotiert keine Röntgenröhre um den Körper, sondern ein fixiertes Beschleunigerrohr bringt Elektronen auf nahezu Lichtgeschwindigkeit. Diese werden auf feststehenden Auffangebenen (Targets) gebremst, und die freiwerdende Röntgenstrahlung wird durch den Körper geleitet (s. auch Abb. 4.5). Im Vergleich zur Computertomographie, bei der nur eine Schichtebene gleichzeitig aufgenommen werden kann, erlaubt es die Elektronenstrahltomographie, bis zu 8 Ebenen und bis zu 34 Bilder/s simultan aufzuzeichnen (CT: höchstens 2 Bilder/s). Aufgrund der hohen Aufnahmegeschwindigkeit können bewegte Organe wie das Herz absolut scharf aufgenommen werden. Hierdurch ist beispielsweise

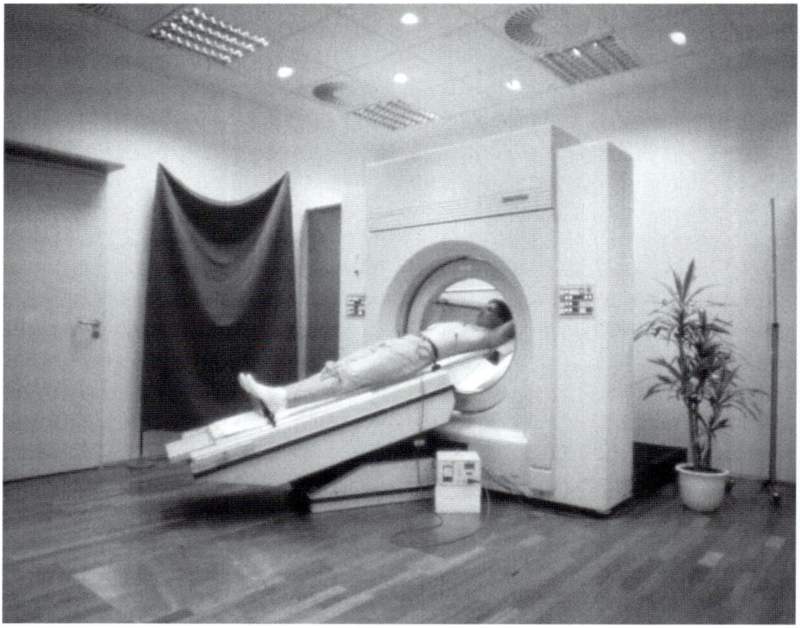

Abb. 4.5. Ultraschneller Elektronenstrahltomograph in Bochum (Imatron)

auch eine Transparenzsicht durch die Herzkranzgefäße ohne Katheterisierung möglich. Ebenso wie bei der Computertomographie wird der Patient für jede einzelne „Scheibe" durchleuchtet. Die Röntgenstrahlen werden von verschiedenen Gewebearten unterschiedlich stark abgeschwächt; je dichter das Gewebe, desto größer ist die Abschwächung. Aus den gesammelten Daten wird dann ein Abbild dieser Schichtebene berechnet, auf dem genau und um ein Vielfaches höher aufgelöst als bei Röntgenaufnahmen die Struktur unterschiedlicher Gewebe zu erkennen ist. Bildgeschwindigkeiten bis zu 0,05 Sekunden (50 ms) reduzieren die Strahlendosis drastisch.

Stark reduzierte Strahlendosis durch ultraschnelle Bildgebung.

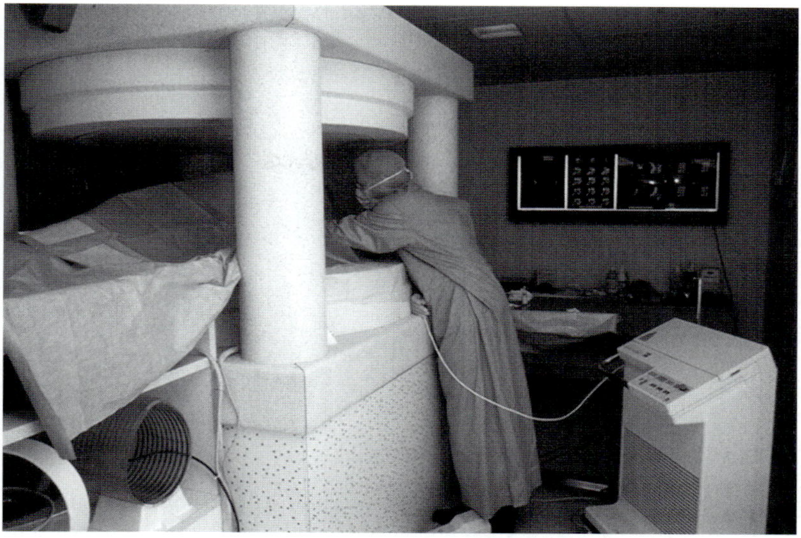

Abb. 4.6. Kernspintomographie – Offener Tomograph Toshiba

Kernspintomographie

Neben der Computer- und Elektronenstrahltomographie entwickelten Wissenschaftler und Ärzte eine weitere Methode, die den Blick ins Menscheninnere ermöglicht. Das als Kernspinresonanz-Tomographie bezeichnete Diagnoseverfahren hat den großen Vorteil, daß keine Röntgenstrahlen benutzt werden. Statt dessen mißt es elektromagnetische Effekte, die nach entsprechender Anregung von den im menschlichen Körper praktisch allgegenwärtigen Wasserstoffatomen ausgehen. Der Mensch wird einem – je nach System – unterschiedlich starken Magnetfeld ausgesetzt, das diese Wasserstoffatome – ähnlich wie kleine Kompaßnadeln – im Nord-Süd-Verhältnis ausrichtet. Durch Hochfrequenzimpulse werden die Wasserstoffatome mit physikalisch klar definierten Anregungen ausgelenkt. Die Radiofrequenz, bei der dies am besten gelingt, hängt von der chemischen Umgebung der Wasserstoffatome ab – und damit von der Art des menschlichen Gewebes. Diese Schwingungsresonanzen werden gemessen, ihrem je-

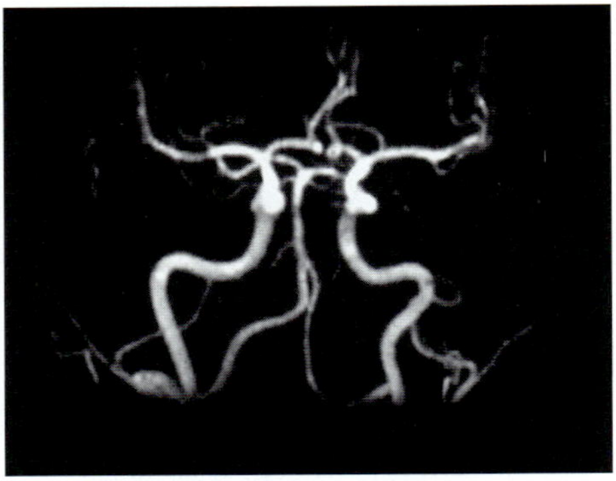

Abb. 4.7. Kernspintomographie – Gefäßdarstellung des Gehirns im Kernspintomographen ohne Kontrastmittel und ohne Katheter

weiligen Ausgangspunkt zugeordnet und dann computergestützt zu dreidimensionalen Abbildungen hochgerechnet. Heute wird die Computertomographie zur Darstellung von mehr knöchernen Strukturen und die Kernspintomographie bevorzugt zur Abbildung von Weichteilen herangezogen (s. auch Abb. 4.6, 4.7).

Hochauflösende Gewebebilder sind ohne Strahlung machbar.

Beide Methoden haben mittlerweile die Diagnose vieler Krankheiten erheblich vereinfacht. Ärzte können vom Gehirn bis zur Wirbelsäule die unterschiedlichen Gewebearten in aller Ruhe betrachten, ohne ihre Patienten zu berühren. Tumore können beispielsweise präzise vermessen werden, Verschlüsse in den Arterien, Gallen- und Nierenwegen sind ebenso sicher diagnostizierbar wie ein Bandscheibenvorfall. Ein weiterer Vorteil der Kernspintomographie mit größeren Feldstärken besteht darin, daß ohne Kontrastmittel Gefäße sowohl im Gehirn als auch im übrigen Körper dargestellt werden können sowie kleine Veränderungen in ihm wie Gallen- oder Nierensteine; auch die Gallenwege einschließlich der Gallenblase und ebenfalls die ableitenden Harnwege sowie neuerdings auch die Herzkranzgefäße sind so sichtbar zu machen.

Des weiteren gelingt es zunehmend mit Hilfe der Kernspintomographie Gehirnfunktionen zu messen. Dieses Verfahren – auch „Functional Brain-Mapping" genannt – eignet sich heute dazu, funktionelle Abläufe des Körpers im Gehirn sichtbar zu machen. Bewegt man z. B. die Finger, so sind die aktiven Zentren im Gehirn darstellbar, ebenfalls kann man heute schon sensorische Effekte wie Hören, Sehen, Schmecken im Gehirn funktionell berührungsfrei nachweisen. Neuere Einsätze befassen sich auch mit Gefühlsregungen und Denkprozessen. Beispielsweise arbeitet eine Tübinger Arbeitsgruppe mit dem Phänomen Angst und deren Verarbeitung im Gehirn.

Mund- oder Fingerbewegungen sind im Gehirn sichtbar.

Positronenemissionstomographie (PET)

PET ist derzeit das modernste nuklearmedizinische Verfahren zur Darstellung von Organen und Zellfunktionen. Hierbei wird von außen mit Hilfe von Schnittbildern (Tomographie) ein radioaktiv markiertes Arzneimittel im Körper schmerzfrei verfolgt. Der wichtigste nuklearmedizinische Marker ist z. Z. der mit Fluor-18 markierte Traubenzucker. Dieser wird eingesetzt, um Tumorgewebe zu erkennen. Tumore verbrauchen mehr Energie als gesunde Zellen. Markierter Zucker reichert sich deshalb dort stärker an. In einem einzigen Untersuchungsgang kann der gesamte Körper mit dem PET untersucht werden und Tumorabsiedlungen in den einzelnen Organsystemen festgestellt werden. Dies ist vor allen Dingen zur Überprüfung des Erfolgs von Krebstherapien von höchster Bedeutung. PET ist zwar doppelt so teuer wie andere bildgebende Verfahren, aber durch die gezielte Kontrolle des Erfolgs bzw. Mißerfolgs von Chemotherapien oder immuntherapeutischen Verfahren oder Operationen können viele teure Medikamente in Zukunft eingespart werden (s. auch Abb. 4.8).

Auch die Alzheimer-Krankheit und die Parkinsonsche Erkrankung, für die neue Behandlungsmethoden entwickelt werden, können mit dem PET zuverlässig diagnostiziert werden. Auch hier zeigt der Zuckerverbrauch der Hirnzellen

Tumore können im ganzen Körper mit einer Untersuchung bildlich sichtbar gemacht werden.

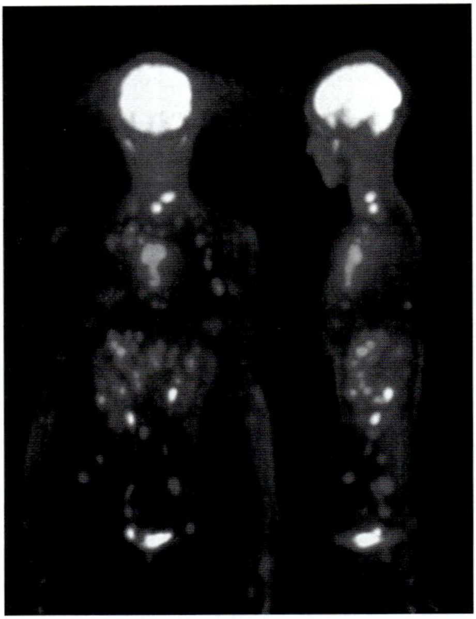

Abb. 4.8. Positronenemissionstomographie: zur Überwachung von Tumortherapien und zur Vorsorge. Zu sehen sind Tochtergeschwülste eines Tumors in mehreren Körperabschnitten (*weiße Zonen*)

die Aktivität der Nerven an. Obwohl teuer, sollte PET auf jeden Fall in der Früherkennung bei den ersten Ausfallerscheinungen eingesetzt werden, um beispielsweise Alzheimer von anderen Erkrankungen, wie Depressionen, zu unterscheiden. Gezielte Therapieverfahren sind dann möglich, die – da gezielt eingesetzt – Folgekosten einsparen helfen.

Beim Parkinson beispielsweise ist es heute schon mit mikrotherapeutischer Implantation von Elektroden im Gehirn möglich, die Schüttellähmung sicher durch elektrische Reizung der Nerven zu verhindern. Hierbei handelt es sich um einen Hirnschrittmacher, der bildgesteuert in das Gehirn eingebracht wird.

Die Durchleuchtung

Bei der Durchleuchtung handelt es sich um ein klassisches Röntgenverfahren, das heute fast überall in der Welt mit Hilfe der Computertechnologie als digitales Subtraktionsverfahren angeboten wird. Hierbei wird ein sog. Lehrbild vor dem Eingriff aufgenommen und von den Bildern während des Eingriffs subtrahiert. Auf diese Art und Weise werden alle Strukturen, die sich nicht verändern, also gleich bleiben, wie z. B. die Wirbelsäule, subtrahiert und die Veränderungen, z. B. durch einen Katheter, deutlich sichtbar gemacht. Insgesamt entsteht der Eindruck, als schaue man auf ein leeres Blatt, auf dem dann mit schwarzer Tinte gezeichnet wird.

Dieses digitale Subtraktionsverfahren wird beispielsweise bei der Darstellung und bei Eingriffen von Gefäßsystemen eingesetzt – man spricht auch von der „digitalen Subtraktionsangiographie" (DSA).

Diese Darstellung des Gefäßsystems ist sowohl für Arterien als auch für Venen durchführbar. Diese Gefäßuntersuchungen erfolgen in der Regel in folgenden Gefäßabschnitten:

- Becken-Bein-Gefäße,
- Hauptschlagader im Lungen-/ Bauchraum,
- Darmgefäße,
- Hirngefäße.

Interventionelle Verfahren im Rahmen der minimal invasiven Therapie

Von interventionellen Verfahren spricht man, wenn mit Hilfe von Durchleuchtung bzw. DSA Katheter oder Instrumente in den Körper eingebracht werden. Heute werden interventionelle Eingriffe hauptsächlich in der Kardiologie und Radiologie sowie der Neuroradiologie eingesetzt. In der Kardiologie wird normalerweise über die Leistenarterie ein Katheter bis in die Herzkranzgefäße eingeführt. Nach genauer Plazierung der Katheterspitze wird Kontrastmittel injiziert, um die im Röntgenbild nicht sichtbaren Herzkranzgefäße abzubilden. Auf diese Weise wird nach Verengungen bzw. Verschlüssen gesucht. In der Regel werden erst Gefäße, die mehr als 50 % eingeengt sind, auf diese

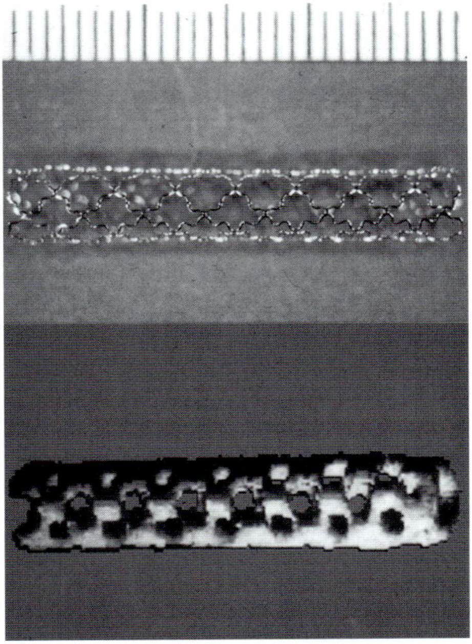

Abb. 4.9. Stent (Gefäßstütze): Original (*oben*), 3-D-Bildverarbeitung im Elektronenstrahltomograph (*unten*)

Art und Weise gefunden. Bei diesem Eingriff spricht man von der PTA: perkutane transluminale Angioplastie.

Normalerweise wird über die Leistenarterie ein Katheter bis in die Herzkranzgefäße eingeführt.

Es handelt sich hierbei um ein diagnostisches Verfahren. Dieses kann optimiert werden, indem über den Katheter eine kleine Ultraschallsonde in das Gefäß eingeführt wird und mit dieser die Wandveränderungen gemessen werden. Man spricht dann von der intravasalen Ultraschalluntersuchung (IVUS).

Die verengten Gefäße können mit Hilfe von interventionellen Therapieverfahren auch erweitert werden. Hierbei wird ein kleiner Ballon im verengten Gefäßabschnitt aufgeblasen und damit die Verengung aufgedehnt.

Zur Stabilisierung wird heute häufig eine kleine Gefäßstütze in das ehemals verengte Gebiet eingebracht (Abb. 4.9).

Mit Fräse, Laser oder Absaugverfahren können Gefäße auch geöffnet werden.

Hierbei handelt es sich um ein hauchdünnes Gefäßgitter, das sich an die Gefäßwand anschmiegt und die verengten Gefäßstrukturen zurückhält. Auch mit anderen Verfahren kann heute eine Gefäßverengung geöffnet werden. Dabei kommen der Laser, Absaugverfahren oder Spezialfräsen zum Einsatz. Diese werden zunehmend auch endoskopisch gesteuert. Bei der Ballonerweiterung spricht man auch von der PTCA: perkutane transluminale k(c)oronare Angioplastie.

Interventionelle Radiologie

Bei der interventionellen Radiologie sind die Methoden sehr ähnlich. Die Gefäße sind allerdings in der Regel im Durchmesser größer. Die in der Kardiologie beschriebenen Methoden werden in der Radiologie sowohl im Oberschenkel zur Erweiterung von Gefäßverengungen als auch in den Armen und der Hauptschlagader durchgeführt.

In der Hauptschlagader sind heute schon interventionelle Implantationen von großen Y-Endoprothesen durch Katheter oder endoskopisch möglich.

In der Hauptschlagader sind heute schon Implantationen von großen Y-Endoprothesen interventionell – also durch das Einbringen in das Gefäßsystem über die Leiste – möglich. Auch endoskopische Operationstechniken in Kombination mit den intraluminalen (im Gefäß befindlichen) Instrumentarien sind möglich.

Interventionelle Neuroradiologie

Auch hier werden im Bereich der Halsschlagadern gleiche gefäßerweiternde Methoden wie in der Kardiologie und Radiologie angewandt. Des weiteren ist es aber möglich, mit extrem dünnen Kathetern bis in

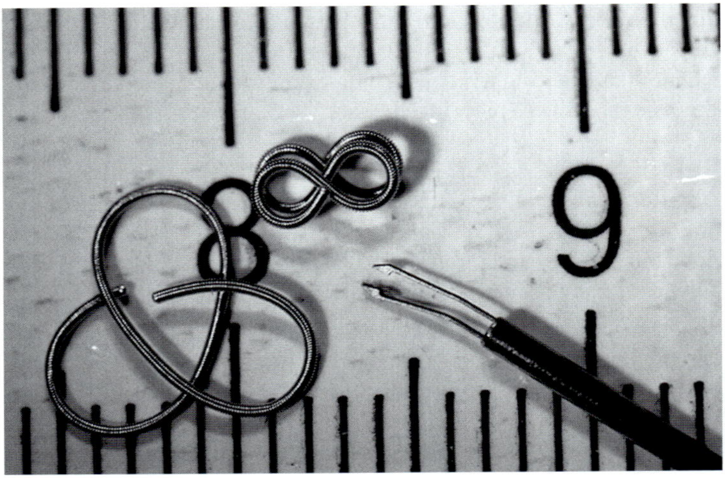

Abb. 4.10. Mikrospiralen („Coils") vom EFMT in Bochum: zum Verschluß von Hirnaussackungen (Aneurysma) und Tumorgefäßen

die kleinsten Gefäße des Gehirns vorzudringen. Hier können beispielsweise kleinste Gefäßeinrisse bzw. Aussackungen (Aneurysmen) verschlossen werden. Dies erfolgt durch das gezielte Einbringen von Mikrospiralen, sog. Coils (Abb. 4.10).

Mit Mikrospiralen oder kleinen Ballons können Aussackungen im Gehirn verschlossen werden.

Dies sind Mikrospiralen, die dazu führen, daß sich ein Blutklumpen in der Aussackung bildet und damit ein Zerreißen des Aneurysmas bei erhöhtem Blutdruck unmöglich gemacht wird. Ein Riß des Aneurysmas hat in der Regel den Tod zur Folge. Auch können durch diese Art und Weise Fehlanlagen von Gefäßen mit großen Gefäßknäueln oder nicht normalen Verbindungen zwischen Arterien und Venen (Fisteln) verschlossen werden. Dies gilt ebenfalls für Tumorgefäße. Neben den metallischen Spiralen können auch andere Materialien wie kleine Kunststoffballons als Verschlußmaterial genutzt werden.

Die Methoden des Gefäßverschlusses bei Tumoren im Gehirn werden auch in der allgemeinen Tumortherapie bei stark durchfluteten Tumorgeweben angewandt. Tumorgewebe kann aber auch durch eine sog. Chemoperfusion mit tumorabtötenden Medikamenten durchspült werden. Eine Sonderform der interventionellen Therapie ist das Einbringen von Mikroprothesen oder Drainagen, z. B. das Öffnen von Gallen- oder Nierenwegen, die durch einen Tumor zusammengedrückt werden, oder aber kleinen Schirmchen, die in die Lungenhauptvene eingebracht werden, um thrombotische Partikel, die sich bei einer Thrombose im Unterschenkel lösen könnten, abzufangen. Sollten sich irgendwelche Materialien im Gefäßsystem lösen, so ist durch kleine interventionelle Schlingen- oder Zangensysteme ein Entfernen der Fremdkörper in der Regel ohne Operation möglich.

Auch Tumorgefäße können mit Mikrospiralen verschlossen werden.

Fazit

Moderne Diagnostik, minimal invasive und interventionelle Therapieverfahren lösen alte Methoden zunehmend ab. Der Routinealltag verändert sich rasant in allen Fachdisziplinen. In naher Zukunft werden heute noch konkurrierende Berufsgruppen eng zusammenarbeiten. Übergänge zwischen den Therapiemethoden sind fließend und finden schon heute statt.

Forderung

- Maximale Förderung der Forschung und Entwicklung in Diagnostik und Therapie.
- Schaffung und Finanzierung von minimal invasiven und interventionellen Zentren im ganzen Bundesgebiet.
- Optimierung der Abrechnungsmodalitäten und finanzielle Anreize für ambulante Operationen und interventionelle Eingriffe.
- Optimierung der öffentlichen Aufklärungsarbeit für neue Verfahren.

Literatur

Berci G (1990) Coelioscopic cholecystectomy. Ann Surg 212: 649–650

Buess G, Cuschieri A (1992) Training in endoscopic surgery. In: Cuschieri A et al. (Hrsg) Operative manual of endoscopic surgery. Springer, Berlin, Heidelberg, S 64–82

Buess G et al. (1993) State of the art in laparoscopic colorectal surgery. Endosc Surg & Allied Techno. 1: 4–12

Cuschieri A et al. (1992) Operative manual of endoscopic surgery. Springer, Berlin, Heidelberg

Dubois F et al. (1989) Coelioscopic cholecystectomy: preliminary report of 36 cases. Ann Surg 194: 271–275

Günther RW, Thelen M (1988) Interventionelle Radiologie. Thieme, Stuttgart, New York

Meier K (1994) Sanfte Chirurgie. Aufbau-Verlag, Berlin, Weimar

Perissat J et al. (1989) Gallstones: laparoscopic treatment. Intracorporeal lithrotripsy followed by cholecystostomy or cholecystectomy. Endoscopy 21: 373–374

Schurr MO et al. (1998) Endosystems – future perspectives for endoluminal therapy. Min Invas Ther & Allied Technol 7: 37–42

Die Mikrotherapie ist eine ganz junge Disziplin. Mit Hilfe bildgebender Verfahren werden Mikroinstrumente im Körper zur Diagnose und Therapie hochpräzise gesteuert und Gewebe maximal geschont.

Zum Thema

Die Mikrotherapie wird zukünftig wesentlicher Bestandteil aller Fachdisziplinen sein. Sie entwickelt sich aus der interventionellen Radiologie in Kombination mit der minimal invasiven Chirurgie und Schmerztherapie. Mit der Schnittbildtechnologie der Computertomographie (CT), Kernspintomographie (MRI) sowie der ultraschnellen Elektronenstrahltomographie (EBT) ist es erstmals möglich geworden, mit hoher Präzision eine umfassende Transparenz der zu diagnostizierenden und behandelnden Region zu bekommen. Im Gegensatz zur klassischen Chirurgie und auch der Endoskopie, bei denen der Arzt bekanntlich nur die Strukturen erkennt, die direkt vor seinen Augen bzw. „verlängerten" Augen mit Endoskopiehilfe liegen, stehen dem Arzt mit dem Schnittbildverfahren transparente Bilder als Übersicht über das gesamt Operationsfeld zur Verfügung. Vom Nabel bis zum Rücken, von der Nasenspitze bis zum Hinterhaupt, können alle Gewebestrukturen sicher erkannt und unterschieden werden. Auch kleine Nerven oder Gefäße sind sicher vom umliegenden Gewebe unterscheidbar.

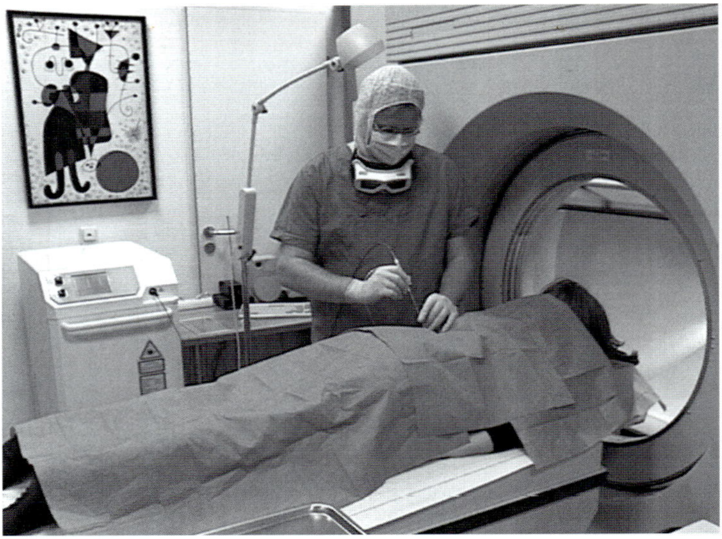

Abb. 5.1. Mikrotherapeutischer Arbeitsplatz mit integrierter Elektronenstrahltomographie

Computer- und schrittweise auch Kernspintomographen, die bis heute fast ausschließlich zu rein diagnostischen Zwecken eingesetzt werden, können auch minimal invasive medizinische Verfahren entschieden weiterbringen (Grönemeyer et al. 1999) (s. auch Abb. 5.1, 5.2). Denn die Tomographen erlauben eine überlagerungsfreie Darstellung des menschlichen Körpers in Schnittbildern. Davor- oder dahinterliegende Organe stören nicht mehr, wie in der Röntgentechnologie, das Bild. Die Gefahr der Bewegungsunschärfe wird zunehmend geringer. Organe mit besonders starker Eigenbeweglichkeit wie Herz, Lunge, Darm- und Gefäßsystem sind mit diesen Geräten, vor allem mit den ultraschnellen Analyseverfahren, in sämtlichen Schichtachsen darstellbar.

Durch das gute Orts- und Dichteauflösungsvermögen der Tomographen sind kleine Strukturen wie kleine Bandscheibenvorfälle, kleine Tumoren und kleinste Gefäße auch in unmittelbarer Nähe von Nerven sichtbar. Hierdurch lassen sich Instrumente gezielt auch auf die zu behandelnden Regionen sicher steuern (Grönemeyer, Seibel 1989).

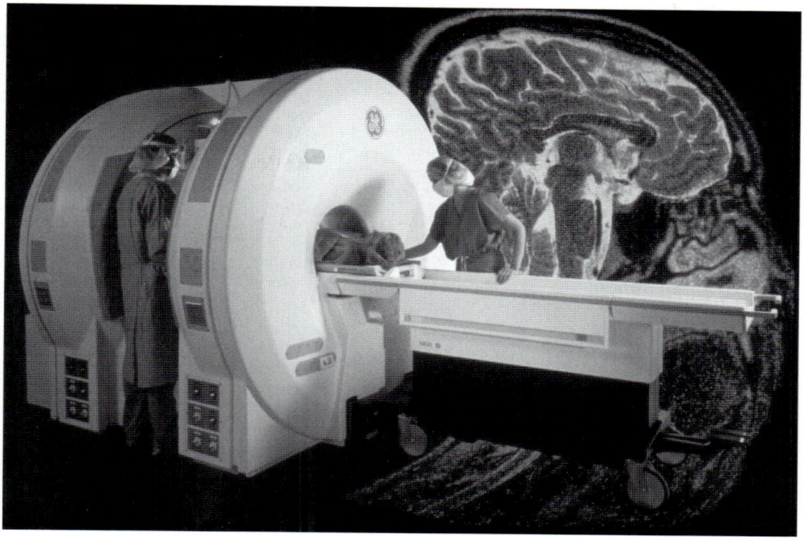

Abb. 5.2. Offener Operationskernspintomograph (General Electrics)

Die kleinsten Instrumente, die heute eingesetzt werden, sind Mikroendoskope von 0,3 mm Durchmesser, Laserfasern von 0,2 mm Durchmesser, Mikrozangen von 0,2 mm, Hochfrequenzsonden zum thermischen Schneiden von 0,3 mm usw.

Diese können mit Hilfe der tomographischen Sichtsysteme mit einer fast mikroskopischen Punktionsgenauigkeit bis zu 1 mm^3 hochpräzise und punktgenau an den Ort des Krankheitsgeschehens in der zu behandelnden Körperregion vorgebracht werden. In Analogie zum Mikroskop, mit dem transparent in die Zellen hineingesehen wird und Zellverbände genauso sichtbar werden wie Zellwände oder Zellkern, habe ich die Tomographen als „Makroskope" definiert. Durch diese Definition erhalten diese makroskopischen Tomographen einen wesentlichen Stellenwert für zukünftige Operationen und sind – genauso wie das Mikroskop bei Hirnoperationen – bei schwierigen Eingriffen nicht mehr wegzudenken.

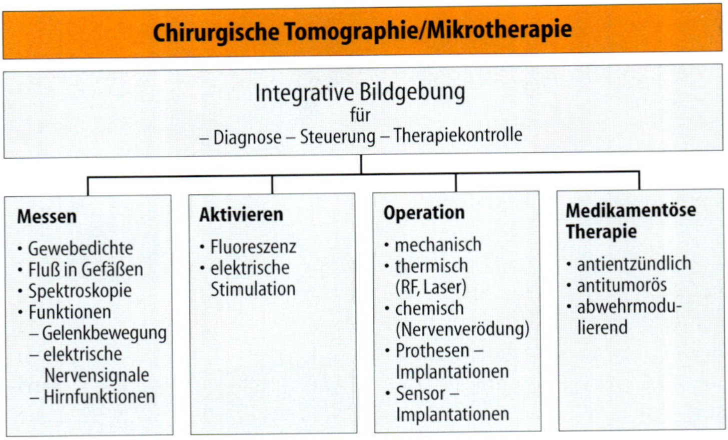

Abb. 5.3. Diagramm Mikrotherapie: Schnittbildtechnologie ermöglicht Bildgebung vor, während und nach Therapie, Instrumentensteuerung, Messen, Operieren und Medikamententherapie

Kombination von Mikroinstrumentarien und simultaner Bildgebung

Das besondere Merkmal der Mikrotherapie ist die Benutzung von Mikroinstrumentarien wie Laser, Endoskopen und Operationsbestecken sowie die simultane Nutzung der Schnitt-Bildgebung (s. auch Abb. 5.3). Die Miniaturisierung von Operationsverfahren und -instrumenten ist nur möglich, wenn eine hochpräzise Steuerung zur Positionierung gewährleistet ist, was durch die transparente und hochauflösende Bildgebung von tomographischen Systemen in zwei-, aber auch in dreidimensionaler Bildgebung geschieht. Auch in unmittelbarer Nachbarschaft lebenswichtiger Strukturen wie Nerven, Rückenmark oder Gefäßen können in allen Körperregionen auf diese Weise Behandlungen sehr sicher sowie schmerz- und komplikationsarm zunehmend ambulant durchgeführt werden.

Viele Eingriffe können sehr sicher sowie schmerz- und komplikationsarm durchgeführt werden.

Man unterscheidet 2 Therapieformen der Mikrotherapie:
- die mikrotherapeutische Medikamenteneinbringung und
- die mikrotherapeutischen Operationsverfahren.

Große Zukunft für Patienten und Pharmazie: Medikamentöse Mikrotherapie

Bei der medikamentösen Mikrotherapie werden hochpotente Pharmazeutika millimetergenau und unter absoluter Schonung des umliegenden Gewebes in das zu behandelnde Gebiet appliziert, unter der Prämisse: „Höchste Konzentration am Wirkort und geringste Beeinträchtigung des gesamten Körpers". Hierdurch können sehr kurzfristig langanhaltende Erfolge erzielt werden mit deutlicher Reduzierung von medikamentösen Nebenwirkungen. So z.B. in der lokalen Tumorbehandlung mit dem Einbringen von hochprozentigem Alkohol, Chemotherapeutika oder abwehrsteigernden Interferonen in Weichteiltumoren wie Metastasen in der Leber, der Wirbelsäule und anderen Organen. Unter reiner Lokalanästhesie ist diese Behandlung schmerzlos und sehr sicher durchführbar. Die Sondenspitze kann ganz vorsichtig in den Tumor plaziert werden. Die Medikamente umspülen unter Sicht z.B. auch den Rückenmarkkanal (s. auch Abb. 5.4).

Aber auch in der Behandlung von hoch akuten und chronischen Bandscheibenvorfällen ist die medikamentöse Mikrotherapie hilfreich. Hierbei werden in unmittelbarer Nähe des Bandscheibenvorfalls unter Sicht Kortikosteroide entweder durch das Nervenaustrittsloch in der Wirbelsäule oder durch den Rückenmarkskanal sicher eingebracht (Grönemeyer et. al. 1995).

Die Verteilung der Medikamente wird durch Kontrastmittelgabe kontrolliert. Die Behandlungen sind schmerzarm bis schmerzlos, und gefährdete Strukturen wie Nerven werden unter höchsten Sicherheitsaspekten auch in Hochrisikobereichen wie der Wirbelsäule geschont.

70 % der Behandlungen können ambulant erfolgen.

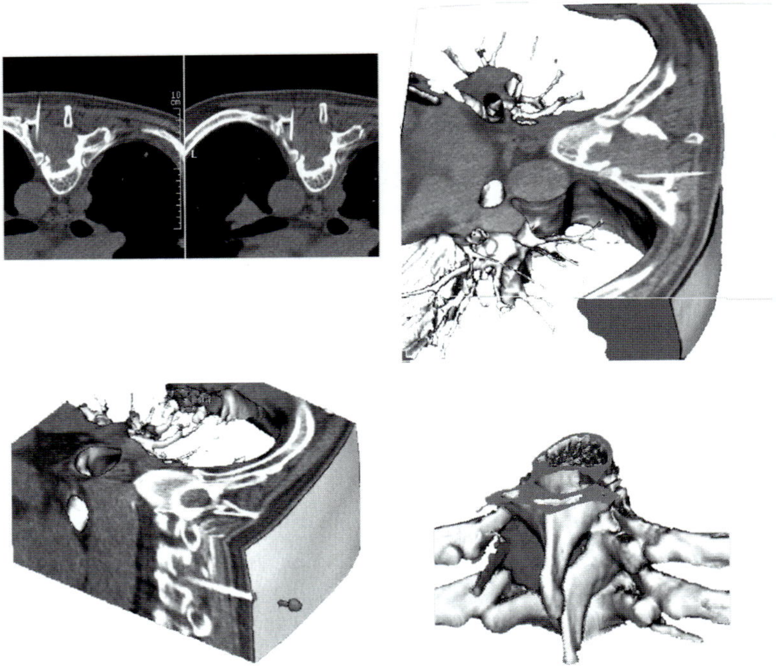

Abb. 5.4. Lokale Tumormikrotherapie in der Wirbelsäule mit Medikamenten. Die Verteilung wird mit Kontrastmittel dokumentiert. Der Tumor und die Mikrosonde sind in der Aufsicht und seitlichen Blickwinkeln dreidimensional sichtbar. Die Sondenspitze liegt im Tumor

Operative Mikrotherapie

Der zweite Weg der Mikrotherapie ist die Mikrooperation. Unter tomographischer Transparenzsicht werden Mikroinstrumente hochpräzise in das zu behandelnde Operationsgebiet eingeführt; z. B. werden auf diese Art und Weise Gewebeproben (Biopsien) in allen Körperregionen entnommen, Bandscheibenvorfälle mit Mikroinstrumenten bzw. dem Laser abgetragen oder Tumoren lokal erwärmt (Abb. 5.5).

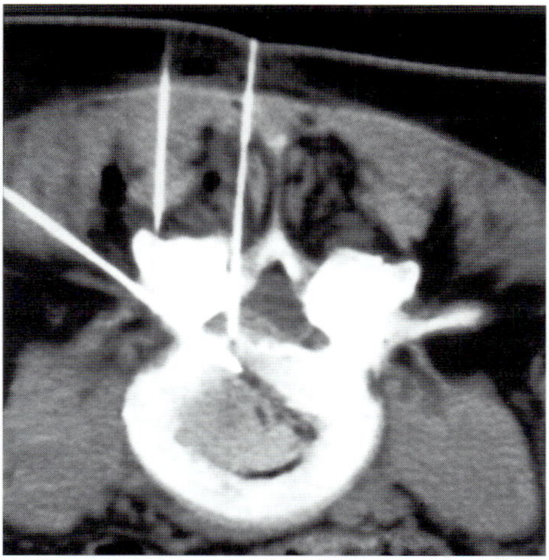

Abb. 5.5. Eine Sonde liegt in der Bandscheibe, die andere direkt im Bandscheibenvorfall. Durch beide Sonden können Mikroendoskope, Mikroinstrumente oder Laser eingeführt werden

Die Temperatureffekte sind im Kernspintomographen jederzeit sichtbar zu machen, auch während der Behandlung.

Auch beim chronisch schmerzhaften Facettensyndrom der Wirbelsäule werden mit Hochfrequenz, Thermotherapie oder hochprozentigem Alkohol kleine Nerven auf den Gelenkkapseln ambulant und ohne Vollnarkose effektiv verödet, ebenso im Hochrisikobereich der Hals- und Brustwirbelsäule. Das Einbringen von Drainagen zur Flüssigkeitsentleerung, Gefäßstützen (Stents) zum Öffnen von verschlossenen Gefäßen (z. B. durch Tumorwachstum verschlossene Gallen- und Nierenwege) oder Implantationen von kleinen Reservoirs (Ports) zur Schmerztherapie sowie die Implantation von Elektroden (z. B. im Gehirn zur Parkinsontherapie) bilden somit einen weiteren mikrotherapeutischen Bereich. Entscheidend ist, daß von der Diagnose bis zur Therapie und Dokumentation alles im Tomographen möglich ist.

Diese mikrotherapeutischen Verfahren sind schon heute routinemäßig durchführbar. Nach vielen tausend Eingriffen an meinem Lehr-

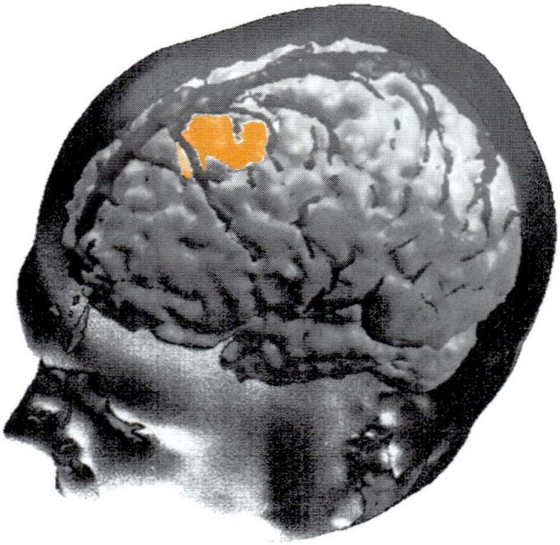

Abb. 5.6. Gehirnoperation im offenen Kernspintomographen – dreidimensionale Planung (*rot markiert* Tumor)

stuhl in den letzten Jahren folgen mittlerweile zunehmend weitere Zentren in der ganzen Welt dieser Methode.

Auch klassische Operationen, z.B. die Entfernung von Tumoren im offenen Tomographen, werden zukünftig routinemäßig möglich (s. auch Abb. 5.6, 5.7). An der Harvard Medical School hat ein befreundeter Wissenschaftler, Prof. Dr. Ference Jolesz (Jolesz u. Young 1998), schon sehr früh damit angefangen, im offenen Kernspintomographen in der interdisziplinären Zusammenarbeit zwischen Radiologen und Neurochirurgen Hirntumoren offen zu operieren.

Hier tut sich ein großes Anwendungspotential in der Medizin für die interdisziplinäre Zusammenarbeit auf. Entscheidend für den Erfolg und für das Ausnutzen des enormen Entwicklungspotentials der Mikrotherapie zum Wohl des Patienten ist allerdings eine hoch engagierte und solidarische, interdisziplinäre Zusammenarbeit und das Aufbrechen der Fächergrenzen. Dies ist bekanntermaßen in der Medizin leider nicht leicht, erfolgt aber erfreulicherweise zunehmend innerhalb der jüngeren Ärztegeneration.

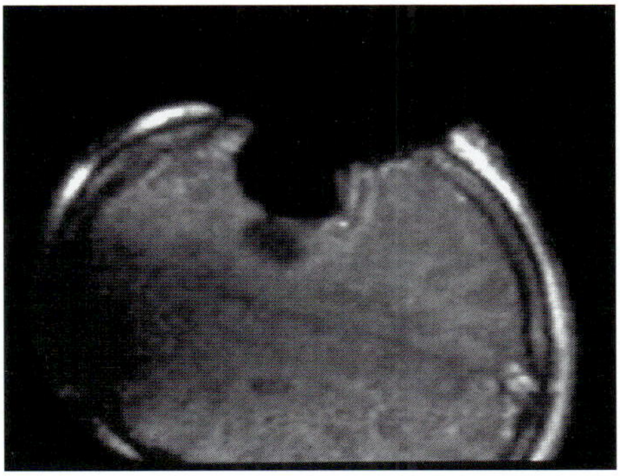

Abb. 5.7. Gehirnoperation im offenen Kernspintomographen – Zustand nach Schädeleröffnung und Sicht in das entfernte Tumorgebiet. Die Tumorgrenzen waren für den Operateur sicher abgrenzbar

Medikamentöse Mikrotherapie

Präzises Einbringen von Medikamenten bei:

- lokaler Tumortherapie,
- Bandscheibenprotrusion,
- chronischem Bandscheibenvorfall,
- schmerzhaftem Narbengewebe,
- Schmerztherapie im Bereich der wirbelsäulennahen Gelenke
  - Wirbelgelenke,
  - Iliosakralgelenk (Kreuzbein-Becken-Gelenk),
  - Costovertebralgelenke (Rippen-Wirbelkörper-Gelenke),
- Osteoporoseschmerz,
- Trigeminusschmerz,
- chronischen Schmerzsyndromen nach Herpesinfektionen,
- Raucherbein (Verhinderung der Amputation),
- Tumorschmerzen.

Operative Mikrotherapie

- Gewebeentnahme (Biopsie),
- chemische Verödung von Nerven zur Schmerztherapie,
- Bandscheibenoperation mit Mikroinstrumenten oder Laser,
- Erwärmungstherapie (Hyperthermie) von Tumoren mit Laser, Hochfrequenz oder hochenergetischem Ultraschall,
- Kältetherapie (Kryotherapie) von Tumoren oder chronisch schmerzhaften Gelenken,
- Gefäßerweiterung mit Ballon, Laser, Mikrofräsen und/oder Gefäßstützen (Stents) bei Tumoren, Arteriosklerose, Embolien,
- mikrotherapeutische Gefäßverschlüsse mit Mikroprothesen (Coils)
  - Tumorgefäße,
  - Aussackungen, Einrisse (Aneurysmen),
  - Fisteln/Tumorgefäße,
- Drainage von Abszessen oder Zysten.

Bedürfnisse der Patienten stehen im Mittelpunkt einer ökologisch bewußten Medizin

Die neu zu konzipierenden bzw. weiter zu entwickelnden medizinischen Verfahren und Technologien müssen sich an den Bedürfnissen der Patienten orientieren.

Interdisziplinäre Teams müssen unter der Prämisse „so wenig wie möglich und so viel wie nötig den Körper beeinträchtigen" den ökologischen Bedürfnissen einer schonenden Medizin für den Patienten gerecht werden. Hierbei gilt es zu allererst, so wenig Gewebe wie möglich im Körper zu zerstören bzw. wegzunehmen, die körperlichen Selbsterhaltungskräfte anzuregen und so wenig wie möglich chemische Veränderungen durch Pharmazeutika herbeizuführen. Die Therapiekonzepte werden zunehmend individuell auf den Patienten zugeschnitten.

Insgesamt gelten folgende *Bedingungen* für eine *zukünftige Medizin*:

- Stationäre Aufenthalte werden drastisch verkürzt oder völlig vermieden. Der Pflegeaufwand wird erheblich verringert. Dadurch

kann sich das behandelnde Personal besonders intensiv um die Patienten kümmern.
- Die Operationen können häufig bei örtlicher Betäubung durchgeführt werden; der Patient wird nicht durch die Narkose zusätzlich belastet.
- Die Behandlungsumgebung wird zu einer patientengerechten und freundlichen Umgebung gestaltet, die Technik tritt in den Hintergrund.
- Kleine Eingriffe bedeuten schnelle Heilung mit geringer Komplikationsgefahr und niedriger psychischer Belastung.
- Miniaturisierte Operationen durch minimal invasive oder Mikrotherapie bedeuten unter ökologischen Gesichtspunkten maximale Schonung des Körpers.
- Das intensive Gespräch mit dem Arzt bzw. anderen Therapeuten vor, während und nach der Behandlung steht vor jeder körperorientierten Behandlung und muß als höchstes Gut in der Medizin weiterentwickelt und kultiviert werden.
- Integration von vorbeugenden Maßnahmen, gezielter körperlicher sowie radiologischer bzw. labormedizinischer Diagnostik und Rehabilitation in das Gesamtkonzept.

Mikrotherapeutische Verfahren sind im Gegensatz zum großräumigen Schneiden bei der alten, offenen Operationsweise schmerzlos oder zumindest schmerzarm, ohne Skalpell, in der Regel ohne große Blutung und mit geringeren Komplikationen und Nebenwirkungen durchführbar. Dies sind enorme Vorzüge für den Patienten, die sich gleichzeitig auch günstig auf die Kosten auswirken. Krankenhausaufenthalte werden seltener oder sind nicht mehr im bisherigen Umfang nötig. Die Rekonvaleszenz verläuft rascher.

Insgesamt sind bei fast allen *Mikrotherapien folgende Vorteile* stichwortartig zu nennen:

- lediglich lokale Anästhesie erforderlich,
- häufig ambulant möglich,
- hohe reproduzierbare Genauigkeit,
- exakte Dokumentation,
- exakte Darstellung der Instrumentenspitze,

- simultane Darstellung der benachbarten Risikoorgane,
- Reduktion der Risiken,
- sofortige Kontrolle der Verteilung von verabreichten Medikamenten,
- sofortige Kontrolle von Therapieeffekten,
- geringe Beeinträchtigung der Patienten,
- geringes Operationsequipment,
- geringerer räumlicher Aufwand,
- Kombination mit anderen bildgebenden Verfahren (Endoskopie, Durchleuchtung, Ultraschall etc.) möglich,
- kostengünstig.

Zur sofortigen Umsetzung empfohlen

- Maximale Förderung der Forschung und Entwicklung der Mikrotherapie.
- Schaffung und Finanzierung von mikrotherapeutischen Schwerpunktzentren.
- Offizielle Anerkennung der Mikrotherapie.
- Optimierung der Aufklärungsarbeit.

Literatur

Grimson WEL, Kikinis R et al. (1999) Image-guided surgery. Scientific American: 54–61

Grönemeyer DHW, Seibel R (1989) Interventionelle Computertomographie. Ueberreuter Wissenschaft, Wien, Berlin

Grönemeyer DHW, Seibel R et al. (1995) Die mikroinvasive, CT-gesteuerte periradikuläre Therapie zur Behandlung von chronisch bandscheibenbedingten Funktionsstörungen. Wien med. Wschr. 145: 129-139

Grönemeyer DHW, Jolesz F et al. (1999) Magnetic Resonance Imaging for MicroTherapy and Open Surgery. Seminars in Interventional Radiology, pp 39–49

Grönemeyer DHW, Lufkin R (1999) Open field magnetic resonance imaging. Springer, Berlin, Heidelberg, New York, Tokio

Jolesz F, Young IR (1998) Interventional MR. Martin Dunitz, London

Lufkin R (1999) Interventional MRI. Mosby, New York

Der Laser ist kontrolliert eingesetzt ein hervorragendes Instrument. Die Wärmeentwicklung ist im Kernspintomographen sichtbar.

Zum Thema
Der Laser hat in fast alle Gebiete der Medizin Einzug gehalten und macht Schlagzeilen in allen Medien. Beim Laser haben wir das typische Beispiel für eine übertriebene Berichterstattung, die beim Patienten nicht nur unerfüllbare Hoffnungen weckt, sondern ihn eher verunsichert, zumal der Laser in den Fachdisziplinen nicht nur Befürworter hat. Es gibt aber bereits sehr etablierte Anwendungsgebiete. Angesichts des Entwicklungstempos und der fließenden Grenzen vieler neuer Methoden ist es auch für Ärzte schwierig, Fortschritt von Scharlatanerie zu unterscheiden; dies gilt auch und ganz speziell beim Einsatz der Lasertechnik. Das meiste Vertrauen wird heute den Augenärzten entgegengebracht. Sie haben den Laser in der Medizin etabliert.

Laser in der Augenheilkunde

Fast alle Gewebe des Augapfels sind der Lasertherapie zugänglich. Dieses Sinnesorgan mit einem mittleren Durchmesser von 24 mm und einem Gewicht von 7,5 g ist für den Therapeuten leicht zu erreichen. Von Natur aus sind bestimmte Gewebe des Auges, die Hornhaut, für einen großen Wellenbereich durchlässig. Deshalb können die Augenärzte das Laserlicht unter Mikroskopkontrolle millimetergenau jeweils in die avisierten Zielgebiete plazieren.

Löcher bzw. Ablösungen der Netzhaut – wie sie im Alter vor allem den Zuckerkranken und Kurzsichtigen drohen – lassen sich gezielt behandeln. Diese Form der Therapie, bei der gebündeltes Licht auch um Ecken geleitet die Netzhaut fixiert, ist eine der segensreichsten Entwicklungen in der Augenheilkunde für Millionen von Patienten. Auch der gefürchtete, zur Erblindung führende Druckanstieg im Augapfel beim grünen Star (Glaukom) kann durch Lasertherapie rückgängig gemacht werden, und mit einem anderen Laser werden mikroskopisch kleine Abflußkanäle erzeugt, um den Abfluß des gestauten Augenwassers zu ermöglichen. Im Durchschnitt sinkt der Augendruck danach um 30 %.

Der Laser ist eine der segensreichsten Erfindungen für viele Millionen Augenkranke.

Weiterhin wird der Laser bei sog. Makula-Degenerationen – noch immer die häufigste Ursache von Erblindungen, weil sie meist zu spät erkannt und behandelt wird – genutzt. Der starke Lichtstrahl zerstört dabei gefährliche Gefäßwucherungen, die die Makula – den nur 2 mm großen Punkt auf der Netzhautmitte – bedrohen und allmählich das Sehvermögen ruinieren.

Womöglich steht auch eine große Revolution in der Augenheilkunde, nämlich die Abschaffung der Brillen, dank Lasertechnologie unmittelbar bevor. Kurz- und Weitsichtigkeit sind durch ein Mißverhältnis zwischen der Achsenlänge des Auges und seiner Brechkraft bedingt. Das durch die Linse gebrochene Bild wird bei Kurzsichtigen vor und bei Weitsichtigen hinter die Netzhaut projiziert. Mittlerweile wird weltweit der Laser genutzt, um die Hornhaut mikrometergenau und berührungsfrei abzuschleifen und Hornhaut in Gas zu verwandeln. Die abgeschliffenen Hornhautteile verlassen die Hautoberfläche mit Überschallgeschwindigkeit, Nachbarzellen bleiben unversehrt. Diese Methode ist sicherlich ein Segen für die Menschheit, wenn jede Hornhautverkrümmung exakt berechnet behandelt werden kann und auch die lokalen Abwehrmechanismen gegen Bakterien und Viren nicht geschädigt werden.

Der Siegeszug des Lasers in der Augenheilkunde hat sich auch auf die anderen Fachdisziplinen ausgewirkt, vor allem auf die Bandscheiben- und Tumortherapie.

Laser bei Bandscheibenvorfällen

Heute ist der Laser aus der Bandscheibentherapie nicht mehr wegzudenken. Dünne Laserfasern von 0,2–0,7 mm Durchmesser werden in den vorgefallenen Bandscheibenteil hineingebracht und das Bandscheibengewebe wird verdampft. Höchste Präzision ist dabei durch die Mikrotherapie zu erzielen. Hierbei werden unter Computertomographie bzw. Kernspintomographie gesteuerte Mikrosonden von 0,4–1 mm Dicke gezielt durch das Nevenaustrittsloch in der Wirbelsäule oder den Rückenmarkkanal vorsichtig in den Bandscheibenvorfall plaziert. Über diese Mikroeinführsonden werden dann die hauchdünnen Laser in der Bandscheibe plaziert, und es erfolgt ein ganz vorsichtiges Abtragen des vorgefallenen Bandscheibengewebes sowie über Hitzeentwicklung auch ein Schrumpfen der gesamten Bandscheibe. Diese Behandlungsverfahren können weitgehend ambulant durchgeführt werden, und mehr als 80 % der Patienten können relativ kurzfristig wieder in den Arbeitsprozeß integriert werden. Bedenkt man, daß die Bandscheibenerkrankung in den Industrienationen eine der häufigsten Erkrankungsursachen ist und in Deutschland die meisten Arbeitsunfähigkeitsbescheinigungen wegen Rückenschmerzen ausgestellt werden, so liegt auf der Hand, daß hier ein effektives Behandlungskonzept notwendig ist. Neben Bettruhe, physikalischer Therapie und Rehabilitation sind sanfte Operationsansätze vonnöten. Hierbei kann neben der gezielten Lasertherapie, die häufig in Kombination mit einem Mikroendoskop durchgeführt wird, die lokale gezielte Medikamentenbehandlung des chronischen Bandscheibenvorfalls oder bei schmerzhaftem Narbengewebe nach Bandscheibenoperationen ebenfalls ein Segen sein. Bei dieser Therapieform wird gezielt – unter tomographischer Sicht – mehrmals in mehrwöchigen Abständen Kochsalz und Cortison in das chronisch vorgefallene bzw. geschädigte Gewebe gebracht. Folge ist das Schrumpfen der Bandscheibe sowie das Aufweichen von Mikronarben und das Abschwellen des Nervs, der durch den Vorfall chronisch gereizt wird (Grönemeyer et al. 1993 und 1995).

Der Laser ist bei Bandscheibenvorfällen und Narbenbehandlungen nicht mehr wegzudenken. Allerdings muß sehr vorsichtig und umsichtig gehandelt werden. Schnittbildkontrolle ermöglicht größte Sicherheit.

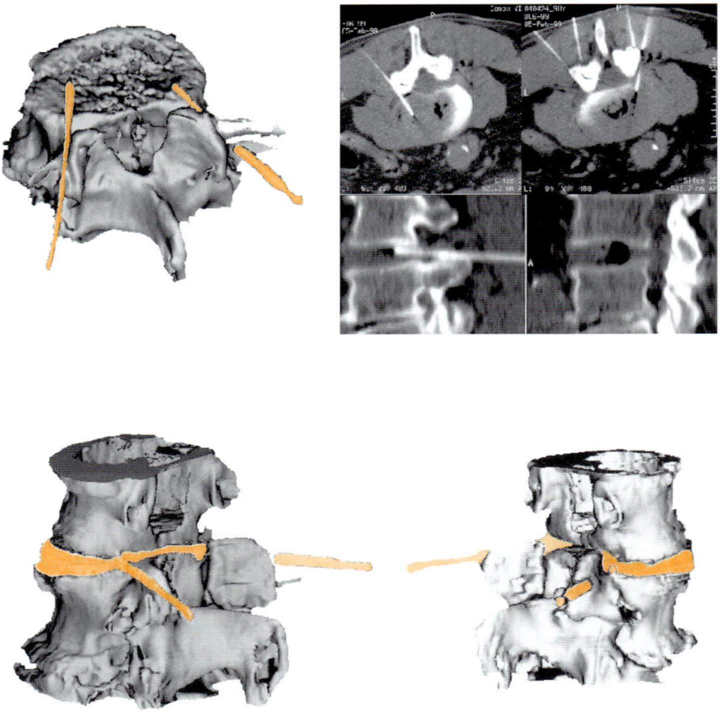

Abb. 6.1. Mikrooperation der Bandscheibe: Zweidimensionale Aufsicht und 3-D-Ansicht. Die Mikrosonden liegen in der Bandscheibe; die verdampfte Bandscheibe bildet Gas (*schwarze Flecken* vor den Sondenspitzen)

Aber auch Verwachsungen lassen sich mit Hilfe von Mikroexplosionen auflösen, die durch Laserlicht erzeugt werden. Nicht nur in der Augenheilkunde, sondern auch bei schmerzhaftem, überreichlichem Narbenwachstum nach großen Bandscheibenoperationen, die nach wie vor in mehr als 50 % der Fälle angezeigt sind (vor allen Dingen bei Massenvorfällen), ist dies möglich. Hierbei wird der Mikrolaser vorsichtig in das Narbengewebe eingeführt und dieses, unter Mikroendoskopiesicht, vom Nerv wegpräpariert (s. auch Abb. 6.1).

Laser in der Tumortherapie

In der lokalen Tumortherapie gibt es mittlerweile mehrere sehr vielversprechende Ansätze zur Zerstörung des Tumorwachstums. Auch hier haben die anderen Fachdisziplinen von der Augenheilkunde gelernt. Der Tumor, der zerstörerisch in die gesunde Umgebung hineinwächst, engt das Gehirn, die Atemwege, das Darmlumen oder die Ausführung innerer Drüsen ein oder siedelt sich in Form von Tochtergeschwülsten (Metastasen) in anderen Organen, beispielsweise in der Leber, an. Bisher waren dies alles dringende Gründe für chirurgische Eingriffe. Bei den häufigsten Tumorformen in Lunge, Magen, Bauchspeicheldrüse, bei Darmkrebs oder bei Gehirntumoren gelingt die angestrebte operative Ausräumung der bösartigen Zellen „im Gesunden" nur selten. Vielfach muß der ohnehin geschwächte Kranke sogar wiederholte Operationen ertragen.

Temperatureffekte können durch die Kernspintomographie sichtbar gemacht werden.

Die unblutigen mikrotherapeutischen Methoden könnten dies ändern. Auch hier hat das Laserlicht eine große Zukunft. Drei unterschiedliche Effekte des Laserlichts können eingesetzt werden:

1. Abtragung des Tumorgewebes wie in der Augenheilkunde,
2. Überwärmung des Tumors (interstitielle Hyperthermie),
3. photodynamische Behandlung (hierbei wird durch Laserlicht eine chemische Reaktion in Gang gesetzt, die den Tumor zerstört, nachdem dem Patienten Medikamente gegeben wurden, die sich im Tumorgewebe konzentrieren).

**Laserstrahlen können zweierlei bewirken:
In hoffnungslosen Fällen eine Erleichterung in der letzten Lebensphase durch die schonende, lindernde Beseitigung des Tumorgewebes oder möglicherweise einen Sieg über die Krebszellen auch in den Metastasen.**

Bei der Mikrotherapie wird die Lasersonde wieder gezielt computertomographisch oder kernspintomographisch exakt im Tumorgewebe plaziert, z. B. im Gehirn (Jolesz F et al. 1988), in Lebermetastasen (Vogl TJ et al. 1995) oder im Wirbelkörper (s. Abb. 6.2).

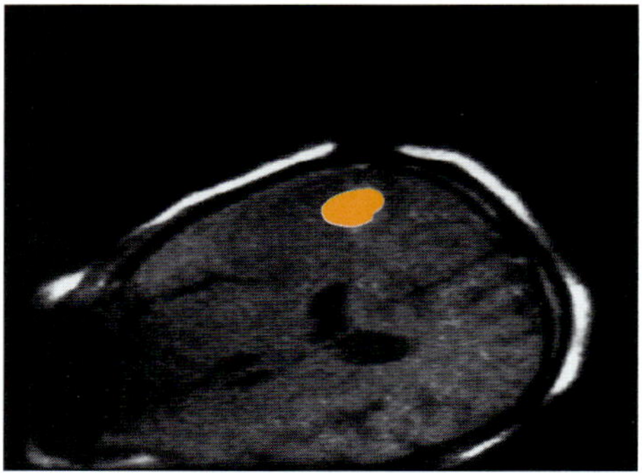

Abb. 6.2. Lasertherapie in Gehirntumoren – Hitzeausbreitung (*rot*) im Tumor unter Lasertherapie

Danach erfolgt die erhitzende Laserphase. Vorteil der kernspintomographgesteuerten Eingriffe ist es, daß man die Erwärmung und die Zerstörung des Tumors durch Gewebedichteveränderungen sicher sehen kann (Vogl TJ et al. 1997). Durch die Sichtbarmachung des therapeutischen Effekts ist auch eine genauere Beendigung des Eingriffs planbar. Auch diese Eingriffe sind mittlerweile mit nur geringer Zerstörung des umliegenden Gewebes durch die Mikrosonden durchführbar und können mit lokalen medikamentösen Therapieverfahren kombiniert werden; so können beispielsweise die Immunlage des umliegenden Gewebes durch gezielte Interferonbehandlungen unterstützt oder tumorzerstörende Medikamente wie hochprozentiger Alkohol vorsichtig noch in kleine Areale injiziert werden.

Es ist möglich, offene Operationen mit mikrotherapeutischen Methoden zu kombinieren.

Auch können diese mikrotherapeutischen Methoden bei notwendig gewordenen größeren Operationen kombiniert eingesetzt werden. So kann bei offenen Hirnoperationen im offenen Kernspintomographen in tieferen Schichten, wo aufgrund von Blutungsgefahren nicht weiter operiert werden kann, gleichzeitig noch eine mikrotherapeutische Laser- bzw. Medikamententherapie erfolgen.

Bei der photodynamischen Therapie wird ein anderer Ansatz verfolgt. Hierbei wird in einem abgedunkelten Raum dem Patienten eine hochpotente, lichtempfindliche Substanz in die Venen injiziert, die sich in den Krebszellen anreichert. Unter dem Einfluß von Laserlicht wird eine photochemische Reaktion in Gang gesetzt, die wie eine chemische Zeitbombe das kranke Gewebe von innen heraus zerstört. Zur Zündung der Reaktion eignet sich besonders gut eine bestimmte Wellenlänge des Lasers. Dieser kann sowohl durch mikrotherapeutische Methoden als auch durch endoskopische minimal invasive Eingriffe präzise um Ecken herum plaziert werden. Dieses Verfahren ist besonders in Hohlorganen wie Bronchien, Magen-Darm-Trakt oder Blase möglich. Im Gegensatz zur Wärmetherapie, bei der das Eiweiß des Tumorgewebes bei 40–50°C zerstört wird, besteht der Wirkungsmechanismus der photodynamischen Therapie in einer chemischen Zerstörung des Tumorgewebes (Baumgartner 1994).

Tumorgewebe kann auch durch Mikrowellen oder laseraktivierte Chemikalien zerstört werden.

Eine andere Form der Hyperthermie ist die sog. Mikrowellenhyperthermie. Hierbei werden vor allen Dingen größere Tumore „wie Essen im Mikrowellenherd“ von außen erhitzt. Der Patient kommt in ein röhrenförmiges System. Ähnlich wie in der Strahlentherapie wird die Verteilung der durch Mikrowellen erzeugten Hitze genau durch Physiker vorgeplant und berührungsfrei in den Körper hinein gebracht. Dieses Verfahren eignet sich hervorragend für größere Weichteiltumore und wird mittlerweile, direkt kombiniert mit der kernspintomographischen Bildgebung, an der Universität München von Prof. Dr. Issels und Prof. Dr. Reiser (Peller et al. 1999) angewandt. Der Vorteil dieser Methode ist die berührungsfreie Therapieform.

Man kann allerdings auch den Effekt der Mikrowellen oder auch anderer Energieformen, wie Hochfrequenz oder Ultraschall, gezielt über Sonden in den Tumor einbringen und gleichzeitig rückgekoppelt mit computergesteuerten Instrumenten behandeln und die Temperatur messen lassen (Young IR et al. 1994, Cline et al. 1994, Grönemeyer und Lufkin 1999).

Laser als Skalpell

Laser hilft zunehmend gegen Schnarchen, Karies, Kalk in den Gefäßen und Gelenkbeschwerden.

Die größte klinische Bedeutung hat derzeit der Laser für die endoskopische Chirurgie in der Hals-, Nasen- und Ohrenheilkunde beim Abtragen von Tumoren an den Stimmbändern sowie in der Krebs- und gastroenterologischen Therapie bei der Abtragung von Tumoren, Blutstillung und Aufhaltung von Tumorverengungen bei gut- und bösartigen Tumoren, z. B. in der Lunge.

Auch zur Therapie des Schnarchens kann der Laser erfolgreich eingesetzt werden, solange keine Apnoe vorliegt. Hierbei wird das Gaumensegel gestrafft. In der Gelenkchirurgie wird der Laser ebenfalls zunehmend zur Oberflächenglättung von Knorpelgewebe oder Straffung von Band- oder Kapselapparat eingesetzt.

Der Laser wird in der Hautheilkunde zur Entfernung von Muttermalen, Tätowierungen, Gefäßwucherungen, Besenreisern etc. erfolgreich eingesetzt.

Auch in der Dermatologie wird der Laser vermehrt bei der Behandlung von bösartigen Tumoren in der Haut, bei der Verödung von Gefäßwucherungen und zum Abtragen von Tätowierungen eingesetzt.

Ein besonders großes Zukunftsfeld der Lasertechnologie ist das Abtragen von Kalk bzw. knöchernen Strukturen an den Zähnen. So wird in naher Zukunft in der Zahnheilkunde sicherlich Karies schmerzarm an den Zähnen abtragbar sein. Ähnliches gilt für die Behandlung von Gefäßen. So wird der Laser auch zur Erweiterung der Herzkranzgefäße und bei peripheren Gefäßen, z. B. bei der Behandlung des Raucherbeins, verstärkt zum Einsatz kommen. Weltweit werden z. Z. ca. eine halbe Mio. Eingriffe an den Herzkranzgefäßen und ca. 400 000 bei der sog. Schaufensterkrankheit (Claudicatio intermittens) jährlich durchgeführt. Hierbei führt die Durchblutungsstörung zu extremen Schmerzen bei körperlicher Belastung, und der Patient kann nur noch kurze Strecken gehen. Nach einer Pause von einigen Minuten kann das nächste Teilstück begangen werden, bis der neue Schmerz eintritt: man geht von einem Schaufenster zu anderen. Bei höheren Schweregraden treten auch bei Ruhe, z. B. in der Nacht, starke Schmerzen in

Beinen und Zehen auf; in extremen Fällen wird auch Haut- und Muskelgewebe geschädigt, und das Gewebe stirbt ab (sog. Raucherbein).

Trotz guter Erfolge der Ballonerweiterung oder der Stenteinbringung bei der Behandlung der arteriellen Verschlußkrankheiten (AVK) in den peripheren Gefäßen oder im Herzen hat diese Methode einen wesentlichen Nachteil: Abgesehen von den primären Erfolgsraten weist die Ballonerweiterung eine hohe Rate an Restenosierungen – also Wiederauftreten von Verengung bzw. von Verschlüssen – auf. Diese liegt bei peripheren Gefäßen bei 50–60 % und bei den Herzkranzgefäßen bei ca. 30 %. Ziel der neuen interventionellen Techniken muß es deshalb in erster Linie sein, die Wiederverengungsrate deutlich herabzusetzen. Dies kann nur erfolgen, wenn Gewebe abgetragen und nicht nur zur Seite gedrückt wird. Hierzu ist der Laser hervorragend geeignet.

Bisher war der Nachteil beim Einsatz des Lasers im Gefäßsystem, daß der Laser nicht sicher geradeaus gesteuert werden konnte. Neuere mikrotherapeutische Methoden in Kombination mit Endoskopie und Einsatz von tomographischen Systemen machen eine Geradeaussteuerung und sichere Zentrierung des Lasers in der Mitte des Gefäßes möglich.

Ein weiteres großes Anwendungsfeld bahnt sich in der Herzchirurgie an. Hier werden mittlerweile winzige Löcher von innen nach außen in den Herzmuskel geschossen, um neue Funktionen zu realisieren.

Mit dem Laser zur besseren Durchblutung Löcher in die Herzmuskulatur schießen.

So soll die unzureichende Blut- und Sauerstoffversorgung im Herzmuskel verbessert werden. Der menschliche Herzmuskel bezieht seine Nahrung nicht wie bei den Reptilien von innen her, sondern über die Herzkranzgefäße von außen. Eine direkte Ernährungsversorgung aus dem Blut von innen scheint damit ein vielversprechender Laseransatz zu sein.

Ein neues Kapitel in der medizinischen Diagnose ist die lasergestützte Fluoreszenzdiagnostik, die vor allem der Krebsbehandlung eine neue Zukunft bietet.

Bisher wird in der Chirurgie großflächig um Krebsgewebe herumgeschnitten, da der Übergang zwischen gesundem Gewebe und Tumor nicht genau zu bestimmen ist. Eine schonendere und effektivere Behandlung durch die Lasertechnologie erscheint möglich und wird mittlerweile in der Lungenheilkunde mikroskopisch eingesetzt. Ausgangspunkt ist die Entdeckung, daß Enzyme und Proteine von sich aus fluoreszieren, also Licht abgeben, wenn sie mit Laserlicht einer bestimmten Wellenlänge bestrahlt werden. Mit Hilfe des Lasers läßt sich der Verlauf des Tumors während der Operation mit bloßem Auge exakt erkennen und entfernen.

Laserskalpell macht Schnitte, die bis zu 3000mal feiner sind als Haare.

An der Universität Jena ist es einem Forscherteam gelungen, in Tierversuchen mit einem 3-D-Laser-Mikroskop, das 80 Mio. Laserblitze pro Sekunde sendet, einzelne Zellen punktgenau zu entfernen. In Zukunft wird man damit sehr wahrscheinlich auf diese Weise Tumorzellen im Frühstadium einzeln vernichten können. Großflächige Operationen werden zunehmend verschwinden.

Literatur

Baumgartner R (1994) Photodynamische Laserdiagnostik und -therapie. In: Meier K (Hrsg) Sanfte Chirurgie. Aufbau-Verlag, Berlin, Weimar

Cline et al. (1994) MR temperature mapping of focused ultrasound surgery. Magn Reson Med. 31: 628-636

Grönemeyer (1993) Atraumatic CT-controlled percutaneous laser nucleotomy. Minimally Invasive Therapy 2: 247–255

Grönemeyer DHW, Seibel R et al. (1995) Die mikroinvasive, CT-gesteuerte periradikuläre Therapie zur Behandlung von chronisch bandscheibenbedingten Funktionsstörungen. Wien med. Wschr. 145: 129-139

Grönemeyer DHW, Lufkin RB (1999) Open field magnetic resonance imaging, Springer, Berlin, Heidelberg, New York

Jolesz F et al. (1988) MR imaging of laser-tissue interactions. Radiology 168: 249

Peller M et al. (1999) MRI-controlled regional hyperthermia. Radiologe 39: 756-763

Vogl TJ et al. (1995) Malignant liver tumors treated with MR imaging-controlled laser-induced thermotherapy. Radiology 196: 725

Vogl TJ et al. (1997) Internally cooled laser applicator system for MR-guided laser-induced thermotherapy. Radiology 205: 177

Young IR et al. (1994) Further observations on the measurement of tissue T1 to monitor temperature in vivo by MRI. Magn Reson Med. 31: 342-345

Schmerzen sind die häufigsten Ursachen, weshalb Patienten den Arzt aufsuchen. Fast jede Erkrankung meldet sich mit Schmerz als Alarmsignal.

Zum Thema

Ziel einer jeden effektiven Schmerztherapie muß es sein, die Ursache der Schmerzen zu diagnostizieren und eine effektive Ursachenbekämpfung einzuleiten. Vielen Schmerzen liegen chronische Erkrankungen zugrunde, die nicht sofort behandelt werden können oder deren Ursachen nicht gefunden bzw. nicht behoben werden können. Letzteres gilt häufig für Tumorpatienten und auch solche mit rheumatischen Erkrankungen; Patienten mit unfallbedingten bzw. postoperativen Schmerzen können ebenfalls einer länger andauernden Schmerztherapie bedürfen.

Das Wissen über Schmerzursachen und effektiver Schmerztherapie ist weltweit zu gering. Einzelne Ärzte und Wissenschaftler engagieren sich zwar vorbildlich, trotzdem ist die Situation der Schmerztherapie in Deutschland desolat. Leider werden häufig die Möglichkeiten einer begleitenden Psychotherapie gerade bei chronischen Schmerzpatienten vernachlässigt, da unser Abrechnungssystem dies kaum berücksichtigt.

Bei der Auswertung von Patientendaten einer Frankfurter Praxis erweisen sich Schmerzen in den Bewegungsapparaten am häufigsten (bei etwa 62 % der Patienten), gefolgt von Kopf- und Gesichtsschmerzen (18 %). Tumorschmerzen liegen mit 8,4 % an dritter Stelle. Neuropathien halten den vierten Platz, gefolgt von Bauchschmerzen, Phantom- und Stumpfschmerzen sowie Schmerzen, die durch die arterielle

Verschlußkrankheit erzeugt werden. Der Fachverband Schmerz schätzt in Deutschland zwischen 5 und 8 Mio. chronisch Schmerzkranke. Etwa 3000 Selbstmorde werden jährlich auf Schmerzkrankheiten zurückgeführt (Bleissen 1999).

In Deutschland leiden bis zu 75 % aller Patienten nach einer Operation unter mittleren bis starken Schmerzen. Angesichts der vielen Mittel, die heute für eine Schmerztherapie zur Verfügung stehen, ist diese Situation nicht akzeptabel. Jeder Patient hat Anspruch auf eine angemessene und effektive Schmerztherapie. „*Sie gehört zu den bedeutsamen interdisziplinären Aufgaben der modernen Medizin ..., verbessert die Lebensqualität des Patienten und kann die Heilungschancen erhöhen sowie die Behandlungsdauer verkürzen*“ heißt es in einer 1992 zwischen einem Anästhesisten und Chirurgen getroffenen Vereinbarung. Auch Physiologen, Ernährungsberater, Physiotherapeuten usw. müssen in die Schmerztherapie mit einbezogen werden.

Der Alltag sieht leider anders aus, und in den letzten 10 Jahren haben wir relativ wenig dazu gelernt. Vielfach treten z. B. die postoperativen Schmerzen erst nach Rückverlegung in der Station auf. Die Schwestern wissen dann nicht, welches Medikament sie verabreichen dürfen, und der Arzt steht längst wieder am OP-Tisch. So vergehen oft Stunden, bis dem Betroffenen endlich geholfen wird, erklärte Prof. Dr. Edmund Neugebauer von der Universität Köln am Rande eines Fachkongresses Anfang 1998 in Berlin. „*Die Schmerzbehandlung ist nach einer Operation in Deutschland eine relative Katastrophe! ... Schuld an diesem Dilemma tragen die Chirurgen; mangelndes Problembewußtsein, ungenügendes Fachwissen und häufig Zeitmangel herrschen bei der Behandlung von Schmerzen vor*“ (Groenewold 1998). Diese Situation unterscheidet sich nicht viel von dem Wissen um Schmerzen in den anderen Fachdisziplinen. Aus diesem Grund fordert der langjährige, ehemalige Präsident des schmerztherapeutischen Kolloquiums, Dr. Thomas Flöter, seit über einem Jahrzehnt, daß die Schmerztherapie in Deutschland als eigenständiges Fach anerkannt wird und 100 Spezialzentren eingerichtet werden.

Chronische Schmerztherapie muß Mikrotherapie einbeziehen

Der chronisch gewordene Schmerz ist wirklich eine selbständige Krankheit, die häufig das Leben in einen Teufelskreis von schmerzgesteuerter Funktionseinschränkung – Angst, Hoffnungslosigkeit, Depression – und Schmerzen führt. Mit dem nötigen Wissen kann der Arzt mittels einer konsequenten Schmerztherapie den Patienten aus diesem Zyklus befreien. Häufig ist es sinnvoll, parallel hierzu auch psychische und soziale Einflußgrößen zu untersuchen und ihren Stellenwert auf das chronische Schmerzgeschehen abzuklären. Neben einer medikamentösen Behandlung benötigt dieser Mensch auch häufig eine psychologische Schmerztherapie.

Der chronische Schmerz kann den Patienten so zermürben, daß er psychisch krank wird.

Nur der Patient selbst kann adäquate Auskunft über die Schmerzintensität und die Schmerzqualität geben. Hiernach hat sich der Therapeut zu richten. Um Schmerzen effektiv zu behandeln, ist es häufig notwendig, auch stärkere Mittel, zum Teil gerade Opiate, in der Tumortherapie zu verordnen, wenn die Gabe niedrigpotenter Mittel nicht mehr ausreicht. Wichtig ist das Geben von Schmerzmitteln in regelmäßigen Abständen zu fest eingehaltenen Zeitpunkten, damit der Spiegel des Medikaments im Blut gleichbleibt. Schmerzspitzen sind zu vermeiden. Das Wissen um ein breites Angebot von schmerztherapeutischen Konzepten bis zu den lokalen Therapieverfahren sollte Allgemeingut in der Medizin sein. Allerdings sieht die Realität leider häufig anders aus.

Neben der Pharmakatherapie mit Tabletten, intramuskulären Injektionen oder Infusionen steht eine Reihe von lokalen Therapiemaßnahmen, wie Massagen, Wasseranwendungen, Reflexzonentherapie oder Reizstromverfahren, bis hin zu mikrotherapeutischen Möglichkeiten zur Verfügung. Die lokale Schmerztherapie ist aus der Neuraltherapie, bei der gezielt lokale Anästhetika in spezielle Körperregionen – häufig Schmerzpunkte – injiziert werden, und der Akupunktur hervorgegangen. Die Mikrotherapie ist eine Weiterentwicklung dieses therapeutischen Ansatzes; hier werden unter computer- und kernspintomographischer Sicht gezielt Mikrosonden in den Körper eingeführt. Über diese Mikrosonden werden entweder Medikamente gegeben, die die kleinen Schmerznerven veröden, oder aber es wird mit

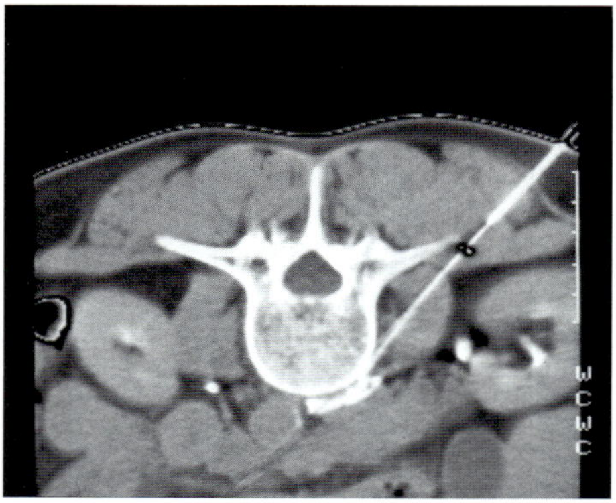

Abb. 7.1. Therapie des Raucherbeins durch Gefäßerweiterung: Hierzu wird eine Mikrosonde vor der Wirbelsäule positioniert, um den Nerv zu veröden

gezielten Hitze- oder Kältereizen verödet. Man nennt dieses Verfahren eine Ablation.

Die Mikrotherapie wird zum interdisziplinären Konzept der zukünftigen Schmerztherapie gehören.

Chemisch erfolgt diese mit 96%igem Alkohol, der beispielsweise vorsichtig um kleine Wirbelgelenke oder in Tumore injiziert wird und diese veröden läßt. Auch kann man das vegetative Nervensystem an bestimmten Stellen durch vorsichtige Alkoholinjektion unterbrechen. Dies ist z.B. hilfreich bei der Schmerzbekämpfung, die durch die arteriovenöse Verschlußkrankheit entsteht: Hierbei sind kleine Gefäße in den Unterschenkeln und Füßen verschlossen, z.B. bei Verkalkungen oder beim Diabetes mellitus – der Zuckerkrankheit – (im Volksmund als „Raucherbein" bekannt). Der kleine vegetative Nerv (Sympathicusnerv) vor der Wirbelsäule kann mit Hilfe der mikrotherapeutischen Alkoholinjektion durchtrennt werden. Dieser Vorgang ist nicht schmerzhaft und ambulant durchführbar (s. auch Abb. 7.1).

Vor einigen Jahren war hierzu noch eine große Operation von mehreren Stunden notwendig, bei der der Bauch eröffnet wurde, um diesen Nerv zu durchtrennen.

Eine weitere Form der effektiven Schmerztherapie mit Hilfe von mikrotherapeutischen Methoden ist die Behandlung von Neuralgien,

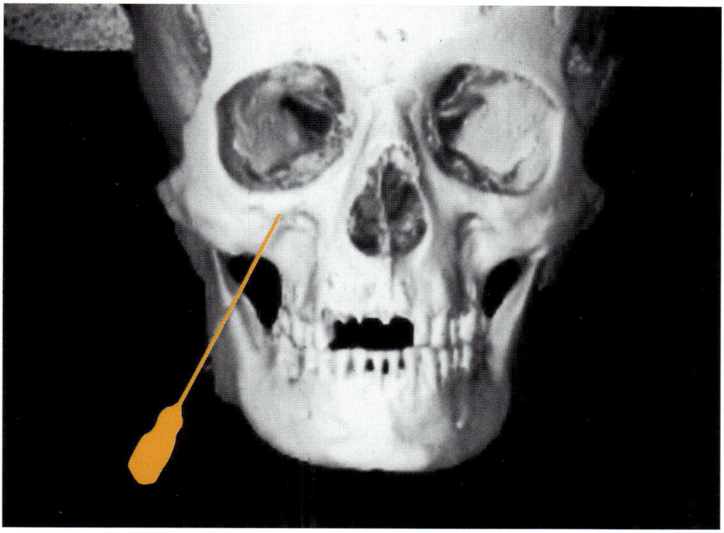

Abb. 7.2. Mikrotherapie der Trigeminusneuralgie – 3-D-Bild der CT-Steuerung von außen. Mikrosonde sichtbar; sie wird vorsichtig an der Kieferhöhle vorbeigeführt

vor allem von Trigeminusneuralgien. Dieser heftige Gesichtsschmerz, mit heftig einschießenden, z.T. salvenartig sich entladenden Attacken, kann durch gezielte Injektion von abschwellenden Medikamenten, wie beispielsweise Cortison, an der Schädelbasis behandelt werden. Hierzu wird ambulant unter computertomographischer Sicht eine Mikrosonde, bei lokaler Anästhesie an der Schädelbasis, direkt am Nervenaustrittsloch des Trigeminusnervs aus dem Gehirn vorsichtig plaziert und die Medikamente werden behutsam injiziert. Mittlerweile ist es meiner Gruppe auch schon gelungen, den Nerv durch das Nervenaustrittsloch hindurch mit Mikroendoskopen bis in das Gehirn hinein zu verfolgen, um dort mikrotherapeutisch zu behandeln (s. auch Abb. 7.2).

Diese mikrotherapeutische Methode sollte immer erst versucht werden, ehe eine größere Gehirnoperation mit Entlastung des Nervs erfolgt. Man nennt diese große Operation die „Operation nach Janetta". Auch die Neuralgien nach durchgemachter Herpesinfektion sind auf diese Art und Weise behandelbar.

Alle Bürger haben ein Recht auf effiziente Schmerzbehandlung nach modernen Grundsätzen. Ihnen steht der Anspruch auf Lebensqualität mit Erhaltung oder Wiederherstellung der Arbeitsfähigkeit zu. Wir sollten uns bewußt werden, daß eine ausreichende schmerztherapeutische Versorgung der betroffenen Patienten – vor allem der chronischen Schmerzpatienten – den nationalen Gesundheitssystemen und der gesamten Volkswirtschaft bei der Einsparung immenser Kosten nützlich sein könnte.

11 Mio. Schmerzpatienten in Deutschland.

Als chronisch werden Schmerzen bezeichnet, die über den Verlauf einer akuten Krankheit hinaus anhalten (3–6 Monate nach dem akuten Ereignis). Die Schmerzen können sowohl im Zusammenhang mit Tumorkrankheiten stehen als auch auf „nichtmaligne" Erkrankungen bezogen werden, z. B. Versagen üblicher Therapien bei Rückenbeschwerden, Postzosterneuralgie, Osteoporose, Phantomschmerzen, Neuralgien, rheumatischen Erkrankungen u. a. Schwere chronische Schmerzen sind immer mit physischen und psychischen Problemen verbunden, Depressionen und Angstsymptome treten häufig auf, in der Folge kommt es zu sozio-ökonomischen Beeinträchtigungen.

In Europa liegen im Unterschied zu den USA bisher nur wenige epidemiologische Daten zur Erkrankungshäufigkeit an chronischen Schmerzen vor. In den USA rechnet man mit ungefähr 86 Mio. Schmerzpatienten. In Deutschland leiden nach einer neueren Quelle sogar ca. 11 Mio. Menschen unter chronischen Schmerzen, etwa 7,5 Mio. davon sind in ärztlicher Behandlung, d. h. 40 % werden in keiner Weise ärztlich versorgt. Nur ca. 2 % konsultieren Spezialisten für Schmerztherapie. Der Bedarf an Schmerzzentren ist in der Bundesrepublik nur zu ca. 20 % gedeckt. Vor Aufnahme der Patienten in ein Schmerzzentrum werden vom Patienten mehr als 10 Ärzte besucht und durchschnittlich 18 Tage im Krankenhaus verbracht. Durch Schmerzsyndrome gehen in Deutschland schätzungsweise 250 Mio. Arbeitstage jährlich verloren, der finanzielle Verlust durch Arbeitsausfall wird auf 40–60 Mrd. DM geschätzt, wobei die Kosten für die Medikamente nur einen kleinen Anteil einnehmen (Schmerz Spezial 1999).

Von der deutschen Bevölkerung sterben 25 % an Krebs, 80 % dieser Patienten leiden an schweren chronischen Schmerzen, aber nur ein kleiner Teil wird gut versorgt. Nur 0,8 % der Patienten kommen mit Morphin zur Schmerzstillung, der größte Teil erhält unzureichende Dosen mit zu kurzer Anwendungszeit (>60 % nur 1–2 Verschreibungen). Der größte Teil der chronischen Schmerzen ist bei Patienten mit Rückenbeschwerden festzustellen. Täglich leiden darunter 12 % der deutschen Bevölkerung (Schmerz Spezial 1999).

Tumorschmerzpatienten unterversorgt!

Nach Prof. Göbel (1999), Leiter der neurologisch-verhaltensmedizinischen Schmerzklinik Kiel in Kooperation mit der Universität Kiel, ergeben sich derzeit folgende eklatante Versorgungslücken, die sofort behoben werden müssen:

„Die Folgen der derzeitigen Versorgungslücken sind Leid, Behinderung und Kosten. So werden 30 % der dialysepflichtigen Nierenschäden mit einem Kostenaufwand von rd. 600 Mio. DM pro Jahr auf eine inadäquate Schmerzmitteltherapie zurückgeführt. Pro Jahr werden in Deutschland mit ansteigender Tendenz rd. 3.75 Mrd. Einzeldosierungen von Schmerzmitteln eingenommen. 85 % des Schmerzmittelgebrauchs erfolgt wegen Kopfschmerzen. Kopfschmerzen sind die Volkskrankheit Nr. 1. In Deutschland geben 54 Mio. Menschen Kopfschmerzen als gravierende Gesundheitsstörung an. Bereits in der Schule zählen Kopfschmerzen zu den häufigsten Beschwerden der Kinder. Aufgrund aktueller Krankenkassendaten kann hochgerechnet werden, daß in Deutschland rund 320 000 Menschen schmerzmittelabhängig sind. Im Vergleich zu allen anderen Arzneimitteln, die über Apotheken abgegeben werden, liegen die Schmerzmittel im Jahr 1995 mit knapp 194 Mio. Packungen mit weitem Abstand an der Spitze.

Der mittlere ‚Pro-Kopf-Verbrauch' an Analgetika in der Bundesrepublik Deutschland liegt jährlich bei rd. 60 Dosierungseinheiten. Arbeitsausfälle und vorzeitige Berentung tragen erheblich zu den indirekten finanziellen Konsequenzen bei. Jährlich verursachen beispielsweise Kopfschmerzen in der Europäischen Gemeinschaft rd. 40 Mrd. DM direkte und indirekte Ausgaben. Durch Migräne gehen pro Jahr 270 Arbeitstage je 1000 Arbeitnehmer und durch den Kopfschmerz vom Spannungstyp pro Jahr 920 Arbeitstage je 1000 Arbeitnehmer verloren. Allein die Deutsche Lufthansa verteilt 1,2 Mio. Kopfschmerztabletten pro Jahr an ihre Fluggäste. Überträgt man den in den USA ermittelten Prozentsatz einer intensiven Behandlungsbedürftigkeit von 7% der betroffenen Patienten auf Deutschland, dann gibt es in Deutschland über 700 000 Menschen, die einer speziellen Kopfschmerztherapie dringend bedürfen, sowohl hinsichtlich der Reduktion der Behinderung als auch unter sozioökonomischen Aspekten."

Fazit

Die *Schmerztherapie* ist ein stark vernachlässigtes Gebiet in der Medizin. Ganzheitliche Medizin muß schulmedizinische und unkonventionelle Therapieansätze zur effektiven Behandlung des Schmerzes zusammenführen.

- Schmerz ist die häufigste Ursache, weshalb Patienten den Arzt aufsuchen.
- Die genauen Maßnahmen zur Schmerzdiagnose und -therapie sind nach wie vor vielen Ärzten zu wenig bekannt.
- Die Ursache des Schmerzes muß beseitigt werden.
- Moderne Labor-, Neurologie- und Radiologieuntersuchungen haben einen festen Bestandteil in einem modernen Schmerztherapiekonzept.
- Zu warnen ist vor einer Banalisierung der Schmerztherapie.
- Interdisziplinäre Zusammenarbeit der Therapeuten inkl. Psychologen, Physiotherapeuten, psychosozialen Beratungsstellen ist gefordert.
- Effektive Schmerztherapie kostet Geld.

Zur sofortigen Umsetzung empfohlen

- Maximale Förderung der Schmerzforschung und Entwicklung von Therapiekonzepten.
- Förderung der pharmakologischen und auch der naturheilkundlichen Produktentwicklung.
- Schaffung und Finanzierung von 100 Zentren in Deutschland.
- Bereitstellung von mehr Schmerzbetten an Universitätskliniken.
- Schaffung von Palliativ- und Notfallabteilungen.

- Optimale Abrechnungsziffern für Schmerztherapie und begleitende Psychotherapie bzw. Familientherapie.
- Optimierung der öffentlichen Aufklärungsarbeit und medizinischen Weiterbildung.

Literatur

Bleissen J (1999) Gehabte Schmerzen, die hab ich gern. Ortho press 3:22

Bonica JJ (1990) The management of pain. Lea & Febinger, Philadelphia

Göbel H (1999) Waisenkinder der Medizin. Schmerz : 181–182

Groenewold U (1998) Patienten müssen unnötig leiden. Welt am Sonntag, 03.05., S. 16

Grönemeyer DHW, Seibel R (1989) CT-gesteuerte zervicale Blockaden und Therapieverfahren bei Zervicobrachialgien. In: Grönemeyer DHW, Seibel R Interventionelle Computertomographie. Ueberreuter Wissenschaft, Wien

Hansen K, Schliack H (1962) Segmentale Innovation, Thieme, Stuttgart

Jancovic D (1997) Regionalblockaden, Blackwell Wissenschaft, Berlin, Wien

Schmerz Spezial (1999) Chronische Schmerzen. GiT Verlag, Darmstadt

Zenz M (1995) Taschenbuch der Schmerztherapie, Wissenschaftliche Buchgesellschaft

Drastische Reduktion der Liegezeit in den Krankenhäusern durch Behandlungen in Zukunftsoperationsräumen.

Zum Thema
Der medizinische Strukturwandel durch neue Technologien macht vor dem Operationssaal der Zukunft nicht halt. Ein hoher Antriebsfaktor in der zukünftigen Gesundheitswirtschaft ist die technologische Weiterentwicklung. Diese führt zur „Industrialisierung" des OPs und wird sowohl die Krankenhauslandschaft als auch die therapeutischen Einrichtungen weltweit verändern. Aufgrund der zunehmenden degenerativen Verschleißkrankheiten werden – schätzungsweise – therapeutische Leistungen in Krankenhäusern bzw. Tageskliniken in den nächsten 40 Jahren um 20–30 % ansteigen, wobei langwierige Operationen bzw. lange Liegezeiten durch die Miniaturisierung des Eingriffs drastisch reduziert werden.

Der Operationssaal bzw. Therapieraum OP 2000 als Fokus für Zukunftsstrukturen

Der Wettbewerb um den Patienten und Gesundheitskunden nimmt zu. Dies erfordert eine zunehmende Spezialisierung der therapeutischen Einrichtungen. Die Verlagerung von therapeutischen Leistungen vom stationären in den ambulanten Sektor durch miniaturisierte Eingriffe erfordert eine Steigerung der Effizienz und der Qualität. Nur durch die Zufriedenheit des Patienten mit der Versorgung und den therapeutischen Ergebnissen können effektive Wettbewerbsvorteile für die Ärzte oder therapeutischen Einrichtungen erzielt werden.

Die jährlichen Kosten eines konventionellen Operationssaales liegen zwischen 1,5 und 2 Mio. DM. Der OP ist dabei meistens nur zu 50 % ausgenutzt.

In der Bundesrepublik verfügen viele Krankenhäuser über operative Abteilungen der unterschiedlichen Fachdisziplinen bzw. über interventionelle radiologische und/oder kardiologische Einrichtungen. Diese sind aufgrund falschen Zeitmanagements und architektonisch bzw. ausstattungsbedingten langen Vor- und Nachbereitungszeiten zwischen den Eingriffen häufig nur zu unter 50 % ausgenutzt. Die jährlichen Kosten eines konventionellen Operationssaales liegen zwischen 1,5 und 2 Mio. DM (Schurr 1999). Zukunftsstrategie muß es also sein, die bestehenden Operationseinheiten optimal – wenn möglich 24 Stunden – auszunutzen. Gleichzeitig muß zur Optimierung der Prozesse eine andere Ausstattung der Therapieräume mit Geräten, Instrumentarien usw. erfolgen, um die Vor- und Nachbereitung zu beschleunigen. Hierbei können sowohl die Verwaltung als auch die Ärzte insbesondere von der Industrie und dem Ingenieurswesen lernen.

Im OP wird der Tumor durchsichtig

Durch den Einsatz von moderner Bildgebung wie digitalem Röntgen, mobiler Computertomographie oder offener Kernspintomographie, können nicht nur moderne Operationssäle entstehen, sondern auch alte optimiert werden. In Kombination mit modernen Navigationssystemen, die definierte Punkte im Körper ansteuern, können damit nicht nur Therapieregionen im Körper für den Operateur auf einmal durchsichtig gemacht werden, sondern diese Regionen können durch miniaturisierte Eingriffe auch gezielt und sicher mit Hilfe der Navigationstechnik behandelt werden. Der Zukunfts-OP integriert aber neben der Navigations- bzw. Steuerungsrobotik auch noch verschiedene therapeutische Systeme, wie Lasertechnologie oder Hochfrequenztechnik bzw. Mikrowelle zur Tumorerwärmung, hochenergetischen Ultraschall bzw. Wasserstrahltechnik zum Schneiden oder Kälte (Kryo) zur Vereisung von Tumoren und Nerven (s. auch Abb. 8.1).

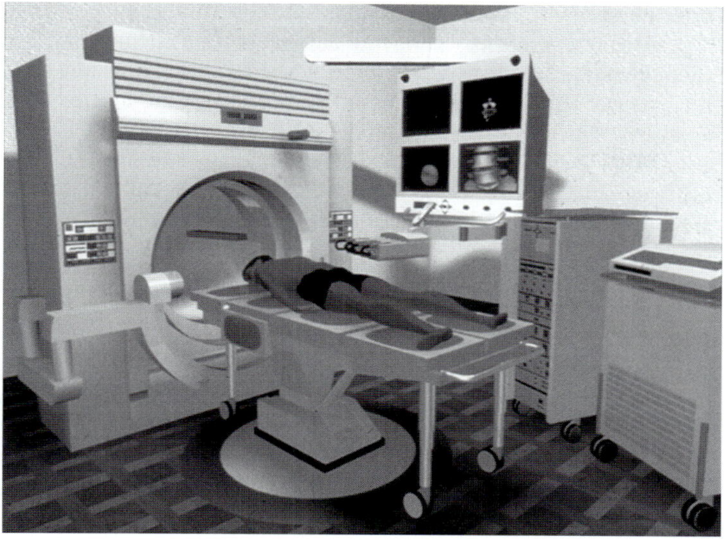

Abb. 8.1. Zukunftstherapieraum: Integration von Kernspin-/Computertomographie, Durchleuchtung und Endoskopie sowie allen therapeutischen Instrumenten: Laser, Hochfrequenz, Absaugsysteme usw.

Der OP der Zukunft ist modular; alte Technologien werden mit neuen verbunden.

Zukünftige Sichtsysteme im *OP 2000* sind mehrdimensionale Monitore, LCD-Schirme an den Wänden oder Spezialbrillen, in die die Endoskopiebilder bzw. radiologischen Aufnahmen eingespiegelt werden. Mit Mikroskopen, die möglicherweise in Zukunft auch über Mikrofasern ins Gewebe eingekoppelt werden, kann der miniaturisierte Operationsbereich sicher überprüft werden.

In den Zukunftsoperationsraum sind modernste Kommunikationstechnologien integriert.

Ein weiteres wesentliches Element der Zukunft im OP 2000 ist die Telekommunikation über ISDN oder Satellit. Weltweit können Bilder aus der Therapieregion zusätzlich von anderen Spezialisten beurteilt werden oder Operationstechniken können durch Einbringen fremder Erfahrungen und deren „Assistenz am Bildschirm“ optimiert werden. Dies trägt zur Qualitätsverbesserung und Sicherheit des Patienten bei. Der „Blick über die Schulter“ wird durch den erfahrenen Chefarzt oder Oberarzt mit Hilfe der Telekommunikation auch die zukünftige Therapie- bzw. Operationsausbildung der Assistenten um ein Vielfaches optimieren. Gleichzeitiges Heranziehen von altem Bildmaterial oder sonstigen Informationen über den zu behandelnden Patienten während des Eingriffs über Internet oder das Integrieren von Bildern, die vor dem Eingriff aufgenommen wurden, sind zur Optimierung der Behandlung ebenfalls notwendig.

Systemintegration gefordert

Die beschriebenen Komponenten sind leider bis heute alle nur einzeln verfügbar. Eine sinnvolle Systemintegration ist nur in Ansätzen vorhanden. Seit langem fordern daher Vordenker der minimal invasiven Chirurgie, wie Prof. Buess, Dr. Schurr, Prof. Schlag oder meine Arbeitsgruppe, die Integration von chirurgischen Arbeitsplätzen, um den Ablauf im System (Operationssaal/Therapieraum) zu optimieren. Hierzu sind weltweit die verschiedensten Konzepte vorgestellt worden. Bis auf das Konzept OREST, das nach einer Konzeption der Thüringer Arbeitsgruppe von Dornier realisiert wurde, sind bisher keine weiteren integrativen Ansätze verfügbar. Hier besteht ein hoher Forschungs- und Entwicklungsbedarf, um alle alten und neuen Operationssäle modulartig auszustatten und nicht nur einige wenige Spezialzentren (s. auch Abb. 8.2).

Also ein Hochleistungssystem-OP ist gefordert, nicht aus Selbstzweck sondern zum Wohle des Patienten: zur schnellen und sicheren Behandlung und Optimierung der Abläufe in den Operationssälen.

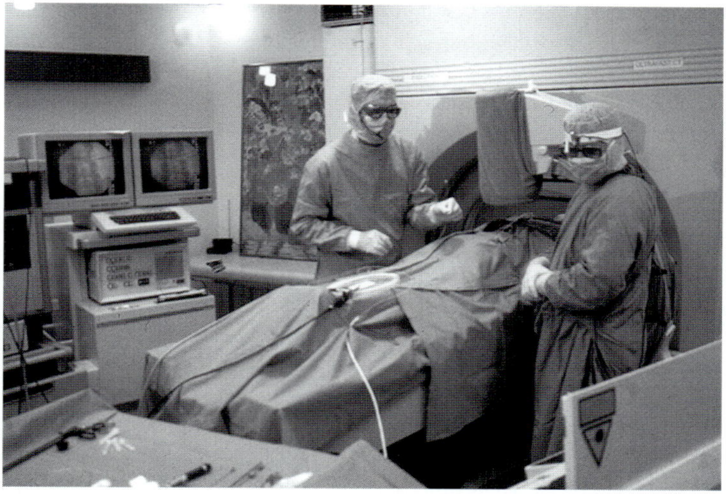

Abb. 8.2. Mikrotherapeutischer Arbeitsplatz mit integrierter Elektronenstrahltomographie

Die Zukunft hat schon begonnen

In der Robert-Rössle-Klinik in Berlin forscht Prof. Dr. Schlag schon seit Jahren mit seinem Team an einem Hightech-Operationssaal für die Krebschirurgie.

In Berlin besteht schon heute ein experimenteller Zukunfts-OP, der die räumlich unabhängige Planung am Computer vor der Operation sowie die Online-Beratung und Assistenz bei diagnostischen und therapeutischen Eingriffen während der Operation ermöglicht. Hierbei können Experten verschiedener Fachdisziplinen während des Eingriffs einbezogen werden, z.B. der Pathologe für die Gewebsproben oder der Strahlentherapeut. Radiologische Bilder vor und während der Behandlung können jederzeit verglichen werden, und auch die Expertenkonsultation über Satellit aus aller Welt ist während des Eingriffs schon in Einzelfällen möglich. Für die Planung und für das Training zukünftiger Operationen stehen schon heute verschiedene gespeicherte Fälle zur Verfügung. Eine Systemintegration hat aber auch bei ihm nur in Teilbereichen stattgefunden.

Systemintegrationen zur Verbindung alter und neuer Technologie oder zur Lösung der verschiedensten therapeutischen Einsätze werden dringend benötigt: sowohl für die offene Operation als auch die Mikrotherapie (Grönemeyer 1997), sei es für die Behandlung des Herzens, der Wirbelsäule oder des Gehirns. Hier existiert schon heute ein hoher Forschungs- und Entwicklungsbedarf genauso wie zur Prozeßoptimierung von Abläufen im Krankenhaus oder im zukünftigen Operationszentrum.

Zum Wohle des Patienten – zur Freude des Teams

Die *Vorteile des Operationsraumes 2000* liegen auf der Hand:

- weitere Miniaturisierung der operativen Eingriffe und höhere Sicherheit,
- größere Gewebeschonung und Verringerung von Vollnarkosen unter ökologischen Aspekten hochgradig wünschenswert,
- Zufriedenheit von Patient, Therapeut, Team und Management,
- Erhöhung des Ausnutzungsgrads des OPs der Zukunft um mehr als 70 %,
- Senkung der Betriebskosten pro Behandlungsraum um mehrere 100 TDM,
- großer Wettbewerbsvorteil für Zentren mit System-OP,
- Schaffung neuer Arbeitsplätze,
- innovative Forschungs- und Entwicklungsprojekte,
- riesiger Medizinmarkt,
- Reduzierung der Kosten pro Therapieleistung durch Effektivität und Effizienzsteigerung,
- Optimierung des Standorts Deutschland auch unter dem Aspekt des Medizintourismus.

Literatur

Bowersox JC et al. (1996) Vascular applications of telepresence surgery: initial feasibility in swine. J Vasc Surg 23: 281–287

Green P et al. (1995) Telepresence surgery. Proc IEEE Engng Med Biol: 324–329

Grönemeyer DHW et al (1996) Equipment configuration and procedures: preferences for interventional microtherapy. Journal of Digital Imaging, Vol. 9: 81-96

Lirici MM et al. (1997) Telerobotics in medicine and surgery. Min Invas Ther & Allied Technol 6: 364–379

Schurr MO (1999) Robotik in der endoskopischen Chirurgie: Entwicklung und Erprobung des Telemanipulatorsystems ARTEMIS. MVK, Tübingen

Schurr MO Buess G (1995) OREST II-Ergonomic workplace and systems platform for endoscopic technologies. Endosc Surg & Allied Technol 3: 193–198

Zum Thema
Die Vorbeugung (Prävention) von Erkrankungen spielt in Zukunft eine wichtige Rolle in unserer Gesellschaft. Dies gilt besonders für die Volkskrankheiten, z.B. für die Erkrankung des Bewegungsapparates (Wirbelsäule und Gelenke), des Herzens und der Gefäße, für Steine in den Nieren- und Gallenwegen sowie Tumore. Bei all diesen Erkrankungen werden neben vorbeugenden Therapiemaßnahmen auch regelmäßige Laboruntersuchungen und Analysen durch moderne bildgebende Verfahren eine besondere Bedeutung erlangen, wie z.B. beim nicht invasiven katheterlosen Screening der Herzkranzgefäße.

Ein guter Arzt war im alten China derjenige, der Krankheiten verhinderte; ein schlechter der, der behandeln mußte.

Frühzeitiges Erkennen von körperlichen Veränderungen kann heute erstmalig in der Geschichte der Medizin durch radiologische Bildgebung möglich gemacht werden.

Kostensparen durch frühzeitige „Hightech-Bildgebung"

Prävention war und ist schon immer wesentlicher Bestandteil des Arztberufes. Da präventive und kurative Medizin zusammengehören, kann und darf sich der Arzt nicht nur auf „das Heilen" von Symptomen beschränken. Es gilt also, diejenigen Fähigkeiten des einzelnen zu stärken, die ihn mit den Problemen von Gesundheit und Krankheit selbstverantwortlich umgehen lassen (Oesingmann 1998). Dazu gehören:

- Kenntnisse über gesunde Lebensweisen und krankmachende Faktoren schon in der Schule zu vermitteln, Telemedizin zu nutzen,
- persönliche Einstellungen zu einem besseren, gesünderen Lebensstil zu entwickeln und hilfreich zu unterstützen,
- motivieren, notwendige Verhaltensänderungen auch in die Tat umzusetzen, Wahrnehmung schaffen für Körpersignale.

Frühzeitiges Erkennen ermöglicht frühzeitige (Vorsorge-) Behandlung und bedeutet damit Verlangsamung bzw. Verhinderung einer Erkrankung. Dies wird im folgenden am Beispiel der Verkalkung von Herzkranzgefäßen demonstriert.

Die arteriosklerotischen Veränderungen (Verkalkung) der menschlichen Arterien sind nicht nur für die häufigste Todesursache, den Herzinfarkt, verantwortlich, sie führen auch zu einer erheblichen Krankheitsrate in anderen Gefäßregionen, insbesondere im Bereich der Bein- (Raucherbein) und Halsschlagadern (mit Auslösen von Schlaganfällen).

Die kardiologische Gesellschaft der USA bezeichnet daher die Früherkennung der arteriosklerotischen Veränderungen als die große Herausforderung der 90er Jahre. Hier ergeben sich durch die nicht invasive Darstellung der Herzkranzgefäße im ultraschnellen Elektronenstrahltomographen (EBT: Electron-Beam-Tomography) neue Wege (Schmermund et al. 1995).

Erstmalig sind auch kleinste Kalkablagerungen im Submillimeterbereich in den Wänden der Herzkranzgefäße sichtbar zu machen.

Mit der Elektronenstrahltomographie können diagnostische Schnitte durch den menschlichen Körper viel schneller durchgeführt werden als mit konventioneller Computertomographie (Boyd et al. 1979). Bis zu 34 Bilder pro Sekunde sind möglich (mit normaler Computertomographie bis zu 2 Bilder pro Sekunde). Störende Bewegungen – etwa am schlagenden Herzen – lassen sich ganz einfach einfrieren. Eine Domäne der neuen Methode ist deswegen besonders die Diagnostik am Herzen und an der Lunge. Auch Patienten, die nicht lange still liegen können, wie Kinder, alte Menschen und Verletzte, profitieren von dem ultraschnellen Untersuchungsverfahren. Das EBT ist das einzige bildgebende Verfahren, das hochaufgelöste anatomische Bilder des schlagenden Herzens in ver-

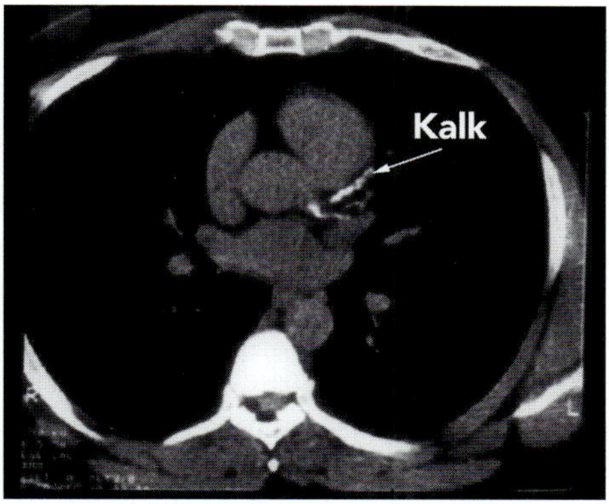

Abb. 9.1. Querschnitt im EBT durch den Brustraum (*Lungen schwarz*), bei dem die Verkalkung in einem Herzkranzgefäß ohne Katheter sichtbar ist

schiedenen Phasen zeigen kann. Das Gerät ist auch unter dem Namen Ultrafast CT bekannt. Der Name deutet es an: es arbeitet mit sehr kurzen Bildaufnahmezeiten von 50–100 ms. Dadurch sind nun auch extrem scharfe Bilder vom schnell schlagenden Herzen und allen benachbarten Strukturen wie den Herzkranzgefäßen oder Lungengefäßen sichtbar zu machen, die nachträglich zu 3-D-Bildern zusammengesetzt werden können. Dieses hoch sensitive Verfahren erlaubt es, nunmehr erstmals auch kleinste Kalkablagerungen in den Wänden der Herzkranzgefäße festzustellen und dies in einem sehr frühen Stadium (s. auch Abb. 9.1). Damit ist die Erkennung und Klassifizierung von Herzkranzgefäßerkrankungen nicht nur besser geworden, sondern, und das ist entscheidend, die Diagnose kann heute schon viele Jahre früher, d. h. in einem Stadium gestellt werden, in dem teilweise mit konventionellen Methoden wie der Angiographie oder mit dem EKG überhaupt keine Erkrankung nachweisbar ist. Eine Schwierigkeit der Früherkennung der Arteriosklerose im klassischen Koronarangiogramm, bei dem ein Katheter in die Herzkranzgefäße geschoben wird, liegt darin, daß sich Gefäße mit zunehmender Kalkablagerung kompensatorisch erweitern und damit das angiographische Bild solange unauffällig bleibt, bis dieser Kompensationsmechanismus nicht mehr ausreicht und lebensbedrohliche Gefäßverengungen eintreten (erst bei Verengungen über 50 %).

Wichtige Fortschritte in der Medizintechnik – wie der ultraschnelle Elektronenstrahltomograph – nehmen dem Patienten heute viele Ängste, doch immer noch sterben 90 000 Menschen in Deutschland an den Folgen eines Herzinfarkts. Hier ergeben sich durch die vorbeugende nicht invasive Darstellung der Herzkranzgefäße im ultraschnellen Elektronenstrahltomograph neue Wege. Bis zu 30 % Herzkatheteruntersuchungen (mit dem dazugehörigen stationären Krankenhausaufenthalt) lassen sich so heute schon vermeiden, da der Kalk in den Gefäßen bis zu 0,1 mm sicher erkannt werden kann, ohne daß ein Katheter eingeführt werden muß. Dies ergibt auch neue Perspektiven für die Bein-, Hals- und Kopfarterien. Präventive und medikamentöse Maßnahmen können im Einzelfall in ihrer Effektivität ambulant überprüft werden.

Frühzeitige Vorsorgeprogramme für Patienten mit Gefäßverkalkungen, Stents und Bypässen

Werden Verkalkungen der Herzkranzgefäße festgestellt, muß nicht zwangsläufig operiert werden. Mit dem Elektronenstrahltomographen kann der Grad der Verkalkung bestimmt, während der therapeutischen Betreuung (Medikamente, Sport etc.) die Zu- und Abnahme der Verkalkung bzw. deren Stillstand verfolgt und der Zeitpunkt der Gefäßtherapie – z. B. mit der Ballonerweiterung – genau terminiert werden (Baumgart et al. 1994, Erbel et al. 1998).

Trotz der verbesserten Möglichkeiten der Vorsorgeuntersuchung liegt es aber auch weiterhin in der Verantwortung des einzelnen, seine persönlichen Risikofaktoren, die zur koronaren Herzkrankheit führen können, zu minimieren. Während erbliche Belastung, Fälle von Herzinfarkt in der Familie, ein höheres Lebensalter oder die Zugehörigkeit zum männlichen Geschlecht zu den *nicht beeinflußbaren Risikomerkmalen* zählen, unterscheidet die Medizin folgende *beeinflußbare Risikofaktoren*, die gezielt behandelt werden müssen:

- erhöhte Cholesterinwerte,
- ein ungünstiges Verhältnis von HDL- und LDL-Cholesterin,
- aktueller Nikotinkonsum,
- Bluthochdruck über 140/90 mm Hg,

- Diabetes mellitus,
- Übergewicht,
- Bewegungsmangel,
- gestörte Immunitätslage einer bereits diagnostizierten koronaren Herzkrankheit,
- Vitamin-C-Mangel (dies wird neuerdings als Risikofaktor genannt).

Der erste Schritt zur Behandlung von erhöhtem Cholesterin und Fetten im Blut ist die Umstellung der Ernährungs- und Bewegungsgewohnheiten mit dem Ziel der Verringerung des Gesamtcholesterins. Hier sind häufig auch orthomolekulare Vitaminbehandlungen (also spezielle Komplexe aus Vitaminen, Spurenelementen und Mineralien, Aminosäuren, Antioxidantien usw.) sinnvoll. Erst wenn mit diesen Maßnahmen keine Besserung des Lipidprofils zu erreichen ist, sollte eine medikamentöse Therapie erwogen werden. Die Wirkung des ein-

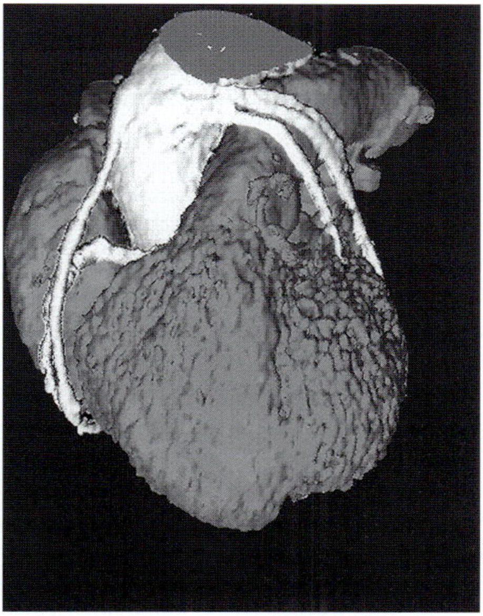

Abb. 9.2. EBT mit Kontrastmittel – 3-D-Bild des Herzens mit Darstellung des Bypasses

geleiteten Therapieprogramms kann mit der Elektronenstrahltomographie laufend beobachtet werden.

Auch im Rahmen einer Zweitvorsorge (sekundäre Prävention) nach Infarkt und nach Eingriffen kann heute ohne Katheter die Durchgängigkeit von Gefäßen sicher kontrolliert werden. So sind beispielsweise Bypässe, Stents oder Gefäße nach Ballonerweiterung beurteilbar (s. auch Abb. 9.2).

Der Durchgängigkeitsgrad kann durch eine kleine Kontrastmittelinjektion in die Armvene und anschließende EBT-Untersuchung bestimmt werden, und dies bei drastischer Reduzierung der Röntgendosis im Vergleich zu den angiographischen Methoden. Weiterhin können mit Hilfe der ultraschnellen Elektronenstrahltomographie auch kleinste Embolien sichtbar gemacht werden.

Biomagnetismus: berührungsfreie Analyse elektrischer Signale im Körper

Eine weitere Hightech-Methode, um die Funktionsfähigkeit des Herzens zu untersuchen, ist die Magnetokardiographie. Diese basiert auf der Messung kleinster Magnetfeldänderungen, die von den im Körper fließenden elektrischen Strömen erzeugt werden. Erregungen mit feinen Magnetfeldänderungen, die kleinste elektrische Impulse auslösen, wie im Gehirn oder im Herzen, sind am Nervengewebe möglich. Einfach ist die Spurensuche im Herzen und Gehirn nicht. Die biomagnetischen Felder sind 10millionenfach schwächer als der Erdmagnetismus. Die Messung derart schwacher magnetischer Signale wird erst durch die Entwicklung höchst empfindlicher, supraleitender Meßinstrumente, den sog. Squids (Super Conducting Quantum Interference Devices), ermöglicht (Achenbach et al. 1990, Baule u. McFee 1963, Moshage et al. 1991, Stroink et al. 1992, Leeuwen et al. 1996).

Körpereigene Magnetfelder, die viel geringer als das Erdmagnetfeld sind, können gemessen werden.

Der Patient wird bei der Untersuchung in einer Abschirmkammer von einem Detektor mit heliumgekühlten, supraleitenden Sensoren abgetastet. Damit werden die raumzeitlichen Veränderungen der vom Körper erzeugten Magnetfelder aufgenommen. Aus den Daten errechnet dann ein Computer Korrekturlinien, die Auskunft über die elektromagnetischen Wellen geben. Künftige, unser Wissen vertiefende Einsatzgebiete, liegen in der Erkennung von Schrittmacherzentren, die die Magen- und Darmbewegungen steuern, oder in der Analyse von Nervenleitungen von den Zehenspitzen bzw. Fingern über die Beine und Arme, durch die Wirbelsäule bis hin in die Gehirnzentren. Zusammen mit der funktionellen Kernspintomographie wird es auch möglich sein, Denk- und Gefühlsprozesse sichtbar zu machen. Sieht man diesen Ansatz unter therapeutischen Möglichkeiten, so stehen wir am Beginn einer neuen Ära der Behandlung von Schlaganfällen, unfallbedingten Hirnverletzungen oder Querschnittslähmungen, wenn man die ausgefallenen Zentren erkennen bzw. gezielt trainieren kann.

Der Vorteil, den dieses Verfahren gegenüber der heutigen Elektrokardiographie hat, die die elektrischen Veränderungen im Herzen zur Diagnostik nutzt, ist die schnelle berührungsfreie Analyse von bis zu 60 oder mehr Einzelableitungen.

EKGs schon im Mutterleib möglich

Auch Magnetfelduntersuchungen des Herzens (MKG,EKG) von Ungeborenen im Mutterleib sind sehr früh einsetzbar, z. B. bei Risikoschwangerschaften oder bei der Diagnostik von drohendem Kindsverlust (Leeuwen et al. 1999).

Die Ursache von Herzrhythmusstörungen beim Erwachsenen, Kind und im Mutterleib kann berührungsfrei gefunden werden.

Mit Hilfe dieser belastungsfreien biomagnetischen Untersuchung sind auch die Erregungszentren von Herzrhythmusstörungen bei Erwachsenen sichtbar. Diese relativ häufige Erkrankung hat ihre Ursache in der Fehlschaltung von elektrischen Leitungsbahnen auf der Herzmuskeloberfläche. Gestörte Teilstücke der Erregungsbahnen können sehr genau und rasch lokalisiert werden, die dann möglicherweise gezielt mit kleinen Hitzereizen behandelt werden können. Heute wird diese Art von Behandlungen noch mit langwierigen Katheteruntersuchungen durchgeführt, bei denen man die Herzwand von innen mit einem Katheter abtastet, um das gestörte Erregungszentrum zu finden und dann mit einem kleinen Elektroreiz zu

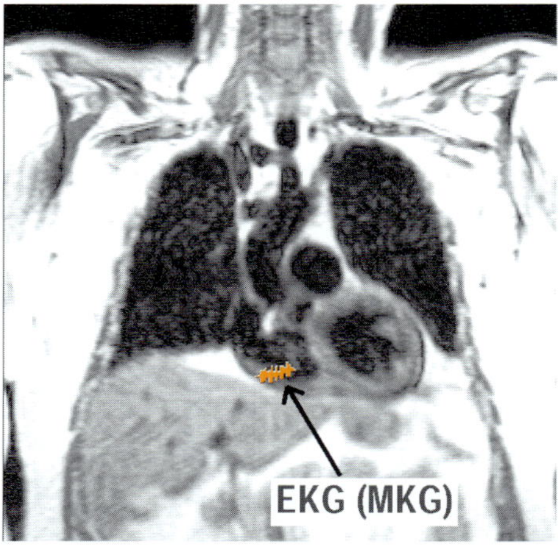

Abb. 9.3. Zusammenführen von Kernspindaten und biomagnetischer Information in einem Bild des Herzens. Man erkennt das fehlerhafte Erregungsleitungssystem als gezackte Linie (*farbig* hervorgehoben)

zerstören. Teilweise stehen die Therapeuten bis zu 8 Stunden am Behandlungstisch. Das könnte sich in der nahen Zukunft deutlich ändern, wenn Erregungszentren, nach biomagnetischer Untersuchung sicher definiert, dem Therapeuten durch Computersimulation auf dem Monitor im elektronenstrahltomographischen oder kernspintomographischen Bild präzise angezeigt werden könnten (s. Abb. 9.3).

Langjährige Medikamenteneinnahme für den rhythmuskranken Patienten würde entfallen. Heute ist die Präzisierung des genauen Eingriffsorts mit dieser Methode leider noch zu ungenau.

Neben der Vorsorgeuntersuchung im Mutterleib bildet die Vorsorgeuntersuchung von Erwachsenen zur Bestimmung des Gesundheitsgrads der elektrischen Erregungsleitung ein weiteres Feld.

Neben der Elektronenstrahltomographie, die einen Blick in die Herzkranzgefäße ermöglicht und damit ein Frühwarnsystem für die Herzkranzgefäße darstellt, scheint die biomagnetische Herzuntersuchung in der Lage zu sein, sehr genaue Aussagen über die elektrische Funktionsfähigkeit des Herzens zu liefern (Hailer u. Leeuwen et al. 1995). Untersuchungen an normalen Patienten und Infarktpatienten zeigen beim Vergleich der Erregungsbilder deutlich die unterschiedlichen elektrischen Gesamterregungsmuster des Herzens. Ein berührungsfreies Frühwarnsystem für elektrische Herzschädigungen scheint möglich.

Elektronenstrahltomographie und biomagnetische Herzanalysen als wahrscheinlich zukünftiges Frühwarnsystem des plötzlichen Herztodes.

Diese empfindliche biomagnetische Methode liefert neben der funktionellen Kernspintomographie auch Neurologen, Psychologen und Schmerzforschern Informationen über das Gehirn und Operateuren Informationen, um Epilepsie oder traumatische Störungen im Gehirn aufzuspüren. Operationen können mit dieser Methode geplant werden, um gezielt wichtige aktive Zentren im Gehirn des einzelnen Patienten vorauszubestimmen und anschließend die Operation gezielt und unter Schonung der gefährdeten Areale durchzuführen.

Fazit

- Vorbeugen ist besser als heilen.
- Radiologische Diagnostik ist Bestandteil moderner Präventionskonzepte (Herz-Kreislauf, Prostata-/Brustkrebs, Wirbelsäulen-/Gelenksleiden etc.).
- Labor- und Umweltmedizin sowie Immunologie müssen in Diagnostik mit einbezogen werden.
- Interdisziplinäre Zusammenarbeit aller therapeutischen Disziplinen bei der Erstellung von Vorsorge- und Therapiekonzepten notwendig.
- Gezielte Vorsorgeprogramme zur Verhinderung von Volkskrankheiten (Herz-Kreislauf-, Bandscheiben-, Gelenkserkrankungen usw.) wirken wie Spardosen; Milliarden DM könnten eingespart werden.
- Vorsorgeprogramme zur Infarktverhütung haben oberste Priorität.
- Ein Megamarkt der Zukunft ist die Prävention: Fitnesszentren, Sportartikel, Ernährung, Kleidung, Bücher usw.

Forderung

- Maximale Förderung der Forschung und Entwicklung auf dem Gebiet der Prävention in allen Fachdisziplinen.
- Einrichtung und Finanzierung von Präventionszentren.
- Förderung der interdisziplinären Zusammenarbeit von Ärzten, sonstigen Therapeuten, Psychologen, Ernährungsexperten und Industrie (Lebensmittel, Medizintechnik, Pharmazie usw.)
- Medizinisch geprüfte Vorsorgekonzepte zur Verhinderung von Volkskrankheiten sollten von den Kassen sofort wieder eingeführt werden.

Literatur

Achenbach S et al. (1990) Elimination of electronic offset and physiological background activity in magnetocardiographic localization. Biomed Tech 35: 160–161

Baule G, MC Fee R (1963) Detection of the magnetic field in the heart. Am Heart J 66: 95–96

Baumgart D et al. (1994) Detection of arteriosclerotic lesions by electron beam tomographiy in patients with coronary artery diseases. American Journal of Cardiac Imaging 8(4): 1–24.

Boyd D et al. (1979) A proposed dynamic cardiac 3-D densitometer for easy detection and evaluation of heart disease. IEEE Nucl Sci Med Imaging 26: 2724

Erbel R et al. (1998) Elektronenstrahltomographie – Nichtinvasive Diagnostik der koronaren Arteriosklerose. Dt Ärztebl 95: A-1092–1098

Hailer B, Leeuwen P van et al. (1995) Die Anwendung des Biomagnetismus in der Kardiologie. Herzschrittmacher 15(2): 90–103.

Leeuwen P van et al. (1996) Spaital distribution of QT-intervals: an alternative approach to QT-dispersion. PACE 19: 1894–1899

Leeuwen P van et al. (1999) Fetal heart rate variability and complexity in the course of pregnancy. Early Hum Dev 54: 259–269

Moshage W et al. (1991) Progress in biomagnetic imaging of heart arrhythmias. Front Eur Radiol 8: 1–19

Oesingmann U (1998) Denk an Dich – Gesundheit leben. Der Kassenarzt, Aufl 40, S 13

Schmermund AS et al. (1995) Elektronenstrahltomographie bei koronarer Herzkrankheit. Deutsche Medizinische Wochenschrift 120: 1229–1235.

Stroink G et al. (1992) Discrimination between myocardial infarct and ventricular tachycardia patients using magnetocardiographic trajectory plots and isointegral maps. J Electrocardiol 25: 129–142

Diagnose, Therapie und Rehabilitation gehören zusammen.

Zum Thema
Eine konsequente Weiterentwicklung dieses diagnostischen und therapeutischen Hightech-Ansatzes in der Medizin hilft, die Liegezeiten in den Krankenhäusern zu reduzieren und Krankheitsverläufe abzukürzen, während gleichzeitig ein hoher medizinischer Standard gehalten und weiterentwickelt werden kann. Dies wird allerdings nur dann realisierbar sein, wenn zunehmend diagnostische oder therapeutische Maßnahmen in einem optimierten Management von ambulanten und stationären Leistungen erfolgen und konsequent Präventions- und Rehabilitationsmaßnahmen in den dargestellten Gesamtkontext integriert werden.

Durch den gezielten und abgestuften Einsatz von hochwertigen diagnostischen Systemen, die im Anschaffungspreis möglicherweise kaum noch höher liegen als konventionelle Systeme – schon heute erhält man auch Computertomographen zu Preisen einer Röntgenanlage –, lassen sich frühzeitige und damit kostengünstige differenzierte und hochpräzise Aussagen treffen. Nicht die Einzelleistung mit einem dieser modernen Systeme ist kostentreibend, sondern der ständig wiederholte Einsatz von Systemen mit ungenügender Qualität der Bildauflösung bzw. die unzureichende Qualität des Untersuchers oder beauftragenden Arztes, der die Möglichkeiten der Bildsysteme fehlerhaft anwendet oder falsch interpretiert und damit Mehrfachuntersuchungen provoziert (Schwing 1994).

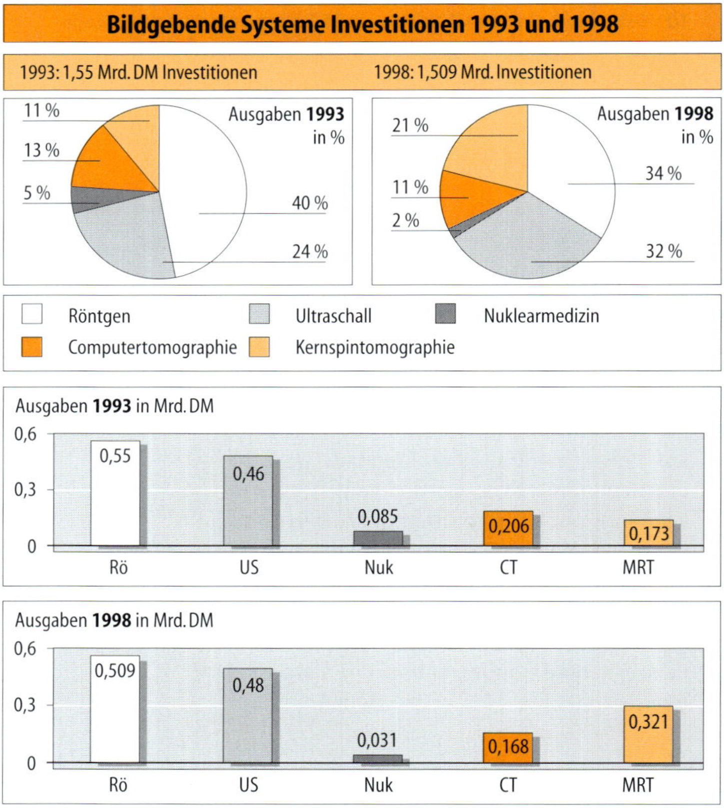

Abb. 10.1. Investitionen in Bildgebung 1993 und 1998 (Quelle: ZVEI/Deutsche Röntgenzentrale

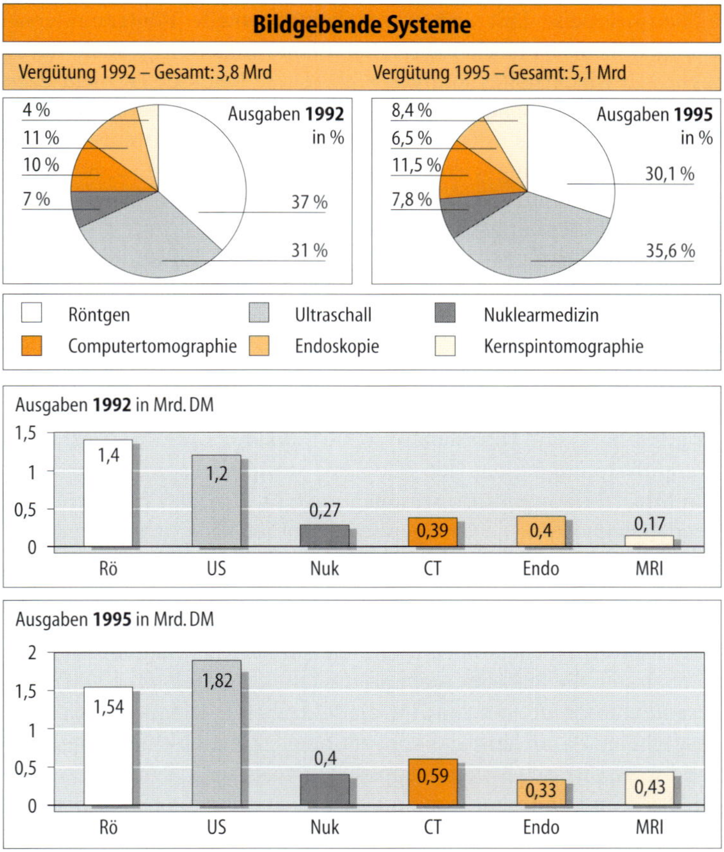

Abb. 10.2. Honorarumsätze für Bildgebung 1992 und 1995 (der größte Teil wurde nicht an Großgeräten untersucht!) (Quelle: KBV)

Beispielsweise läßt sich durch konventionelle Röntgenuntersuchungen kein Bandscheibenvorfall diagnostizieren(!), auch durch mehrfach wiederholtes Röntgen nicht. Diese Methode ist nicht dazu geeignet, jemals Bandscheibenvorfälle zu diagnostizieren. Da dies aber gängige Praxis in Deutschland ist, entstehen nicht nur Mehrkosten durch die häufig wiederholte Leistung, sondern auch durch das auf Falschannahmen basierende Therapiekonzept über die Totalperiode einer Erkrankung.

Nicht die Hochleistungsmedizin mit technisch aufwendigen Systemen oder Verfahren hat die Kosten im Gesundheitswesen steigen lassen, sondern fehlende Gesamtkonzepte, insbesondere bei der Prävention und Behandlung von Volkskrankheiten, sowie betriebs- und volkswirtschaftliche Managementfehler. In der Bundesrepublik wurde 1998 beispielsweise mehr Geld in konventionelle Röntgenanlagen (509 Mio. DM) und Ultraschallsysteme (480 Mio. DM) investiert als in Computertomographen (168 Mio. DM) sowie Kernspintomographen (321 Mio. DM). Gesamtinvestitionen 1998: 1,5 Mrd. DM für die bildgebende Diagnostik. Die Großgeräte hatten hier lediglich einen Anteil von 33% (21% MRI, 11% CT) (s. auch Abb. 10.1).

Die gesetzlichen Krankenkassen gaben für Leistungen mit beiden Großgeräten 1995 über 1 Mrd. DM aus (CT 590 Mio. DM, MRI 430 Mio. DM). Konventionelle Röntgenleistungen und Ultraschalluntersuchungen belasten die Etats um mehr als das Dreifache (3,36 Mrd. DM). Insgesamt wurden im Jahr 1995 für die bildgebende Diagnostik 5,1 Mrd. ausgegeben. Daran hatte das konventionelle Röntgen einen Anteil von rund 30%, Ultraschall von knapp 36%, gefolgt von CT mit 11,5%, MRI mit 8,4% und Endoskopie mit 6,5% (s. auch Abb. 10.2). So stehen beispielsweise 47 Mio. Röntgenleistungen gegen 2,5 Mio. Leistungen der Computertomographie oder 1,1 Mio. der Kernspintomographie. Insgesamt wurden von 1993–1995 fast 20 Mio. Röntgenuntersuchungen mehr gemacht (1993: Statistisches Bundesamt 1998). Falsche Methoden und falscher Kostensparansatz: Reduzierung der CT- und MRI-Leistungen führen mittelfristig zur Kostensteigerung durch falsche Diagnosen an falschen Geräten!

Nichtradiologen veranlassen mehr als die Hälfte der Bildgebung

Mehr als 60 % aller bildgebenden Leistungen werden im Gesundheitssystem Deutschlands von Nichtradiologen durchgeführt (in Nordwürttemberg wurden im 4. Quartal 1997 nach einer Statistik der Kassenärztlichen Vereinigung allein 45 % von niedergelassenen Orthopäden durchgeführt und nur 22 % von Radiologen). Diese setzen konventionelle Röntgenverfahren, alle Ultraschall- und Endoskopieleistungen ein. Nur geringe Prozentzahlen entfallen auf die moderne Bildgebung von Computertomographie oder Kernspintomographie. Vergleicht man dazu die Anzahl der aufgestellten Tomographiegeräte mit Japan oder den USA, so ist Deutschland geradezu „Entwicklungsland". Im Jahr1996 gab es in Deutschland 1344 Computertomographen und 465 Kernspintomographen; dies bedeutet pro 100 000 Einwohner 1 CT (im Vergleich dazu sind es in Japan 6,4 CTs, in den USA 2,6 und in Schweden 1,37) und 0,1 Kernspintomographen (im Gegensatz zu den USA und Japan mit der 12fachen Menge). Moderne Bildgebung muß in Zukunft früh eingesetzt werden, um viele Krankheiten sicher zu erkennen. Nur so ist ein wirklich moderner und effizienter innovativer Ansatz in zukünftigen Gesundheitssystemen möglich.

Erstaunlicherweise werden mehr als 60 % aller bildgebenden Leistungen im Gesundheitssystem Deutschlands von Nichtradiologen durchgeführt.

Professionelles Management und „liebevolle Medizin"

Deutlich wird die Notwendigkeit eines differenzierten medizinischen Managementkonzepts mit umfassender Anamnese, gezielter und hochwertiger Diagnostik, Prävention, schonenden Therapien in Kombination mit körperzentrierten Verfahren, naturheilkundlichen, immunologischen, psychosozialen Maßnahmen sowie Rehabilitation, Kur und Fitness (vgl. Abb. 10.3).

Maximal invasive normale Operationsverfahren werden in diesem Konzept bis auf die Traumatologie, die Transplantationschirurgie und teilweise die Gelenk- und Tumorchirurgie eine deutliche geringere Rolle spielen. Eine umfassende fürsorgliche Medizin, die eine alte medizinische Tradition mit viel mehr Zeit für den Patienten wieder zur

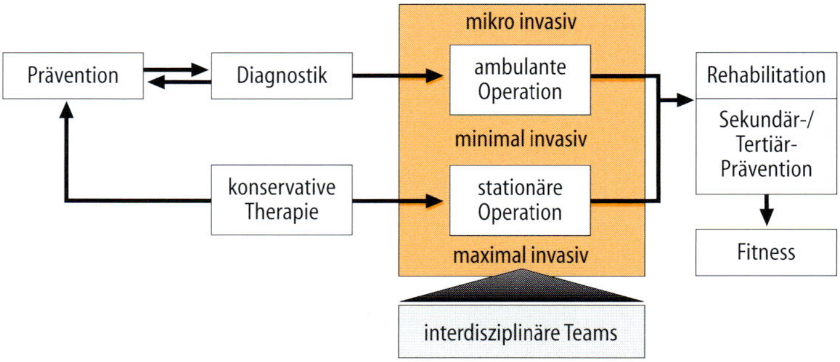

Abb. 10.3. Optimales Managementkonzept: Prävention – Diagnose – Therapie (konservativ/mikroinvasiv/operativ) – Rehabilitation – Fitness

Geltung kommen läßt, wäre gerade heute wieder möglich. Hierbei spielt ein professionelles Management mit Kosten-Nutzen-Analysen und klarem Blick für eine liebevolle Medizin bei hoher Qualität eine wesentliche Rolle.

Notwendig ist die Vorbeugung zur Verhinderung von Volkskrankheiten. Hier sind regelmäßige Check-ups beim Hausarzt, Sportmediziner oder Fachkollegen von höchster Bedeutung, ebenfalls das frühe Einsetzen von moderner Diagnostik, z.B. zur Früherkennung von Arteriosklerose oder zur Verhinderung eines Bandscheibenvorfalls. Gefährdete Personen, wie Jugendliche mit viel sitzender Tätigkeit oder in körperlich stark belastenden Ausbildungszweigen wie dem Bergbau, sollten schon bei frühen Anzeichen von Rückenschmerzen mit der Kernspintomographie untersucht werden, um bei beginnenden Läsionen einem gezielten physiotherapeutischen Konzept zugeführt zu werden. Ein solcher Ansatz ist im ersten Ansatz von Prof. Tidow, Sportmedizinisches Institut der FU-Berlin, in Zusammenarbeit mit dem Krankenhaus Bergmannsheil Bochum und uns realisiert worden. Auch das Früherkennen von Herzkreislauferkrankungen, beispielsweise mit Hilfe der Elektronenstrahltomographie, gehört zu solchen modernen Ansätzen.

Eine Studie der Wilkinson-Group in Amerika zeigt, daß allein durch den Wechsel von Bypassoperationen zur Gefäßerweiterung mit Herzkathetern trotz des Einsatzes eines sehr hochwertigen und teuren

Links-Herz-Kathetermeßplatzes im Anschaffungswert von ca. 3 Mio. DM, 30 TDM/Patient und damit immerhin 40 % der Kosten eingespart werden können. Der stationäre Aufenthalt wird von durchschnittlich einer Woche auf einen Tag reduziert. Die Zerstörung des Gewebes wird von einer Brusteröffnung auf einige Millimeter in der Leistenbeuge begrenzt. Dies stellt einen wesentlichen Beitrag zur Schonung von Gewebe und Körpersystemen unter ökologischen Gesichtspunkten dar.

Auch eine Studie von Frost und Sullivan, die sich u. a. mit der Veränderung der Operationsweise im Bereich der Gallenblase befaßt, zeigt, daß ca. 10 TDM/Patient eingespart werden können, wenn von der klassischen Gallenblasenoperation auf eine minimal invasive Technik gewechselt wird. Auch Bandscheiben oder Tumore können heute mit Mikrotechniken und auch oft ambulant behandelt werden.

Im Jahr 1993 habe ich mit meinem früheren Partner, Prof. Dr. Seibel, folgendes berechnet (Ward 1993): Wenn man im Jahr 10 000 CT- oder kernspingesteuerte mikrotherapeutische Eingriffe durchführt, könnte man folgende Kosten einsparen:

- Bandscheibenoperation: Bei der ambulanten Behandlung können Kosten zwischen 5 544 und 15 000 DM/Patient eingespart werden.
- Lumbale Sympathikus-Ausschaltung (Tumorschmerztherapie oder Behandlung der arteriovenösen Verschlußkrankheit): Hier können bis zu 4 100–8 800 DM/Patient eingespart werden.
- Behandlung des chronischen Bandscheibenvorfalls: Kosteneinsparung zwischen 7 700 und 46 000 DM/Patient.
- Gewebeproben: Einsparungspotential ca. 4 000 DM/Patient.

Dieses Thema war Bestandteil eines sozio-ökonomischen europäischen Symposiums in Paris.

Hundert Zentren zur Behandlung von Volkskrankheiten in Deutschland

Würde man eine durchschnittliche Kosteneinsparung von ca. 10 000 DM/Patient zugrunde legen, jedoch dieses kleine Indikationsgebiet mit 5 000 zu behandelnden Patienten in ein Zentrum verlegen, so käme man auf eine Kosteneinsparung von mindestens 50 Mio. DM pro Zentrum/pro Jahr. Bei 100 ähnlichen Zentren in der Bundesrepublik würde durch Hightech-Einsatz mit vorsichtiger Schätzung eine Kosteneinsparung im Gesundheitswesen von 5 Mrd. DM bei diesem kleinen Spektrum von Behandlungen möglich sein. Weiteres Potential zur Kostensenkung besteht bei hochwertigem Qualitätsmanagement durch das Einsparen von Mehrfachuntersuchungen – oft bedingt durch frustriertes Arzt-Hopping der Patienten – und durch die konsequente Integration von physiotherapeutischen Rehabilitationsmethoden zur Optimierung der Ergebnisse der Akutmedizin.

Akutmedizin mit Rehabilitation koppeln.

Würde man weitere effektive Diagnose- und Therapiekonzepte bei der Behandlung von Volkskrankheiten auf ähnliche Art und Weise berechnen, wie beispielsweise die Frühdiagnose der Herzkranzgefäße mit konsequenten Präventionsansätzen bzw. einer frühzeitigen Dilatation (Gefäßerweiterung durch Ballon, Fräse etc.) anstatt einer später durchgeführten Bypassoperation, käme man pro Zentrum sicherlich auf ähnliche Einsparungspotentiale.

Aber auch höhere Ausgaben werden nötig: Neueste Ergebnisse in der Tumortherapie zeigen erfolgversprechende Resultate für die Heilung. So können beispielsweise durch den Einsatz neuer Immuntherapeutika bei Brust- oder Hautkrebs (Interferon, Herceptin, Interleukin usw.) oder hormonähnlicher Substanzen (Erythropoetin) Patientinnen und Patienten effektiv behandelt werden (Untch et al. 1998). Auch neue Kombinationen von Chemotherapie, Hormontherapie, Immuntherapie, Strahlentherapie oder Mikrotherapie weisen zukunftsweisende Resultate auf! Rechnet man allein die Kosten für Herceptin und Erythropoetin hoch, so käme man auf eine Mehrbelastung des Gesundheitssystems von fast 1 Mrd. DM.

Bei 45 000 Neuerkrankungen von Patientinnen an Mammakarzinomen pro Jahr in Deutschland können 15 000 behandelt werden. Der

Antikörper Herceptin, der wahrscheinlich ein Jahr lang vorbeugend gegeben werden muß, kostet 60 000 DM. Also insgesamt 900 Mio. DM pro Jahr müssen vom System zur Verfügung stehen (15 000 Patientinnen × 60 000 DM = 900 Mio. DM). Erythropoetin ist billiger: 12 500 DM. Hier werden pro Jahr 25 Mio. DM benötigt (3100 Patientinnen × 5000 DM). Dagegen stehen natürlich auch eingesparte Kosten an Chemotherapie, Strahlentherapie usw., aber im Zweifelsfall auch nicht (Untch 1999).

Die Diagnose Krebs ist für die meisten Betroffenen ein sehr traumatisches Ereignis und eine chronische psychosoziale Belastung. Sie wird von den Betroffenen und deren Familien als existentiell bedrohend erlebt: „Ein unfreiwilliger Sturz aus der normalen Wirklichkeit" (Gerdes 1984).

Hightech, psychologische Versorgung und Medizin optimieren die Tumortherapieergebnisse.

Durch die modernen Hightech-Möglichkeiten in Diagnose und Therapie sind die Heilungschancen und Überlebenszeiten für viele Tumorkranke gestiegen. Im Gegensatz zu den USA wird in Deutschland den schätzungsweise 900 000 Tumorkranken nur geringgradig psychosoziale Hilfe angeboten, obwohl sich die Hälfte aller Betroffenen eine solche Hilfe bei der Bewältigung „der schwierigsten Phase ihres Lebens" wünschen (Emnid-Umfrage, im Auftrag der AOK Rheinland 1996). Amerikanische Evaluationsstudien zeigen, daß sich neben der körperlichen und seelischen Lebensqualität wahrscheinlich auch die „Überlebens"zeiten verbessern lassen (Fawzy et al. 1995). Hauptziel ist jedoch die Verbesserung der Lebensqualität und die Begrenzung des persönlichen und sozialen Handicaps. Jedes Individuum braucht Hoffnung, Ermutigung und die Möglichkeit, auf dem höchstmöglichen Niveau funktionieren zu lernen. Krankheit und Behinderung verändern, unabhängig von ihrem Schweregrad, nicht dieses fundamentale Recht (Reimers 1998).

Jede onkologische Einrichtung benötigt eine psychosoziale Beratungsstelle!

Daher ist zu fordern, daß jede ambulante oder stationäre Einrichtung, die Tumorkranke behandelt, in Zukunft mit einer psychosozialen Beratungsstelle zusammenarbeitet. Gesprächstherapie, Körperarbeit, Entspannungstherapie, Massagen, Kunst oder Meditation zur Selbstfindung gehören zum Konzept einer seelischen und/oder körperlichen Stabilisierung.

Vorbildliche Arbeit, wie sie beispielsweise vom ambulanten Psychosozialen Zentrum für ganzheitliche Gesundheit e.V. in Sprockhövel geleistet wird, muß vom System finanziell und inhaltlich getragen werden. Zur Zeit stehen diese Zentren vor dem Ruin, da die Krankenkassen sich weigern, hierfür Kosten zu übernehmen. Einzelne Krankenkassenmitarbeiter argumentieren beispielsweise, daß sie hierzu nicht zuständig seien und die Familien sich selbst um die psychische Betreuung kümmern sollen bzw. die Patienten ins Krankenhaus eingeliefert werden müßten. Ein desolater Zustand und „Armutszeugnis" für Deutschland zugleich. Entscheidungsträger müßten für jede persönliche und familiäre Krise, die sich durch Unterlassung ergibt, finanziell verantwortlich gemacht werden. Zu fordern sind mindesten 100 psychosoziale Beratungsstellen mit ca. 500 000 DM für personelle Ausstattung pro Jahr in Deutschland, also 50 Mio. DM zusätzlich. Der Aufwand lohnt sich nicht für die Betroffenen, sondern auch die Einsparpotentiale durch geringere Schmerzmedikation oder Psychopharmaka erhöhen sich.

Fazit

Moderne Therapieverfahren revolutionieren den medizinischen Alltag. Sanftere Diagnose- und Therapieverfahren ermöglichen unter ökologischen Gesichtspunkten eine Schonung des Gewebes, schnellere Heilung, Verbesserung der Lebensqualität und weniger Liegetage bei Verringerung der Komplikationen.

Zu fordern sind die Erhaltung und der Ausbau der Qualität der Medizin bei Optimierung der Prozeduren und Abläufe. Reduzierung der Kosten sind dadurch möglich, aber nicht oberstes Gebot. Maßnahmen, die nur der reinen Kostenreduktion dienen, ohne die Qualitätsoptimierung zu berücksichtigen, sind im Interesse der Patienten abzulehnen. Maßnahmen, die aufgrund eines innovativen Technikstands oder aufgrund von Spezialdisziplinen bzw. besonderer Erkrankung notwendig sind, müssen auch zukünftig finanziert werden!

Literatur

AOK Rheinland (1996) Befragung von Krebspatienten. Emnid Institut

Fawzy J, Fawzy N, Arndt LA et al. (1995) Critical review of psychosocial interventions in cancer care. Arch Gen Psychiatry 528

Gerdes N (1984) Der Sturz aus der Wirklichkeit und Suche nach dem Sinn. Schloß Reisensburg

Goldhaber D, Deli M, Grönemeyer DHW et al. (1993) Measurement of tissue temperature by MRI. IEEE Nucl Sci Med Imaging 3: 1702–1705

Reimers (1998) Muskelsonographie und Sehnensonographie. Deutscher Ärzteverlag, Köln

Schwing C (1994) Extern gesehen – Radiologie im Kostenvergleich. Mallinckrodt Imaging News, Herbst, S 2

Untch M (1999) Leserbrief. Management und Krankenhaus. 9: 14

Untch M (1999) Persönliche Mitteilungen

Untch M, Konecny G, Sittek H, Keßler M et al. (1998) Diagnostik und Therapie des Mammakarzinoms: State of Art. Zuckschwerdt, München

Ward P (1993) Euro radiologists cope with economic change. Diagnostic Imaging Jan/Feb: 21–24

Zum Thema
Ein Großteil der modernen Therapieverfahren sind Errungenschaften, die durch die Kreativität deutscher Forscher und Ärzte realisiert wurden. Dies ist vielen Menschen in unserem Land und vor allen Dingen den Verantwortlichen im Gesundheitswesen und in der Politik nicht bewußt. Wir können ruhig ein wenig stolzer auf diese Leistungen sein und Standortvorteile von Deutschland in einem zukünftigen vereinten Europa erkennen. Aber leider wurden viele medizinische Innovationen in Deutschland „verschlafen" oder verhindert.

„Neidkomplex" made in Germany. Häufig fehlen Begeisterung und Anerkennung für die Leistung anderer.

Akzeptanzprobleme „made in Germany"

Die deutsche Mentalität ist leider weniger geprägt von Optimismus und „fröhlichem" Wettstreit untereinander. Die Leistungsträger Deutschlands werden nicht erst seit heute mißtrauisch beäugt, und man versucht, Einzelerfolge so zu relativieren. Abgrenzung bis hin zum Neid auf Leistungsfähigkeit, vor allen Dingen, wenn die Erfolge von Angestellten geschaffen worden sind, ist ein weiterer, typisch deutscher Charakterfehler. Anstatt sich mit dem anderen über die Leistung zu freuen, z. B. bei der Herausgabe eines Buchs oder bei dem Erfinden einer neuen Methode, wird diese entweder hinter vorgehaltener Hand kritisiert oder offensiv boykottiert. Dieses Prinzip wird in der Regel so lange mit verbissener Härte durchgeführt, bis die Boykotteure eigene Erfolge auf genau demselben Gebiet vorweisen können.

Boykott so lange, bis man selbst die Methode beherrscht.

Diese typisch deutsche Haltung hat sich gerade in der Medizin leider nicht selten gezeigt, und so kommt es nicht von ungefähr, daß viele Pioniere in ihrer Arbeit frustriert wurden oder auch den Standort Deutschland verließen. So erging es beispielsweise Andreas Grüntzig.

Herzkatheter und Herzkranzgefäßerweiterung

Frustrierte Auswanderung von Andreas Grüntzig 1980 nach Amerika.

Der geborene Dresdner, Jahrgang 1939, und Tüftler ersten Ranges, schob im Jahr 1977 einem 38 Jahre alten Patienten mit schweren Herzschmerzen infolge einer Herzkranzgefäßverengung einen von ihm entwickelten Ballonkatheter bis zur Verengung über die Leiste. In der Engstelle blies er den „wurstartigen Plastikschlauch" auf. In Sekundenschnelle verschwand das Hindernis, die Verkalkung wurde in die Gefäßwand zurückgedrückt, und die mechanische Kompression des adernverengenden Belags schuf Platz für einen „neuen" Kanal. Der Patient stand auf und war, „oh Wunder", geheilt. Diese gigantische Entwicklungsleistung für die hochgradig effektive Behandlung von Gefäßverengungen (Dilatation) sprach sich schnellstens herum. Grüntzig selbst nützte dies wenig. Keine deutsche Universität bot ihm einen Arbeitsplatz an, und er wurde heftig kritisiert. So wanderte der erste „Dilatator" der Welt frustriert 1980 nach Amerika aus. Er erhielt eine Professur und die dringend benötigten Räume zur Weiterentwicklung seiner Methode in Atlanta und verstarb, 46 Jahre jung, nach einem Flugzeugabsturz. Weil Katheter und Ballons einfacher zu handhaben sind als Skalpelle der Herz- und Gefäßchirurgen und das Risiko für Patienten und Ärzte deutlich kleiner ist, gibt es mittlerweile fast kein Gefäß mehr im Körper, das nicht mit einem Ballon aufgeweitet werden kann, und das jährlich vieltausendmal weltweit.

Die revolutionäre Umgestaltung der Chirurgie von den klassischen Operationsmethoden über endoskopische Verfahren zur Mikrotherapie ist u.a. dem ersten deutschen Nobelpreisträger für Medizin, Prof. Dr. Werner Forßmann, zu verdanken.

Dieser führte weltweit zum erstenmal einen Katheter in das Herz ein und legte damit den Grundstein für operative Eingriffe in den menschlichen Körper direkt durch die Haut und nicht über Körperöffnungen.

Prof. Sauerbruch verweist zukünftigen Nobelpreisträger von der Universität

Gegen die Verbote seinen damaligen Chefs, des berühmten Chirurgen Prof. Dr. Ferdinand Sauerbruch, machte er im Jahr 1929 den ersten von 9 Selbstversuchen einer Herzkatheterisierung, wobei er sich vor dem Röntgenschirm eine Sonde über den Arm bis ins Herz führte. Die Idee, Herzkranzgefäße sichtbar zu machen, war somit geboren, aber viele seiner damaligen Kollegen verspotteten Forßmann unter dem Motto „man schiebt sich keine Fahrradspeichen ins Herz". Ferdinand Sauerbruch kommentierte das Habilitationsgesinnen von Forßmann „Mit einem derart lächerlichen Kunststück habilitiert man sich vielleicht in einem Zirkus, aber nicht an einer ordentlichen deutschen Klinik". Forßmann ereilte damit frühzeitig das gleiche Unglück wie Andreas Grüntzig Jahrzehnte später. Er wurde der Charité in Berlin verwiesen und hatte sich, wie er später allmählich erkennen mußte, mit diesem Selbstversuch und dem schmählichen Rauswurf aus der Universitätsklinik für alle Zeiten die wissenschaftliche Laufbahn verbaut. Im Jahr 1956, als der Herzkatheter schon in vielen Ländern eingesetzt wurde, erhielt Forßmann, damals Chefarzt in Bad Kreuznach, zusammen mit den beiden Amerikanern André F. Cournand und Dickinson W. Richards, den Nobelpreis für Medizin.

„So etwas macht man nur im Zirkus"!

Beharrlicher und kreativer Einsatz für den Standort Deutschland.

Weitere wesentliche Pionierarbeit für die Kardiologie wurde im letzten Jahrzehnt von Prof. Raimund Erbel realisiert (Direktor der kardiologischen Klinik der Universität Essen). Er engagiert sich seit langem beharrlich und konsequent für die Technik und den Standort Deutschland, vor allen Dingen in der Forschung und Entwicklung von neuen Methoden zur Gefäßerweiterung, Ultraschalldiagnostik und Gefäßstützen (Stents). Die Einführung der ultraschnellen Elektronenstrahltomographie in Deutschland ist auf unsere gemeinsame Forschungsarbeit zurückzuführen.

Widerstände in Deutschland

Ähnliche Widerstände wie gegen zukunftsweisende und schonende Diagnose- bzw. Operationsverfahren haben die Pioniere der verschiedenen Etappen bis heute zu spüren bekommen, besonders dann, wenn sich ein Kampf zwischen den Fachdisziplinen um die Geräte und die Operationsverfahren entwickelt. Im Gegensatz zu vielen anderen Ländern ist die deutsche Mentalität hierbei sehr stark von emotionaler Ablehnung geprägt und macht auch vor Verhinderung von Karrieren keinen Halt. Widerstände sind auch in anderen Ländern an der Tagesordnung, nur wird häufig mit neuen Methoden ganz anders umgegangen.

Praxis USA

Frühzeitiges Venture-Kapital für innovative Produkte in den USA.

Bei vielversprechenden und neuen Ideen in der Medizin und Wissenschaft werden in Amerika – auch wenn Ablehnung in der Scientific Community, also der wissenschaftlichen Lobby, herrscht – sehr schnell Gelder für neue Forschungsprogramme realisiert. Ziel ist es in der Regel, neben dem wissenschaftlichen Output, also der maximalen Erhöhung von wissenschaftlichen Publikationen, neue Produkte für den Markt zu identifizieren. Im Gegensatz zu Deutschland werden hier schon nach einigen wichtigen Publikationen Gelder vom Staat oder von Venture-Kapital-Gebern zur Verfügung gestellt, um eine Firma mit einem neuen Produkt zu gründen. Durchleuchtet man die Publikationsaktivität von amerikanischen Wissenschaftlern, so stellt man sehr schnell fest, daß in der Regel mit wenigen Untersuchungen und Ergebnissen eine Vielzahl von Publikationen in unterschiedlichen Fachzeitschriften untergebracht wird. In Deutschland warten wir in der Regel viel zu lange mit einer Veröffentlichung und auf große Patientenzahlen, die möglicherweise nie zustande kommen.

Milliardenmarkt in Deutschland verpaßt

Wozu dies führt, kann man wiederum am Beispiel der Geschichte der Herzkatheterisierung aufzeichnen. Obwohl in Deutschland entdeckt und entwickelt, wird bis heute kein Ballonkatheter von deutschen Firmen produziert. Dieser Milliardenmarkt ist ausländischen Firmen überlassen. Damit entfällt die Schaffung von Arbeitsplätzen und Steuereinnahmen des Staates durch eine unterlassene Forschungsförderung.

Milliardenmärkte wie Endoskopie oder Ballonkatheter werden ständig übersehen.

Sieht man unter diesem Aspekt nach Amerika, so kann man an der Geschichte der Herzdiagnostik feststellen, daß Pioniere wie der Physiker Prof. Douglas Boyd aus San Francisco, trotz des Widerstandes von Kardiologen, einen ganz anderen Weg gehen konnte. Douglas Boyd entwickelte in den 70er Jahren die ultraschnelle Elektronenstrahltomographie zum berührungsfreien Sichtbarmachen von Kalk in Gefäßen und hier speziell in den Herzkranzgefäßen. Er befreite den Computertomographen von der rotierenden Röhre um den Menschen und führte ein feststehendes Beschleunigerrohr ein. Damit war die Geschwindigkeitsbegrenzung der Aufnahme durch ein mechanisch bewegtes Teil aufgehoben. Nun lag und liegt es nur noch an der Computertechnologie, wie schnell die bis auf Lichtgeschwindigkeit beschleunigten Elektronen und die daraus resultierende Röntgenstrahlung von kommenden Computergenerationen weiterverarbeitet werden können. In der Geschwindigkeit der Aufnahmetechnik ist die Begrenzung der Bildentstehung nur noch durch die Geschwindigkeit von Computern bestimmt. Heute schon können Aufnahmen von 50 ms erzeugt werden, und als zweiter genialer Schritt werden diese Aufnahmen nicht nur auf einer Schnittebene, wie bei herkömmlichen CTs, sondern auf bis zu 8 Schnittebenen simultan aufgenommen. Somit können bewegte Organe präzise abgebildet werden, und ein transparenter, berührungsfreier Blick in die Herzkranzgefäße ist möglich, ohne daß es zu Verwackelungen kommt. Gleichzeitig konnte mit der neuen Technologie und speziellen Detektoren die Röntgenstrahlung drastisch reduziert werden (s. auch Abb. 11.1).

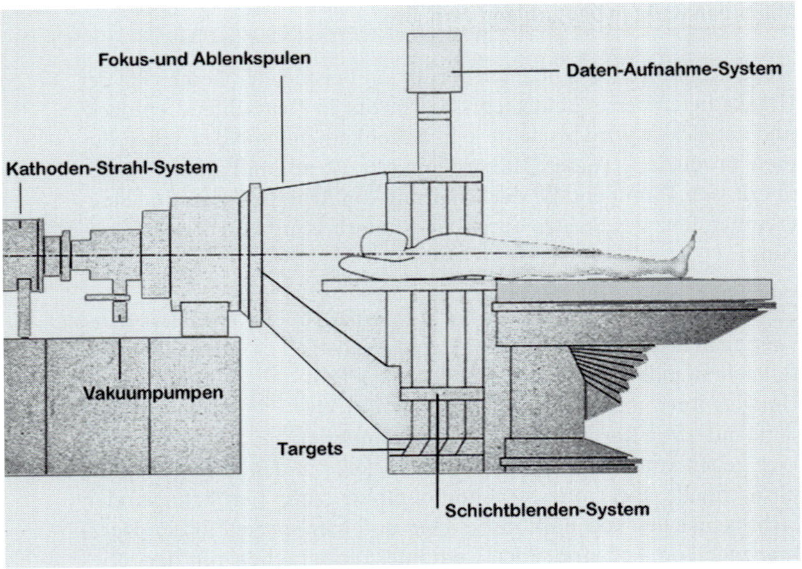

Abb. 11.1. Schematische Zeichnung des Elektronenstrahltomographen: Durch die Beschleunigerröhre werden die Elektronen auf fast Lichtgeschwindigkeit beschleunigt, von starken Magneten unter den Patienten abgelenkt und dort von 4 Targetscheiben abgebremst. Hier wird Röntgenstrahlung als Bremsstrahlung frei und durch den Körper auf Detektoren gelenkt. Bis zu 8 Schichten und bis zu 34 Bilder pro Sekunde können erzeugt werden, bei extrem kurzer Aufnahmezeit (50–100 ms) und niedriger Strahlendosis. So können das bewegte Herz und die Kranzgefäße berührungsfrei ohne Katheter scharf abgebildet werden

Amerikaner investieren früh und viel in Innovationen

Boyds Arbeit wurde zunächst belächelt bzw. abgelehnt, aber ihm war es wie vielen Pionieren in Amerika gelungen, innerhalb kürzester Zeit sehr viel Geld zur Firmengründung und für wissenschaftliche Projekte vom Staat und der Industrie zu akquirieren. Die Methode konnte weiter verfeinert werden, Hunderte von Publikationen waren möglich, und heute setzt sich diese Methode international rasant durch. Sie ist ein Segen für die Patienten, speziell in der Vorsorge der Gefäßverkalkung, aber auch für die Nachsorge, nämlich dem katheterlosen Kontrollieren des Eingriffsresultats und der mehrjährigen Kontrolle nach Gefäßerweiterung, Bypassoperationen oder Stenteinbringung. Sie spart nicht nur dramatisch Kosten im Gesundheitswesen, weil unnötige Katheterisierungen verhindert werden, sondern hilft auch, durch die Früherkennung von beginnenden Erkrankungen und die Möglichkeiten der Lebensstiländerungen den Infarkt, Schlaganfall oder die Beinamputation zu vermeiden. Weiterhin werden große Forschungsprogramme initiiert. Zuletzt wurde im Jahr 1997 vom National Institute of Health ein 50-Mio.-Projekt für die weitere Erforschung der Elektronenstrahltomographie in Amerika aufgelegt. Die Firma prosperiert, viele Arbeitsplätze in der Entwicklung, der Produktion, dem Vertrieb und der Forschung wurden geschaffen und der Staat verdient auch nicht schlecht daran. Immerhin kostet ein Elektronenstrahltomograph heute ca. 4 Mio. DM.

Geschichte der Endoskopie

Die klassische, therapeutische Dreiteilung, wie sie in der griechischen Medizin beschrieben wird, besteht aus der Diätetik, der Verabreichung von Medikamenten und dem chirurgischen Eingriff. Im letzteren Bereich ist der Einsatz technischer Instrumente notwendig. Die Geschichte der Chirurgie begann in der Steinzeit, in der mit Messer, Hammer, Beil und Meißel beispielsweise bei Schädel-Hirn-Verletzungen schon der Kopf geöffnet wurde. Bis ins Mittelalter übten noch Feldscher, Bader und Barbiere das blutige Handwerk mit Holzhammernarkose und Brenneisen aus. Die moderne Chirurgie hat sich erst in den letzten 2 Jahrhunderten entwickelt und wurde vor allen Dingen durch die wirksame Methode zur Blutstillung, durch die Konzepte zur Keimbekämpfung und besonders durch das Einführen der Narkose zur hohen Blüte entwickelt. Erst dies hob den Chirurgen an die Spitze der ärztlichen Hierarchie, und operieren wurde zur Wissenschaft. Wer ein Skalpell so kunstvoll führen konnte wie Prof. Ferdinand Sauerbruch, dem waren Ruhm und Nachruhm sicher. Er wie auch andere Kollegen seiner Zeit ließen am Skalpell keinen Zweifel, auch wenn modernere Ansätze schon seinerzeit in seiner Klinik – wie am Beispiel Werner Forßmann nachgewiesen – vorhanden waren.

Schon 1804 wurde die Endoskopie in Frankfurt entdeckt.

Die Geschichte der Endoskopie in Deutschland ist ähnlich tragisch für den Standort wie die Geschichte der interventionellen Kardiologie. Im Jahr 1804 veröffentlichte der Frankfurter Arzt Philipp Bozzini (1773–1809) in einer Frankfurter Tageszeitung eine Methode, um *„die inneren Hüllen des lebenden animalischen Körpers zu erleuchten"*. Diese Erfindung wurde ein Jahr später im „Reichsanzeiger" von ihm angekündigt. Das beschriebene Gerät, das zur Betrachtung von Körperhöhlen dienen sollte, bestand aus 2 Teilen: einem optischen Teil mit Beleuchtungseinheit und einem mechanischen Teil, der sich an die Körperöffnung anpaßt. Bozzini nutzte künstliches Licht, das über ein Ansatzrohr auf das zu betrachtende Objekt, beispielsweise den Mundraum, gerichtet wurde. Dieser Ansatz wurde nicht ernst genommen, vor allem, da als Beleuchtungsmittel eine Wachskerze genommen wurde, die in einem vasenartigen, 35 cm hohen Gefäß untergebracht war, und deren Licht durch eine Spiegelanordnung auf das zu betrachtende Organ gelenkt wurde. Die Glühlampe war noch nicht erfunden und die Lichtausbeute sehr schlecht. Das seit 1845 bekannte Platinglühlicht wurde 1877 von dem deutschen Maximilian Nitze zusammen mit dem Wiener Instrumentenbauer Leiter schließlich 1879 für das erste Zystoskop eingesetzt. Erst die Erfindung der Glühlampe im gleichen Jahr konnte dann einen weiteren Entwicklungsschritt bewirken. Die Glühlampe wurde besonders als sog. Mignon-Lampe an der Spitze der Endoskope zur Beleuchtung angebracht. In den 60er Jahren kam dann schon das bei halbflexiblen Linsensystemen eingesetzte Faserlicht, das 1962 von Storz aus Deutschland eingeführt wurde, als sog. Kaltlichtbeleuchtung generell in der Endoskopie zum Einsatz (s. auch Abb. 11.2 a–d).

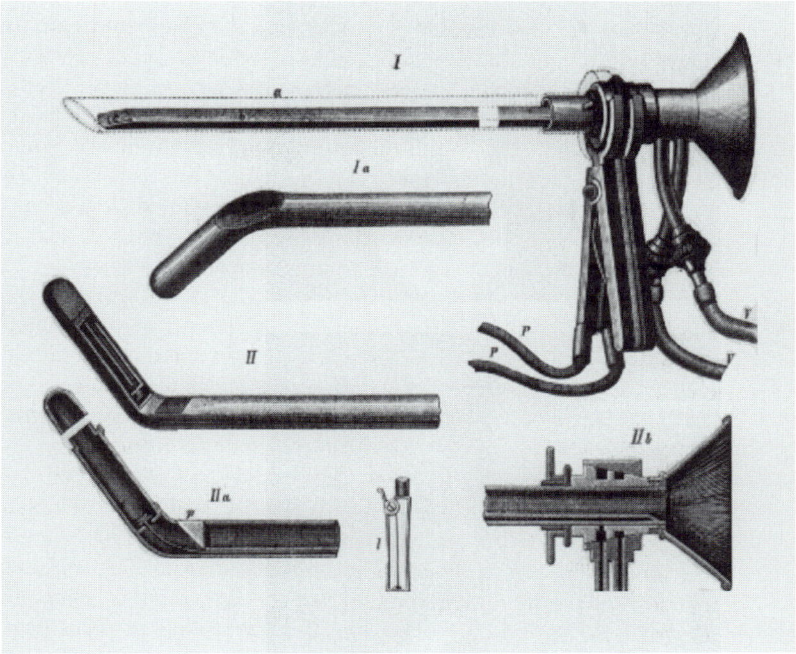

a

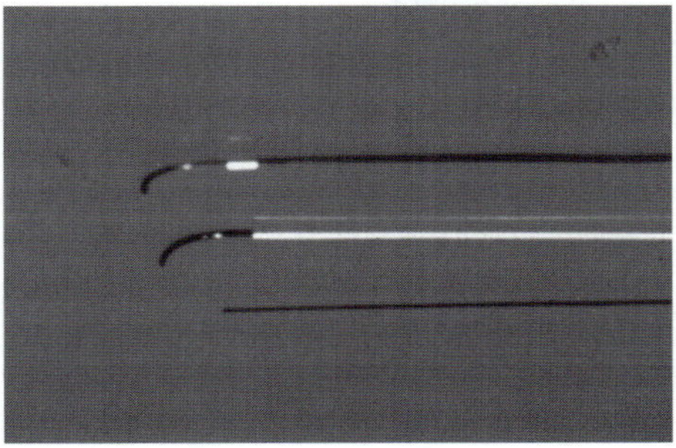

b

Abb. 11.2 a, b. Entwicklung der starren Endoskopie zur Mikrotherapie. **a** Alte Systeme. **b** Flexible Endoskope von 0,3–1,5 mm

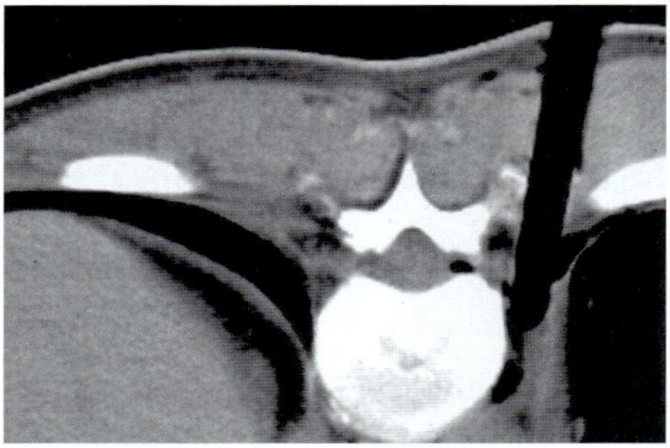

c

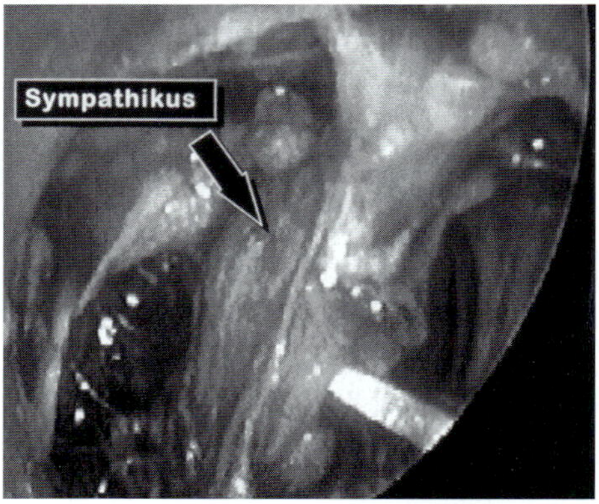

d

Abb. 11.2 c, d. Entwicklung der starren Endoskopie zur Mikrotherapie. **c** CT-gesteuerter Eingriff mit einem 1 cm dicken Endoskop (*schwarz*), sicher an der Lunge vorbei, nachdem diese vorsichtig zur Seite gedrückt wurde. **d** Endoskopischer Blick auf einen kleinen Nerv neben der Lunge, vor der Verödung mit der kleinen abgebildeten Thermozange. Dieser Eingriff wird zur Tumorschmerztherapie oder bei übermäßigem Schwitzen durchgeführt

Die erste wirkliche Endoskopie wurde 1868 von dem Freiburger Internisten Adolf Kußmaul (1822–1902) an einem Schwertschlucker durchgeführt. Ein starres Rohr wurde von ihm als Prototyp in den Magen geführt. Im Jahr 1881 entstand das erste starre Endoskop zur Magenspiegelung von Johann von Mikulicz-Radecki in Wien. In den 30er Jahren entwickelte der Berliner Arzt Rudolf Schindler (1888–1968) zusammen mit dem Instrumentenmacher Georg Wolf ein halbstarres Endoskop. Schon 1901 wird von dem Dresdner Arzt Georg Kelling (1866–1945) ein Verfahren beschrieben, mit dem man die freie Bauchhöhle mittels eines Endoskops besichtigen kann. Er schlägt vor, den Magen-Darm-Kanal vollständig zu entleeren und die Bauchhöhle mit Luft zu füllen, damit dort ein großer Kuppelraum entstehen kann, in dem die Instrumente gut geführt werden können.

Dogmatismus made in Germany

Dr. Witmoser nahm sein Wissen mit ins Grab – auch ihm war der Ruhm nicht vergönnt.

Widerstände gab es in allen Fachdisziplinen. Ende der 20er Jahre wurden vereinzelt Bauchspiegelungen an der Berliner Charité durchgeführt. Dies war auf die Aktivitäten des jungen Privatdozenten Heinz Kalk (1895–1973) zurückzuführen. Durch das dominante und herrische Verhalten der Chirurgen kam es dennoch in den nächsten Jahrzehnten zu keinem Durchbruch der Endoskopie. Dr. Witmoser begann in den 50er Jahren in Düsseldorf mit der Endoskopie des Brustraums und führte diese Methode zunehmend in den Routinealltag ein. Auf ihn geht die Durchtrennung der Nerven des unbewußten, vegetativen Nervensystems (Sympathikus) zurück, die er im Brust- und Bauchraum in der Regel vor der Wirbelsäule endoskopisch durchtrennte, um Patienten zu helfen, die unter starker Schweißabsonderung litten. Auch geht auf ihn die Durchtrennung eines kleinen Nervs (Vagus) im Brustraum zurück, um die Magensäureresektion zu unterbinden. Dr. Witmoser hat eine hochdifferenzierte, endoskopische Chirurgie entwickelt, die es möglich machte, relativ untraumatisch und ohne große Operation kleinste Strukturen – wie das vegetative Nervensystem – zu behandeln. Auch ihm wurde die große universitäre Laufbahn versagt. Er konnte vieles von seinem enormen Erfahrungsschatz nicht publizieren. Sein Wissen hat er von der wissenschaftlichen und medizinischen Öffentlichkeit unbemerkt vor einigen Jahren mit ins Grab genommen.

Auch Prof. Semm aus Kiel leitete jahrzehntelang eine wichtige endoskopische Arbeitsgruppe. Er führte die endoskopischen Eingriffe in der Gynäkologie zur Operation an Gebärmutter und Eileiter ein und war auch weltweit der erste, der endoskopische Blinddarmoperationen durchführte. Diese Ansätze der minimal invasiven Gynäkologie reichen bis in die 60er Jahre zurück. Prof. Dr. Semm hat jahrzehntelang gegen heftigsten Widerstand seine Eingriffmethodik verteidigt, vor allem auch gegenüber einem Teil der Chirurgen, die sich mit unfairen Attacken in der Öffentlichkeit und der Presse gegen den endoskopischen Ansatz von Prof. Semm wandten.

Prof. Semm kämpfte erfolgreich gegen viele Widerstände für die Endoskopie.

Vor allen Dingen war ihnen ein Dorn im Auge, daß ein Gynäkologe sich in ein chirurgisches Fachgebiet wagte und auch ihnen vormachte, wie man relativ sanft Blinddärme operieren kann. Der Vorteil von Prof. Semm war, daß er schon eine wissenschaftliche Laufbahn an der Universität eingeschlagen hatte und auf den Lehrstuhl in Kiel berufen war, bevor die großen Attacken losgingen. So konnte er dem massiven Widerstand der chirurgischen Zunft besser als andere begegnen. Im Jahr 1993 wurde Prof. Semm erneut aktiv: mit der totalen Entfernung der Gebärmutterschleimhaut auf endoskopischem Wege. Hier stellt er eine Alternative zur Entfernung der gesamten Gebärmutter (Hysterektomie) vor. Ein Segen für die Frauen, bei denen häufig bei Verdacht auf eine Entartung der Gebärmutterschleimhaut die gesamte Gebärmutter entfernt werden soll.

Internisten viel schneller als Chirurgen

Auf internistischer Seite engagierten sich die Münchener Ärzte Prof. Meinhard Classen zusammen mit seinem Kollegen Ludwig Demling in der endoskopischen Disziplin. Im Jahr 1973 gelang ihnen die erste Papillotomie, nämlich das Erweitern der Einmündung des Gallengangs in den Zwölffingerdarm von innen her über den Magen. Auch ihnen wurde lange Zeit heftigster Widerstand von der chirurgischen Disziplin entgegengebracht und der Tiefschlaf der Chirurgen dauerte bis 1985, als Dr. Erich Mühe und Friedrich Götz, beide Chirurgen, die Zeichen der Zeit erkannten und die erste endoskopische Entfernung der Gallenblase durchführten. Auch hiergegen lief die organisierte chirurgische Gesellschaft Sturm, und erst in den letzten Jahren hat sich die Gallenblasenentfernung auf endoskopischem Wege in allen Kliniken etabliert. Heute werden die meisten Gallenblasen endoskopisch operiert.

Internisten beherrschten lange Zeit die Endoskopie des Magen-Darm-Trakts allein, lange vor den Chirurgen.

Der Begriff „Minimal Invasive Surgery" wurde von dem englischen Urologen Prof. Dr. John Wickham aus London 1988 in einem Editorial des British Medical Journal geprägt. Prof. Wickham war fast ein Jahrzehnt Präsident der internationalen *Gesellschaft für Minimal Invasive Therapie* (Davies et al. 1989). Sein Nachfolger ist Prof. Buess aus Tübingen, der 1998 auch Präsident der deutschen Gesellschaft für Endoskopie war.

Der Urologe Prof. Dr. Wickham aus London prägte 1988 den Begriff der minimal invasiven Chirurgie.

Nach Prof. Dr. Buess aus Tübingen, einem der großen Pioniere der minimal invasiven Chirurgie, geht die Chirurgie heute in die Offensive. Nicht darum, weil die Chirurgie etwa die *„futuristische Richtung in der Medizin ist"*, sondern weil ihr plötzlich klar wird, daß sie bisher am konservativsten war und das stark hierarchisch strukturierte „Unternehmen Chirurgie" sehr schwerfällig zu manövrieren war.

Prof. Dr. Buess ist einer der großen Pioniere der endoskopischen Chirurgie.

Auf Prof. Buess und seine Arbeitsgruppe, hier vor allem auf Dr. Marc Schurr und Prof. Andreas Melzer, gehen auch wesentliche Errungenschaften neuer Operationsverfahren im Magen-Darm-Trakt und besonders technische Entwicklungen zurück. Hochentwickelte, multifunktionale Instrumente, die beispielsweise um die Ecke greifen und mehrere Funktionen gleichzeitig ermöglichen, sowie die Integration von zusätzlichen Sichtmethoden, wie Ultraschall in der Spitze eines Endoskops, wurden von ihnen entwickelt. Heftigster Widerstand war auch Prof. Buess lange Jahre beschieden. Auch er ist trotz beachtlicher wissenschaftlicher Leistung und hoher Innovationskraft sowie einem unermüdlichen weltweiten Einsatz für die Endoskopie seit fast zwei Jahrzehnten auf keinen Lehrstuhl berufen worden.

Der Endoskopiemarkt ist auch bzw. gerade in Zukunft ein Boommarkt.

Eine besondere Tragik bekommt der gesamte Ansatz für den Standort Deutschland zusätzlich dadurch, daß schon 1994 eine Verdopplung des gesamten internationalen Endoskopiemarkts, der heute mehrere Mrd. DM Umsatz hat, prognostiziert wurde. Bedenkt man, daß nicht nur die Technik, sondern auch die medizinischen Einsatzgebiete von deutschen und z.T von österreichischen Ärzten, Wissenschaftlern und Ingenieuren entwickelt wurden, so ist es besonders bedauerlich, daß der gesamte Endoskopiemarkt seit Jahrzehnten von einer japanischen Firma zu über 80% dominiert wird und wir sozusagen eigene Technik reimportieren!

Geschichte der Lasertechnik

Laser steht für **L**ight **A**mplification by **S**timulated **E**mission of **R**adiation, also Lichtverstärkung durch induzierte Emissionen von Strahlung.

Albert Einstein erarbeitete auch den physikalischen Hintergrund für den Laser.

Es ist ein Verdienst von Albert Einstein, den physikalischen Hintergrund des Lasers bereits 1917 erarbeitet zu haben. Erst später gelang es Walter Gorden und dann Albert Schaflo sowie Charles Townes, den Lasereffekt für die Physik nutzbar zu machen. Die Idee, Licht zur Therapie in den Körper hineinzubringen, ist auf Prof. Dr. Gerd Meyer-Schwickerath zurückzuführen, der in der alten Augenklinik im Hamburger Universitätskrankenhaus Eppendorf diese Methode vor mehr als 50 Jahren entwickelt hatte. Er leitete den Einsatz des Lasers vom Nutzen der Sonnenenergie in der Augenheilkunde ab.

Meyer-Schwickerath stellte eines Tages einen Sonnenspiegel, einen sog. Heliostar, den er zusammen mit der Bergedorfer Sternwarte gebaut hatte, auf dem Dach der Klinik auf und leitete das Sonnenlicht über Spiegel und Linsen in die geweitete Pupille auf die Netzhaut eines

Patienten, der im Operationssaal lag. Auf diese Art und Weise konnte er die Netzhautschicht an der Stelle des Auftreffens des Sonnenlichtes verschweißen und hat damit eine der weltweit bedeutendsten und bis heute für Millionen von Patienten segensreichsten Entwicklungen der Augenheilkunde begründet. Später entwickelte er in der Firma Möller aus Wedel bei Hamburg eine Kohlenbogenlampe, womit er sich unabhängig von der Sonne machte und später führte er als erster den Rubin-Laser in die Augenheilkunde und damit in die Medizin ein. Von seinem Lehrstuhl aus Hamburg wechselte er auf den Lehrstuhl in Essen, wo er vor einigen Jahren starb. Es ist seinem persönlichen Engagement zu verdanken, daß der Laser sich in der Augenheilkunde weltweit so verbreitet hat, und es ist gleichfalls sein Verdienst, daß der Laser heute auch zur Augenlichtverbesserung eingesetzt wird, beispielsweise bei der Behandlung des grünen Stars oder beim Schleifen der Hornhaut, um die Brille zu ersetzen. Auch legte der Einsatz des Lasers den Grundstein für eine Vielzahl anderer mikrooperativer Verfahren in der Augenheilkunde, beispielsweise der Verwendung von Mikroscheren und Mikrozangen oder dem Einsetzen von Mikroprothesen wie der Linse.

Die Augenheilkunde treibt den Fortschritt bei der Mikrooperation und Mikrotherapie voran.

Die Augenheilkundler sind scheue Menschen und ihnen liegt nichts an großer Publizität. Trotzdem muß an dieser Stelle deutlich hervorgehoben werden, daß es gerade die Augenheilkunde ist, die den rasanten Fortschritt in der Mikrooperation und Mikrotherapie weltweit begründet. Erst die Technik und die Erfolge der Augenheilkunde ermöglichen es den anderen Fachdisziplinen, ähnliche Instrumente und Techniken bei Operationen einzusetzen. Ich selbst habe meine Kleinstinstrumente und auch den Einsatz des Lasers bei der Bandscheibenchirurgie und in der Tumortherapie von Augenärzten gelernt. Ihnen – und hier vor allen Dingen Prof. Meyer-Schwickerath – gebührt unser aufrichtigster Dank, und meiner Meinung nach gehört ihm auch noch postum der Nobelpreis verliehen.

Die wahren Mikrotherapeuten sind die Augenärzte. Von ihnen kann man fast jede neue Technologie lernen.

Mikrochips werden die Netzhaut ersetzen

Blinde werden wieder sehen können.

Die Makuladegeneration (das Absterben des wenige Millimeter großen Sehnervs) ist die häufigste Ursache von Erblindungen. Transplantationen von gesunder Netzhaut oder Chips könnten hier Abhilfe schaffen, ebenso wie für andere vererbbare Erblindungsursachen – auch der Nachtblindheit (Retinitis pigmentosa). Bei Nachtblindheit liegt ein angeborener Schaden der sog. Photorezeptoren in der Netzhaut vor. Tierexperimentelle Untersuchungen zeigen, daß Transplantationen heute schon möglich sind, vor allen Dingen bei der altersbedingten Makuladegeneration. Das Problem der Gewebeabstoßung muß neben vielen anderen Problemen noch gelöst werden. Auch werden mittlerweile winzigste, ins Auge einsetzbare Chips entwickelt, die die Funktion der Netzhaut ersetzen sollen. Positive Resultate sind bei der Verbindung des Auges mit dem Computer amerikanischen und deutschen Forschern bereits gelungen. Die größten Probleme bereitet der Anschluß der Zellen an den Sehnerv. Mehrere Millionen Nervenfasern, die die Informationen vom Auge zum Sehzentrum vermitteln, müssen in der Lage sein, sich einheitlich und entsprechend der zugeführten Information auszurichten und diese zu verarbeiten. Die gesamte Informationsbearbeitung, die bereits in der Netzhaut des Auges stattgefunden hat, müßte im Mikrochip geschehen, insgesamt eine große Herausforderung an die zukünftige Wissenschaft, Technik und Medizin. Erste kleine Erfolge, Blinde sehend zu machen, sind in letzter Zeit gelungen (s. auch Abb. 11.3).

Die enormen Fortschritte in den mikrooperativen Ansätzen in der Augenheilkunde hätten nicht erfolgen können, wenn nicht 1952 in Deutschland von Zeiss das erste Operationsmikroskop entwickelt worden wäre. Durch die bis zu 25fache Vergrößerung mit einer viel genaueren Darstellung der kleinen Strukturen im Auge konnten wichtige Verbesserungen, vor allen Dingen in der Verkleinerung von Operationsinstrumenten und Datenmaterial, entwickelt werden. Nachdem die Augenärzte auch hier wieder völlig unspektakulär eine neue Methode in die Chirurgie eingeführt hatten, haben viele Jahre später die Neurochirurgen, die bis zu diesem Zeitpunkt die Lupenbrille über alles liebten, das Operationsmikroskop eingeführt. Heute ist das Operationsmikroskop Standardausrüstung in allen Operationssälen, in de-

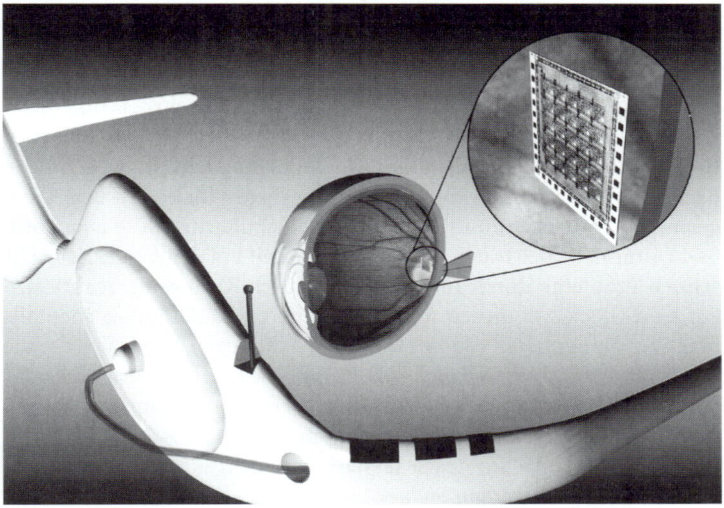

Abb. 11.3. Mikrochip auf dem Sehnerv. Virtuelles Bild von Dr. Haymaun von der Johns Hopkins Universität in Baltimore, USA

nen größere Operationen an Gehirn und Wirbelsäule durchgeführt werden.

Geschichte der Gelenkprothesen

Einer der größten Segen für die Behandlung von Millionen schmerzhafter Gelenke im Alter und die damit verbundene extreme Einschränkung der Lebensqualität ist die Entwicklung von Gelenkersatz (Prothesen). Heute ist die Medizintechnik in der Lage, eigentlich für jedes Gelenk Prothesen zu entwickeln.

Für Schulter oder Ellenbogen, Hüfte oder Knie, Sprunggelenke oder kleine Gelenke stehen Prothesen in den unterschiedlichsten Variationen aus vielen verschiedenen Materialien, die der Körper gut verträgt, zur Verfügung.

Auch hier wurde frühen Pionieren in Deutschland die Forschungsarbeit schwer bzw. unmöglich gemacht.

Die Entwicklung der Prothesenchirurgie ist auf eine Beobachtung des Franzosen Baré im 16. Jahrhundert zurückzuführen, der entdeckte, daß Fremdkörper wie kleine Geschosse lange im Gewebe oder Knochen liegen konnten, ohne daß der Körper eine Abwehrreaktion dagegen entwickelte. Diese Beschreibung führte gegen 1890 bei dem Berliner Chirurgen Themistokles Gluck und bei dem Franzosen Péan dazu, eine Konstruktion von Elfenbeinprothesen für Hand- und Kniegelenk zu entwickeln und ebenfalls eine Schulterprothese aus Platin und Gummi. Leider traten zur damaligen Zeit bei den Versuchen sehr schnell Probleme durch Infektion und durch Abstoßungsreaktionen auf, und Gluck gab diesen Ansatz resignierend auf, da ihm ebenfalls massiver Widerstand von den ärztlichen Kollegen zuteil wurde, die ihm vorwarfen, „*dem Schöpfer ins Handwerk zu pfuschen*". Einer der berühmtesten Ärzte jener Zeit, Prof. Dr. Ernst von Bergmann, schrieb damals an Gluck: „*Ich als Führer der deutschen Chirurgie kann nicht länger dulden, daß die deutsche Wissenschaft diskreditiert wird. Ich und meine Schule werden Sie bekämpfen, mit allen zu Gebote stehenden Mitteln. Ich warne Sie, es tut mir leid um Sie, aber mir muß die Sache über der Person stehen!*"

Know-how von Gelenkprothesen wurde aus England reimportiert, wie so viele andere deutsche Entwicklungen.

Danach war die Entwicklung der Gelenkchirurgie – der Einsatz von Kunstgelenken in Deutschland – gestorben. Mehrere Jahrzehnte passierte gar nichts mehr. Anfang der 20er Jahre ersetzte dann der englische Chirurg Hey-Groths einen gebrochenen Oberschenkelkopf durch eine Prothese aus Elfenbein, und in Boston wurde von Smith-Peterson ein Hüftgelenkersatz aus Glas, Cellulit, Kobalt-Chrom und Bakelit eingesetzt. Andere versuchten sich weltweit, und jedesmal kam es wieder zu Infektionen. Tierversuche ließen sich nicht optimal auf den Menschen übertragen. Trotz der negativen Versuche war der Bann gebrochen, und neue Materialien und die Auseinandersetzung mit dem Verständnis für die unterschiedlichen Drücke der Prothesen wurden entwickelt. Die Biomechanik als eigenständiges Fach entwickelte sich um Fragen, wie das lebende Körpergewebe auf Fremdmaterialien wirkt, oder wie die unterschiedlichen Kraftströme oder Kraftdrücke von Knochen oder Prothesen aufgenommen und weitergeleitet werden. Endgültig ist der Durchbruch der Totalendoprothesen auf den englischen Chirurgen John Charnley zurückzuführen. Er entwickelte ein Kunstgelenk auf Basis von Metall und Polyethylen und seine Verankerung im Knochen mit Acrylharz. Dieser Einsatz ist bis heute noch unübertroffen und wurde in Deutschland 1963 von Prof. Dr. Buchholz im Hamburger Allg. Krankenhaus St. Georg eingeführt. Er gründete in Hamburg nach seiner Pensionierung die berühmte Endoklinik; diese war damals weltweit neben der Klinik von Charnley in England die einzige Spezialklinik zur Implantation künstlicher Gelenke. Auf Prof. Buchholz ist auch eine zukunftsweisende Entwicklung der Gelenkchirurgie zurückzuführen. Er war der erste, der zusammen mit seinem Kollegen, Prof. Dr. Lodenkämper, dem Chef des bakteriologisch-serologischen Instituts des Krankenhauses St. Georg, dem Knochenzement Palacos Antibiotika beimischte und dazu beitrug, daß heftige postoperative Entzündungen im Bereich der Gelenkprothese nicht mehr auftraten.

Vor allem durch die rasante Entwicklung in der Bildgebung, der Navigationstechnik und Robotik wird die Gelenkendoprothetik z.Z. noch einmal revolutioniert. Das Verfahren wird momentan für die anderen Gelenke entwickelt.

Geschichte des Röntgen und der Radiologie

Vater der modernen Diagnose und Wegbereiter für die modernsten Entwicklungen in der Chirurgie ist sicherlich Conrad Wilhelm Röntgen (1845–1923) (Abb. 11.4). Er veröffentlichte am 28.12.1895 erstmals eine Mitteilung über die medizinische Anwendung von den nach ihm benannten Röntgenstrahlen („Über eine neue Art von Strahlen"). Er hatte am 22.12.1895 erste medizinische Röntgenaufnahmen von der Hand seiner Frau gemacht. Die gesamte medizinische Welt war in Aufruhr, nachdem Röntgen einen Sonderdruck seines Aufsatzes an eine Reihe von Physikern gesandt hatte. So unter anderem an den Wiener Professor Franz Exner (1849–1926) und den berühmten Ordinarius für Physik an der Berliner Friedrich-Wilhelms-Universität, Emil Wahrburg (1846–1931). Beide reagierten sofort mit hochengagierter Unterstützung für Wilhelm Röntgen, sowohl in der wissenschaftlichen Welt als auch in den Medien. Innerhalb von kürzester Zeit breitete sich

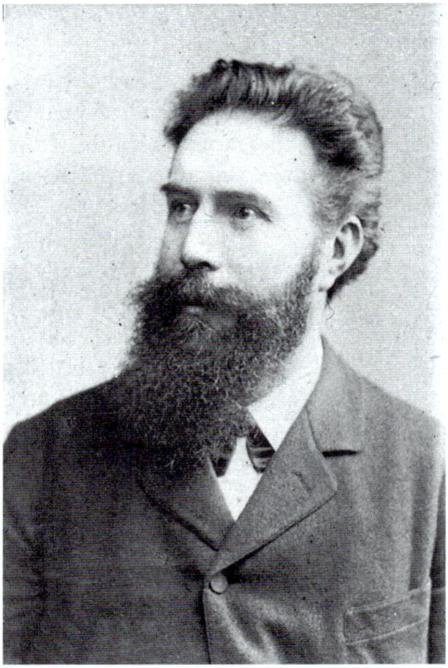

Abb. 11.4. Conrad Wilhelm Röntgen

Zum Glück war Conrad Wilhelm Röntgen kein Arzt. Sonst hätte sich seine Technologie nicht so rasant entwickeln können. Er ist auch ein Begründer der interventionellen Therapie sowie der Mikrotherapie, da er die Durchsicht durch den Körper ermöglicht hat.

die Methode wie ein Lauffeuer aus und konnte sich mit Hilfe der Physiker auch in der Medizin etablieren.

Aus zwei Gründen ist meiner Meinung nach der schnelle Siegeszug der Röntgentechnologie gelungen. Zum einen ist die Methodik außerhalb der Medizin entstanden und wurde zunächst von der naturwissenschaftlichen Fakultät maximal unterstützt und zum anderen war Conrad Wilhelm Röntgen kein Mediziner. Das Verfahren war da, und es mußten eigentlich nur noch die Geräte realisiert werden (s. Abb. 11.5). Die Ab-

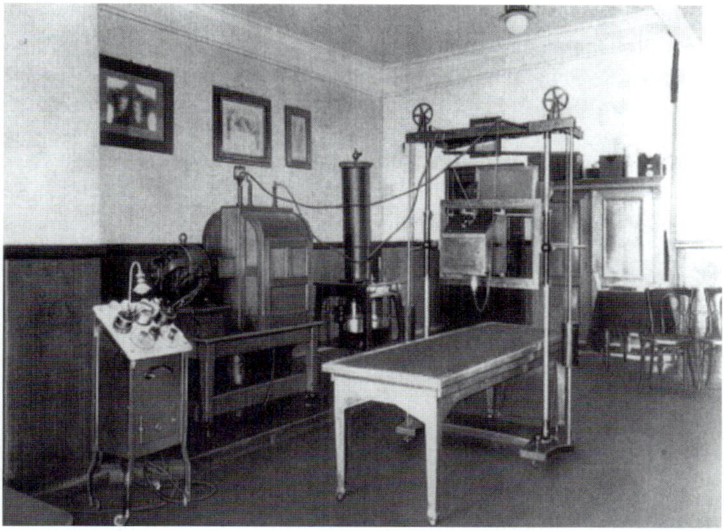

Abb. 11.5. Röntgengerät 1910

wehrschlacht aus der medizinischen Gemeinde heraus konnte weitgehend verhindert werden.

Rasant entstanden Fachzeitungen und Fachgesellschaften. In London wurde schon im Mai 1896 die erste Nummer der „Archives of Clinical Skiagraphie" herausgegeben, in Amerika im selben Jahr das „American X-Ray-Journal" und in Deutschland die Zeitschrift „Fortschritte auf dem Gebiet der Röntgenstrahlen", deren Gründer der Hamburger Arzt Heinrich Ernst Albers-Schönberg (1865–1921) war. Er führte die medizinische Röntgenologie in Deutschland ein, und unter seinem Einfluß erfolgte 1905 die Gründung der deutschen Röntgengesellschaft. Er entwickelte die gesamte Röntgenologie. Leider starb er später wie noch eine ganze Reihe seiner Kollegen an einem Strahlenkarzinom. Die Röntgendiagnostik hat somit für einen kurzen Zeitraum für alle Fachgebiete der Medizin neue, völlig unbekannte Möglichkeiten eröffnet. So ergaben sich auch therapeutische Fortschritte, nachdem man beobachtet hatte, daß sich häufig belichtete Haut unter

Röntgenstrahlen rötete und schuppte. Die Möglichkeit zur Therapie von Muttermalen und anderen Hautkrankheiten wurde bald erkannt, und bereits 1899 glückte die erste Behandlung eines Hautkrebses mit Röntgenstrahlen; 1902 wurde die Röntgentiefentherapie eingeführt und 1928 veröffentlichte Gustav Bucky (1880–1963) seine Monographie über die Therapie mit weichen Röntgenstrahlen.

Die rasante Entwicklung der Röntgenologie hatte aber auch Schattenseiten, wie bei dem Mediziner Albers-Schönberg. In Unkenntnis der schädigenden Wirkung hatten sich gerade die Pioniere dieser neuen Technik unkontrolliert ausgesetzt und ihre Begeisterung und ihren Einsatz mit dem Leben bezahlen müssen.

Auch die Darstellung bewegter Organe war schon sehr früh möglich, und Prof. Dr. Werner Forßmann (1904–1979) entwickelte 1929 die extrem umstrittenen ersten interventionellen Ansätze, indem er nachwies, daß man einen Katheter von der Armvene aus bis ins Herz vorschieben und durch diesen Katheter Kontrastmittel direkt ins Herz bringen kann. Er wurde aufgrund seiner Selbstversuche wie oben dargestellt von seinem Chef, Prof. Dr. med. Sauerbruch, aus der berühmten Berliner Charité hinausgeworfen.

Geschichte der interventionellen Radiologie und Mikrotherapie

Zu den erfolgreichsten Ansätzen und Entwicklungen in der minimal invasiven Chirurgie und Therapie ist die interventionelle Radiologie (Eingriffsradiologie) zu zählen. Sie hat sich aus der diagnostischen Angiographie (Gefäßdarstellung), deren Vater Prof. Forßmann war, entwickelt. In der Angiographie werden Blutgefäße mit Kontrastmitteln markiert, die durch einen kleinen, in die Arterien vorgeschobenen Schlauch (Katheter) in die Blutbahn eingespritzt werden. Mittels der Röntgendurchleuchtung kann die Position des Katheters kontrolliert werden.

Der Amerikaner Charles Dotter ging Mitte der 60er Jahre mit seinem Verfahren erstmals über die reine Diagnose hinaus und nutzte die Technik zur Behandlung von einigen Verschlüssen der Blutgefäße. Von ihm stammt auch der Ausdruck *„Interventional Radiology is Image-guided non-invasive-surgery“*. Zwei wichtige Begriffe werden hier bereits genannt: „Image-guided“ = bildgesteuert und „non-invasive-surgery“ = nichtinvasive Operation. Zu dieser Zeit bedeutete „bildgesteuert“ lediglich Durchleuchtungskontrolle (DL) mit dem üblichen Röntgenverfahren. Mit diesem Verfahren war die Beobachtung nur in einer Ebene möglich. Heute ermöglichen die neuen Schnittbildverfahren – Computertomographie (CT), Kernspintomographie (MRI: magnetic resonace imaging), ultraschnelle Elektronenstrahltomographie (EBT: electron beam tomography), Ultraschall (sono: Sonographie) – dagegen die Darstellung von Querschnitten in allen Ebenen des menschlichen Körpers, mit denen man das erkrankte Gewebe genau lokalisieren und sichtbar machen kann. Erstmals zum klinischen Einsatz kam der Computertomograph Anfang der 60er Jahre. Der Brite Hounsfield entwickelte mit der Firma EMI-Elektrola – heute als Musikverlag bekannt – die erste Maschine.

Interventionelle Therapie: alle Methoden, die mit Kathetern, Sonden und Nadeln unter lokaler Betäubung und ohne Öffnung des Körpers durchgeführt werden.

Dotters Begriff der interventionellen Radiologie steht mittlerweile nunmehr für einen Teil dieser Verfahren. Hierzu gehören alle Methoden, die mit Kathetern, Sonden und Nadeln unter lokaler Betäubung und ohne Öffnung des Körpers durchgeführt werden: die Aufdehnung von Verengungen verschlossener Arterien oder Venen, das Öffnen von durch Tumore eingeengteen Gallen- oder Nierengefäßen, das Verschließen von Gefäßen bei Blutungen oder bösartigen Tumoren, das Auflösen von Blutgerinnseln, die Ableitung von Gallenflüssigkeit oder das Einsetzen künstlicher Gefäßprothesen sowie das Absaugen von krankhaften Flüssigkeitsansammlungen bzw. das Einbringen von Ernährungssonden in den Magen-Darm-Trakt.

Computer- und zeitweise auch Kernspintomographen, die bis heute fast ausschließlich zu rein diagnostischen Zwecken eingesetzt werden, können minimal invasive medizinische Verfahren entscheidend voranbringen, denn sie erlauben eine überlagerungsfreie Darstellung des menschlichen Körpers in Schnittbildern. Davor- oder dahinterliegende Organe stören nicht mehr das Bild, die Gefahr von Bewegungsunschärfen wird vor allen Dingen durch die ultraschnellen Aufnahmetechniken gebannt. Organe mit besonders starker Eigenbeweglichkeit wie Herz, Lunge, Darm- und Gefäßsystem sind mit diesen Geräten im Schichtverfahren transparent und hochaufgelöst darstellbar.

Durch das gute Orts- und Dichteauflösungsvermögen sind auch kleinere Strukturen präzise abbildbar, beispielsweise:

- kleine Bandscheibenvorfälle,
- kleine Tumoren oder kleinste Gefäße in unmittelbarer Nähe von Nerven.

Lange Zeit heftiger Widerstand gegen die Mikrotherapie durch Angst der Radiologen, die Bildgebung zu verlieren bei gleichzeitiger Angst der Chirurgen, das Operieren an Radiologen abgeben zu müssen.

Da alle Gewebestrukturen sichtbar, transparent für den Radiologen zu erkennen waren, ergab sich eigentlich die logische Konsequenz, daß man diese Strukturen auch direkt punktieren konnte. So wurden zunächst gezielt mit Hilfe der Bildsteuerung Sonden zu Gewebeentnahmen (Biopsie) eingeführt. Es begann mit dem Ultraschall, danach folgte die Computer- und heute auch die Kernspintomographie. Die Mikrotherapie als Disziplin wurde geboren. Gegen heftigen Widerstand einiger deutscher Ärzte konnte diese Methode von Prof. Dr. Seibel und mir in den operativen Routinealltag eingeführt werden. Letztendlich läßt sich heute mit Hilfe der Mikrotherapie und Instrumenten von 0,1–1 mm Größe jedes Organ in jedem Fachgebiet behandeln. Bisher große Operationen können miniaturisiert und Gewebestrukturen maximal geschont werden. Die Entwicklung breitet sich rasant in der Welt aus, und der erste Lehrstuhl für Mikrotherapie weltweit wurde 1996 an der Universität Witten/Herdecke eingerichtet.

Die Zukunft gehört den radiologisch-chirurgischen Teams.

Letztlich sind die radiologischen Apparaturen – hier vor allen Dingen die Schnittbildsichtsysteme – nichts anderes als hochentwickelte Brillen für den Operateur. In Analogie zum Mikroskop in der Biologie, bei dem Zellverbände und Strukturen in der Zelle bzw. im Zellkern sichtbar sind, könnte man bei den Tomographen auch von „Makroskopen“ reden. Von der Nase bis zum Hinterhaupt, vom Nabel bis zum Rücken, ähnlich wie bei Eingriffen mit Mikrosonden in Zellen unter dem Mikroskop, können in den Makroskopen heute alle Instrumente hochpräzise plaziert werden; eine maximale Verkleinerung der Instrumente wird auf einmal möglich und damit auch eine extreme Schonung des Gewebes.

Chirurgie und Medizintechnik aus Deutschland für die Welt

Insgesamt bleibt festzustellen, daß wesentliche Errungenschaften und Impulse der modernen Chirurgie in Deutschland geboren wurden. Man könnte eigentlich sehr stolz darauf sein, z. B. die Röntgentechnik, Endoskopie, Lasertechnologie, Mikroskopie, Endoprothetik, Herzkranzgefäßerweiterungen oder die Mikrotherapie erfunden zu haben: Methoden, die heute ein Segen für die Patienten, aber auch für die Industrie weltweit sind. Es braucht nicht mehr großvolumig geschnitten werden, dadurch wird Gewebe maximal geschont. Vollnarkosen weichen der lokalen Betäubung, Schmerzen können verringert werden, Leben verlängert und Verschleißerkrankungen können frühzeitig erkannt und behandelt werden: ein wirklich bedeutender, ökologischer und menschenverträglicher (humaner) Ansatz (siehe auch Kap. 23).

Die medizintechnische Revolution hätte viel früher einsetzen und von Deutschland auch als Exportartikel gezielt genutzt werden können.

Aber deutsche Mediziner, und häufig genug namhafte Industriemanager, haben die Entwicklungen am deutschen Standort entweder verschlafen oder vehement verhindert. Fatal hieran ist nicht nur, daß Patienten damit ein schonender Therapieansatz verweigert wurde, sondern auch industrielle Entwicklungsmöglichkeiten und Absatzmärkte verloren gingen – und das nicht im Einzelfall, sondern in einer gesamten Fachdisziplin, nämlich der Chirurgie. Die medizintechnische Revolution hätte viel früher einsetzen und von Deutschland auch als Exportartikel gezielt genutzt werden können. Die Ärzte sind allerdings keineswegs alleine daran schuld, sondern die allgemeine Haltung am Standort Deutschland. So ist es genauso unverständlich, wieso die deutsche Politik, die Industrie und das Versicherungswesen bei schonenden Therapieverfahren nicht hellhörig werden – und das nicht erst seit der Gesundheitsstrukturnovelle.

Starre Abgrenzung verhindert Innovationen

Wir sind Meister in Sachen Kreativität, doch der Mut und die Zivilcourage fehlen häufig.

Auch hier muß man leider feststellen, daß stark hierarchische Strukturen und vor allen Dingen der „Neidkomplex" wesentlich verhindern, daß Innovationen sich frühzeitig durchsetzen bzw. in marktfähige Produkte umgesetzt werden. Wir sind Meister in Sachen Kreativität, doch der Mut und die Zivilcourage fehlen häufig, um aus einem kreativen Ansatz ein marktfähiges Produkt zu generieren. Die Freude, der Enthusiasmus und die klare Zielorientierung sowie die Anerkennung des Konkurrenten fehlen als entscheidender Motivationsschub in der medizinischen Welt inkl. der Medizintechnik.

Vom Standort Deutschland ausgehende Innovation muß beschleunigt werden.

Doch auch Arbeitsplätze, Forschungsförderung und Steuereinnahmen sind zunächst verloren, und wir reimportieren mühsam Technik, Knowhow und Technologien aus dem Ausland. Da man in Deutschland bisher tragischerweise bei neuen Trends in der Medizin seitens der Politik, der Industrie und den Medien in der Regel auf namhafte Personen in bedeutenden Positionen hörte, wurden am Standort Deutschland die meisten innovativen Medizinprodukte verschlafen. Die Zukunft gehört wie in allen Bereichen der Jugend und so sollte man auch in der Medizin in Zukunft mehr dem engagierten jungen Wissenschaftler oder Ingenieur bei der Entwicklung neuer Verfahren oder Produkte vertrauen als dem in seiner Hierarchie und den Berufsverbänden fest verankerten Chefarzt. Hierzu gehört auch das Aufbrechen von hierarchischen Strukturen und die Anleitung zum teamorientierten Arbeiten.

Eine Chance besteht, denn gerade die jungen Ärzte und Therapeuten sind an einer intensiven interdisziplinären Arbeit interessiert und achten mehr auf komplexe Behandlung eines Organs bzw. einer Region im Kontext der Disziplinen als auf Abschottung gegenüber den anderen Fachdisziplinen. So beginnen heute schon beispielsweise Radiologen, Orthopäden, Neurochirurgen, Anästhesisten und Chirurgen, Bandscheibenleiden minimal invasiv bzw. mikrotherapeutisch zu behandeln.

Der letzte zündende Funke in der Integration, der gemeinsamen Therapie, der verschiedenen Fachdisziplinen im Interesse des Patienten fehlt noch. Auf die Frage:"Wem gehört die Wirbelsäule?" pflege ich meistens zu antworten: „Sie gehört weder dem Neurochirurgen noch dem Orthopäden noch dem Radiologen, Hausarzt oder Physiotherapeuten, sie gehört ganz und allein dem Patienten!" und ihm muß die beste Therapie im Netzwerk der Medizin angeboten werden!

Die Zukunft gehört der problemorientierten Zusammenarbeit (Disease Management) in gemeinsamen Zentren (siehe auch Kap. 17 S. 240, 241).

Literatur

Buess G et al. (1984) Das System für die transanale endoskopische Rektumoperation. Chirurgie 55: 677

Buess G (1990) Endoskopie. Deutscher Ärzteverlag, Köln

Conradt M (1997) Sternstunden der Medizin. Einhorn-Presse Verlag, Reinbek

Davies BL et al. (1989) The development of a surgeon robot for prostatectomies. J Med Engng Technol 6: 273

Meier K (1994) Sanfte Chirurgie. Aufbau-Verlag, Berlin Weimar

Melzer A et al. (1992) Instruments for endoscopic surgery. In: Cuschieri A et al. (Hrsg) Operative manual of endoscopic surgery. Springer, Berlin, Heidelberg, S 14–36

Schurr MO et al. (1993) Development of steerable instruments for minimally invasive surgery in modular conception. Acta Chir Belg 93: 73–77

Das Abwehrsystem wurde bisher in der Medizin viel zu wenig berücksichtigt.

Zum Thema
Das Abwehrsystem von Mensch, Tier und Pflanze ist eines der komplexesten Systeme in der Natur und möglicherweise das wichtigste überhaupt. Das Verstehen dieses Systems ist schwierig. Seine Bedeutung für banale sowie schwere Krankheiten, wie die Tumorerkrankungen, wurden bisher verkannt. Erst die Forschungs- und Therapieergebnisse der jüngsten Vergangenheit – vor allen Dingen in der Krebstherapie – haben die Medizin, die pharmazeutische Industrie und die Öffentlichkeit sensibilisiert.

Der innere Wächter der Gesundheit ist das Immunsystem. Wir könnten nicht überleben, wenn dieses Abwehrsystem ausfallen würde. Über Jahrmillionen ist es entstanden und so hochempfindlich, daß es innerhalb von Sekunden Informationsveränderungen erfaßt und verarbeitet und auch sofort reagiert. Es erkennt die Strukturen des Körpers als eigene Struktur und kann die Information einer von außen eindringenden Veränderung, wie beispielsweise ein Virus, dauerhaft speichern und bei erneutem Kontakt blitzschnell mit Abwehr reagieren. Wir nennen dieses Phänomen die Immunität. Dieser Effekt wird seit 1796 für Impfungen ausgenutzt. Damals führte der englische Arzt Edward Jenner die erste Pockenimpfung durch (Hilger u. Hofmann 1995).

Seit dieser Zeit wurden durch Impfungen lebensgefährliche bzw. tödliche Infektionen auf der gesamten Welt häufig drastisch reduziert oder ausgerottet. Der Nachteil des Immunsystems ist, daß wir es kaum wahrnehmen, es aber gleichzeitig ein lebenswichtiges Prinzip ist. Es ist hochkomplex und hat seinen Sitz überall im Körper, sowohl in den festen als auch in den flüssigen Strukturen. Die Immunologie, also die Lehre des Abwehrsystems, unterscheidet körpereigene Bestandteile von Einflüssen von außen, also „Selbst“ und „Nicht-Selbst“. Das „Nicht-Selbst“ wird als *Antigen* definiert; dem steht die körperliche Abwehr mit ihren *Antikörpern* entgegen.

Die Abwehr richtet sich in der Regel gegen von außen eindringende Verursacher von Schädigungen wie Parasiten, Bakterien, Viren, Pilze, chemische Substanzen in Luft, Flüssigkeiten oder Nahrungsmitteln.

Je nach Aktivität der körpereigenen Gewebe, genetischen, hormonellen oder zentral nervösen Einflüssen, kann unser Immunsystem unterschiedlich reagieren. In der Regel werden die von außen eindringenden Substanzen erkannt und vernichtet. Aber das Abwehrsystem kann beispielsweise auch durch Tumorviren getäuscht und überwunden werden. Die Erkrankung breitet sich dann im Körper aus. Eine weitere Möglichkeit besteht darin, daß Antikörper, die sich gegen eigenes menschliches Gewebe richten, entstehen können. Man nennt sie dann *Autoantikörper*. Durch sie können Krankheiten an den Gefäßen, am Bindegewebe, an Organen, Gelenken oder Nervensystemen entstehen, wie Allergien (14,5 Mio. Erkrankte in Deutschland laut Bundesverband der Betriebskrankenkassen), Neurodermitis oder rheumatische Erkrankungen (Gross u. Löffler 1997). Allergische Reaktionen auf Nahrungsmittel, Medikamente, Insektenstiche oder Asthmaanfälle können zum Tode führen (siehe auch Kap. 13 Umweltmedizin).

Veränderungen der Immunität: Befindlichkeitsstörungen oder Krankheit

Immunstörungen können psychische Symptome und chronische Befindlichkeitsstörungen auslösen.

Ein gesunder Mensch hat ein perfekt funktionierendes Immunsystem. Kleine Veränderungen in der Konzentration bestimmter Botenstoffe, aber auch die Anzahl oder das Verhältnis einzelner Immunzellen zueinander können die innere Ordnung stören und zu falschen Immunantworten führen. Dadurch kann es zu Befindlichkeitsstörungen oder Organerkrankungen kommen. Der Zustand „Gesundheit“ entwickelt sich dann zunehmend mehr zum Zustand „Krankheit". Befindlichkeitsstörungen oder zunehmende Beschwerden, die bisher weltweit nicht mit veränderten Immunitätslagen in Verbindung gebracht wurden, können jedoch auf ein fehl funktionierendes Immunsystem hinweisen. Hierzu gehören häufige Infekte, aber auch Blähungen, Kopfschmerzen, Muskelschmerzen, Hautausschläge sowie Müdigkeit. Auf der anderen Seite stehen Konzentrationsstörungen, Reizbarkeit, Übererregbarkeit, Depressionen, Antriebslosigkeit, Ängste oder sexuelle Unlust. Normalerweise werden solche Symptome mit Begriffen wie vegetatives Ungleichgewicht oder psychischer Erschöpfung abgetan.

Geht man diesen Symptomen nicht durch gezielte immunologische Untersuchungen nach, können diese Veränderungen chronisch werden und auch zu Erkrankungen von einzelnen Organsystemen führen.

Ziel einer zukünftigen Medizin muß es daher sein, Immunitätsentgleisungen zu erkennen und das Abwehrsystem zu stärken bzw. harmonisieren.

Mögliche Symptome, die eine nachlassende Immunabwehr anzeigen, könnten u. a. folgende sein, wenn andere Erkrankungen sicher ausgesclossen sind (nach Hilger u. Hofmann 1995):

- starke Müdigkeit, Erschöpfung,
- Schlafstörungen,
- übersteigertes Schlafbedürfnis,
- häufige Infekte (Atemwege, Magen und Darm, Harnwege),
- Konzentrationsstörungen,
- Gedächtnisschwäche,
- Übererregbarkeit,
- wiederkehrende Kopfschmerzen,
- Muskelschmerzen oder -schwäche,
- Gelenkschmerzen oder -Schwellungen,
- Taubheitsgefühl in den Armen oder Beinen,
- Zuckungen einzelner Muskeln,
- leicht erhöhte Temperaturen über einen längeren Zeitraum,
- Halsschmerzen,
- geschwollene Lymphknoten,
- Verdauungsstörungen,
- Mund- und Augentrockenheit,
- Sehstörungen,

- Nachtschweiß,
- Panik- und Angstanfälle,
- Depressionen,
- Persönlichkeitsveränderungen,
- Gefühlsschwankungen,
- Allergien (Nahrungsmittel, Pollen, Schimmelpilze etc.),
- Hautveränderungen bzw. -ausschläge,
- Haarausfall.

Zukünftige Therapieformen

Umweltgifte führen zu immunologischen Störungen.

Der Schulmedizin ist es seit der Entdeckung von Krankheitserregern durch Pasteur und Koch im letzten Jahrhundert sowie seit der Entdeckung des Penizillins 1929, der Systematisierung von Impfungen und dank verbesserter hygienischer Verhältnisse weltweit gelungen, Erkrankungen durch Erreger zunehmend in den Griff zu bekommen. Doch es gibt immer noch und leider auch vermehrt Erkrankungen, die diesem Konzept widerstehen. Außer Acht gelassen wurde das Wechselspiel zwischen Steigerung der Abwehrlage des Organismus und Abtötung des Erregers. Auch wurden bisher Umwelteinflüsse durch chemische oder physikalische Gifte zu wenig beachtet, ebensowenig die Resistenzentwicklungen von Erregern gegen Antibiotika und die damit einhergehende Veränderung der Erreger selbst oder die rasante Entwicklung neuer Erregerstämme.

Großes Forschungspotential für unentdecktes Wissen über diagnostische und therapeutische Ansätze in den unkonventionellen Heilmethoden und dem naturheilkundlichen Wissen der unterschiedlichen Kulturen.

Eine hohe Bedeutung und bisher häufig zu wenig beachtetes Wissen haben daher naturkundliche Ansätze vieler Kulturen, aber auch unkonventionelle Therapiekonzepte, die sich beispielsweise aus der Anthroposophie, aus der Homöopathie, der Bircher-Brenner-Bewegung oder Kneippkuransätzen entwickelt haben. Diese Systeme haben die hohe Bedeutung des Abwehrsystems für die Existenz von Organismen erkannt und auch spezifische und unspezifische Therapieverfahren entwickelt. Hier liegen große Forschungspotentiale.

Auch die Umweltmedizin und vor allen Dingen die Onkologie weisen zunehmend bedeutende Ergebnisse durch immunologische Diagnose und Therapieansätze auf (siehe auch Kap. 10 S. 104,105).

Enormes Potential für die pharmakologische und pharmazeutische Forschung und Entwicklung, speziell für bio- bzw. gentechnologische Produkte.

Durch den naturheilkundlichen, umweltmedizinischen und onkologischen Ansatz gibt es neben einem hohen Forschungs- und Entwicklungsbedarf einen enormen Schub für die pharmazeutische Entwicklung neuer Produkte. Besonders für die bio- bzw. gentechnologische Produktentwicklung entsteht hier ein bisher kaum erkanntes Feld neuer Aktivitäten. Gerade in den letzten Jahren haben sich zu wenig beachtete bahnbrechende Therapieformen entwickelt. Die abwehrsteigernden Interferone oder Interleukine z. B. werden als hochpotente Medikamente mittlerweile mit viel Erfolg zunehmend in der Krebstherapie eingesetzt. Diese Therapieform, als Infusion oder lokal in den Tumor eingebracht, ist zwar sehr kostenintensiv, aber für Tumorkranke in der Zukunft sehr vielversprechend. Allerdings muß unser System in Zukunft jede Form von erfolgreichen innovativen Therapiekonzepten realisierbar werden lassen, auch wenn sie kurzfristig teuer sind. Langfristig reduzieren sie Kosten durch den Wegfall anderer Therapieformen oder der Chronifizierung von Krankheiten (siehe auch Kap. 10).

Gefordert wird von der medizinischen Ausbildung, das Wissen über das Immunsystem und die Verbindung von Steigerung der Abwehr durch unspezifische Ansätze der Naturheilkunde und den spezifischen immuntherapeutischen Behandlungen mit Interferonen usw. zu vertiefen. Mit der gleichzeitigen Unschädlichmachung von Erregern oder Umweltgiften könnten wir in Zukunft bedrohliche Infektionserkrankungen wie AIDS, BSE usw. oder Tumorerkrankungen effektiver als bisher behandeln bzw. wirklich heilen. Dies gilt ebenfalls für die zunehmenden umweltbedingten Erkrankungen.

Fazit

Ganzheitliche Medizin muß schulmedizinische und naturheilkundliche bzw. unkonventionelle Therapieansätze integrieren:

- Vor dem Abtöten des Erregers durch Antibiotika steht zuerst die Abwehrsteigerung.
- Die Abwehrsteigerungsmaßnahmen sollten von leicht bis kompliziert abgestuft vorgenommen werden.
- Also erst unspezifische Reizmethoden, dann Immuntherapeutika, wie Immunglobuline, Interferone usw.
- Unspezifische psychische oder körperliche Symptome erfordern eine frühzeitige immunologische Diagnostik.
- Der Einsatz von spezifischen Immuntherapeutika in Tumortherapie und Umweltmedizin muß zukünftig zu den Standardmethoden gehören.
- Immuntherapie und -diagnostik sind Zukunftsmärkte der pharmazeutischen und medizintechnischen Industrie.

Zur sofortigen Umsetzung empfohlen

- Maximale Förderung der Forschung und Entwicklung der Immunologie.
- Förderung der bio- bzw. gentechnologischen Produktentwicklung in der Immunologie.
- Aufnahme der immunologischen Diagnostik und Therapie in die Abrechnungskataloge.
- Optimierung der Aufklärungsarbeit.
- Flächendeckende Errichtung von immunologischen Laboratorien.
- Maximale Förderung der Aus-, Fort- und Weiterbildung auf dem Gebiet der Immunologie für Patienten, Ärzte, Institutionen und Politik.
- Akzeptanz des Facharztes für Immunologie als klinischen Partner.
- Vernetzung der hausärztlichen Ambulanz mit umweltmedizinischen und immunologischen Zentren im ganzen Bundesgebiet.

Literatur

Hilger A, Hofmann I (1995) Gesund oder krank. Springer, Berlin, Heidelberg

Gross R, Löffler M (1997) Prinzipien der Medizin. Springer, Berlin, Heidelberg, S 242 –247

Die Umweltmedizin ist in Zukunft ein wesentliches Element des medizinischen Netzwerkes. Laboranalytik und Bildgebung sind die Stützpfeiler.

Zum Thema

Umweltmedizin und Umweltmedizintechnik benötigen eine starke Lobby.

Mensch, Tier und Pflanzen sind einer zunehmenden Belastung durch Umweltschadstoffe ausgesetzt. In allen Bevölkerungsgruppen, aber auch in der Tier- und Pflanzenwelt, treten seit einiger Zeit Krankheitsbilder auf, deren Ursache in der Beeinträchtigung durch Umweltschadstoffe zu finden sind. Schadstoffe reichern sich im Gewebe an und führen bei Erreichen eines individuellen Schwellenwerts zu gesundheitlichen Störungen von Lebewesen. Hierbei werden nicht nur krankhafte körperliche Symptome hervorgerufen, sondern auch die Denk- und Gefühlswelt kann verändert werden.

In Amerika und Kanada hat sich eine neue junge Wissenschaft etabliert, die sog. *„klinische Ökologie"*. In Europa, Asien und Australien befassen sich nun auch zunehmend Wissenschaftler, Ingenieure, Mediziner und Psychologen mit den organischen Reaktionen auf Reizstoffe, die in Luft, Wasser, Nahrung sowie in Medikamenten und Chemikalien vorkommen.

Moderne Umweltmedizin hat im wesentlichen die durch Menschen erzeugten Gesundheitsgefährdungen zum Gegenstand. Sie sollte die jeweiligen Belastungen des menschlichen Körpers durch Schadstoffe von außen oder die Belastung der menschlichen Organe durch Inhalation oder Nahrungsaufnahme untersuchen sowie deren Wirkung mit epidemiologischen, toxikologischen und klinisch-medizinischen Methoden nachweisen. Die Umweltmedizin erarbeitet insgesamt umweltbezogene Gesundheitskriterien und beteiligt sich an der Erstellung von Umweltqualitätskriterien und -zielen. Außerdem sollte sie Empfehlungen zum Vorsorge-, Umwelt- und Gesundheitsschutz sowie der Beseitigung bestehender Gefährdungen geben. Neben Aufklärungs- und Beratungsfunktionen für Patienten, Gruppen und die Öffentlichkeit sowie Institutionen, sollten hier in Zukunft Koordinations- und Leitfunktionen bei der Betreuung exponierter und geschädigter Personen hinzukommen. Weiter sind Aufgaben in Forschung und Lehre sowie die Informationssammlung und -aufarbeitung von höchster Bedeutung.

Bei diesen Voraussetzungen ist Umweltmedizin sowohl unter dem Aspekt der Vorsorge für den Bürger wie für den Staat als auch unter therapeutischen Gesichtspunkten einzusetzen. Vorsorge müßte in Zukunft das höchste Ziel sein, um die Gesundheit des Menschen in den Industrienationen zu erhalten und zu fördern (siehe auch Kap. 12 Immunologie).

Die Umweltmedizin ist eine fachübergreifende Disziplin, die neben umwelthygienischen und epidemiologischen Aspekten immunologische, toxikologische, chemisch-analytische, klinisch-medizinische und human-ökologische Ansätze integriert. Sie hat engste Verbindung zur medizinischen Fachdisziplin und Biologie sowie zur Arbeits- und Sozialmedizin und den Geistes- und Sozialwissenschaften.

Diskussionen über Umweltmedizin sind häufig polemisch und stark emotional.

Bisher waren die Diskussionen über Umweltmedizin häufig polemisch und stark emotional geführt worden. Effekte durch exogene Schadstoffe wurden je nach Interessenslage entweder banalisiert oder überschätzt. Häufig werden eigentlich, je nach Lobby, eher Propagandastrategien für oder gegen Toleranzgrenzen oder Schädigungspotentiale usw. durchgeführt, anstatt Informationen zu liefern. Das Thema selbst steht aber zunehmend im öffentlichen Problembewußtsein. Es darf weder dramatisiert noch bagatellisiert werden. Es gibt eindeutige Tatsachen, die sachkundig und verantwortungsbewußt beschrieben und bewertet werden müssen. Die klinischen und biologischen Effekte müssen gesichert, dokumentiert und interpretiert werden. Ein größeres Problem ist sicherlich die Bewertung des ermittelten Schadstoffes oder der körperlichen Reaktion, sei sie immunologisch, hormonell oder mit körperlichen Symptomen einhergehend. Hier befindet sich eine große „Grauzone" zwischen Gesundheit und Krankheit.

Ein großes Problem ist die Bewertung der Schadstoffe und das Festlegen von Grenzwerten.

Aufgrund zahlreicher Umwelttragödien in den letzten zwei Jahrzehnten (Dioxin-Skandal, Tschernobyl etc.) ist höchste Konzentration auf die Entwicklung einer hoch differenzierten und hochwertigen praktischen Umweltmedizin zu richten. Die Umweltmedizin ist ein extrem umfangreiches Gebiet mit großem Innovationspotential und einer Vielzahl von Zukunftsarbeitsplätzen.

Umweltbewußtsein nimmt zu

Das Umweltbewußtsein der Bevölkerung – aber leider auch in der Ärzteschaft – ist nicht groß, wird aber zunehmend sensibilisiert. Das Verständnis für umweltmedizinische Zusammenhänge ist nicht einfach, vor allen Dingen, wenn verschiedene Komponenten zusammen den Körper beeinträchtigen, z. B. das Zusammenwirken von Radioaktivität und chemischem Gift. Auch engt der Gesundheitsbegriff der WHO den medizinischen Ansatz zu stark ein, denn Gesundheit ist sicherlich wesentlich mehr als nur die Abwesenheit von Krankheit und müßte – wie eingangs formuliert – darüber hinaus viel mehr die Lebensbedingungen für ein soziales, seelisches und körperliches Wohlbefinden in einer gesunden Umwelt mit einbeziehen.

Zu wenig Wissen über Umweltmedizin ist vorhanden.

Leider haben auch Arbeitsmediziner und Ärzte des öffentlichen Gesundheitswesens Aufgeschlossenheit und Sensibilität für Umweltprobleme vermissen lassen. Schwache Argumentationen, mangelndes Engagement, aber auch fachlich schlecht abgesicherte Stellungnahmen und verharmlosende Beurteilungen von Problemen des gesundheitlichen Umweltschutzes haben die Vertrauenswürdigkeit und Fachkompetenz immer wieder in Frage gestellt.

Zudem ist die medizinische Ausbildung unzureichend auf ökologische und umweltmedizinische Fragestellungen ausgerichtet. Der umweltmedizinische Kenntnisstand vieler Ärzte genügt sicherlich nicht den heutigen Anforderungen. Das Lehrangebot ist relativ strukturlos auf Arbeitsmedizin, Hygiene, Toxikologie, Sozialmedizin und die klinischen Fächer ausgerichtet. Ein integrativer Ansatz fehlt. Dies ist besonders tragisch, da gerade durch die industrielle Revolution ein ökologisches Gesamtverständnis und die daraus abgeleiteten Handlungsanleitungen von höchster Bedeutung sind. Auch das Fortbildungsangebot für Ärzte ist bezüglich Ökologie und Umweltmedizin ohnehin ungenügend, und insgesamt fehlt sicherlich umfassendes und gut aufbereitetes Informations- und Weiterbildungsmaterial. Aufgrund dieser mangelnden Qualifizierung sind auch die Dienstleistungsangebote für ratsuchende Bürger, Behörden, Politiker sowie behandelnde Ärzte bzw. Krankenhäuser bis heute dürftig. Insgesamt fehlt ein bundeseinheitliches Netzwerk, abgestuft mit Systemen von umweltmedizinischen Beratungs- und Serviceeinrichtungen. Diese müßten koordiniert – sowohl mit den Behörden und Gesundheitsämtern als auch direkt mit den Hausärzten und Krankenhäusern – und integrativ aufgebaut sein.

Aufbau von umweltmedizinischen Ambulanzen

Aufgrund der zunehmenden Belastung der Bevölkerung durch chemische und physikalische Beeinträchtigungen bzw. Gifte ist der Aufbau eines Netzwerks von umweltmedizinischen Ambulanzen von höchster Bedeutung in allen Ländern dieser Erde.

Wissen über Gefährdungspotentiale von chemischen Giften oder physikalischen Belastungen ist vorhanden; was fehlt, sind gezielte Diagnose- und Therapiekonzepte.

Das Wissen um Gefährdungspotentiale von chemischen Giften wie Dioxin oder physikalischen Belastungen durch Radioaktivität, Lärm oder Licht ist heute schon sehr umfassend, nur wird dieses Wissen nicht gezielt in Diagnose- und Therapiekonzepte eingebunden. Auch die Wirkmechanismen durch Schädigung von außen durch die Haut oder die Aufnahme von Giften durch Nahrung oder Luft sind bekannt. Täglich nimmt das Wissen um sog. „kumulative Wirkungen“ – also Zusammenwirken und Speicherung von verschiedenen Schädigungen im Körper – zu. Was fehlt, sind geeignete Institutionen, die nicht nur das Schädigungspotential von chemischen oder physikalischen Giften analysieren, sondern auch ein umfassendes Angebot von therapeutischen Maßnahmen – auch für die Vorsorge – anbieten können.

Eine zukünftige Umweltambulanz muß sich daher neben der Bereitstellung eines allgemeinen Leistungsspektrums an den regionalen Besonderheiten der heimischen Industrie und anderen Schädigungspotentialen ausrichten.

Insgesamt sollte eine *zukünftige umweltmedizinische Ambulanz* aus folgenden *Komponenten* bestehen:

- Diagnoseeinheit für:
  - Herz-Kreislauf-Diagnostik,
  - Augen- und Ohrendiagnostik,
  - Diagnostik der Sinnesorgane (Augen, Ohren, etc.),
  - Magen-Darm-Diagnostik,
  - neurologische Diagnostik,
  - radiologische Diagnostik,
- Umweltmedizinlabor (chemische und physikalische Umweltanalytik),
- Untersuchungs- und Beratungsstelle (als Allgemeinmedizin, Fachärzte und Psychologen),
- Informations- und Dokumentationsstellen.

Die umweltmedizinischen Leistungen sollten in Kooperation mit anderen spezialisierten Arztpraxen und Klinikabteilungen sowie mit Laboratorien, Forschungseinrichtungen und den Behörden realisiert werden. Eine klare Absprache in den Zuständigkeiten ist für eine optimale Kooperation erforderlich. So kann gewährleistet sein, daß ein kompetentes Angebot an die regionale Bevölkerung gemacht werden kann.

Hierbei sind neben der *Schadstoffanalyse* von
- Haus und Garten,
- Industrieanlagen,
- Mensch und Tier

auch *spezifische Entsorgungskonzepte* wichtig. Dies gilt besonders für

- Gebäude- und Landschaftsentsorgung: Asbest, Formaldehyd, Benzol, Schwermetalle, Pilze etc.,
- Entgiftung von Mensch und Tier,
- Beratung zur Rekultivierung von verseuchten Landstrichen und Gewässern.

Weiterhin muß das Angebot die Betreuung von Risikogruppen, epidemiologische Untersuchungen und den Aufbau von speziellen Datenbanken enthalten.

Umweltmedizinische Leistungen

Im folgenden werden *spezifische Leistungen* einer *zukünftigen Umweltambulanz* aufgelistet:

- **Analyse und Aufklärung:**
  Umweltmedizinische Beratung und Untersuchung von Einzelpersonen und Gruppen, die ungewollt Schädigungen ausgesetzt sind, sich aber gesund fühlen.
- **Analyse und Abklärung:**
  Umweltmedizinische Untersuchung und Kausalitätsprüfung von Einzelpersonen und Gruppen mit Beschwerden und/oder auffälligen Befunden.
- **Umweltmedizinische Betreuung:**
  Betreuung exponierter oder geschädigter Privatpersonen oder Angestellter aus Firmen, Forschungseinrichtungen, Industrie, etc.
- **Beratung:**
  Beratung von Ärzten, Krankenhäusern, Gesundheitsämtern, Industrie, Politik.
- **Forschung:**
  Realisierung umweltmedizinischer Studien – national und international.
- **Information:**
  Kurz-, mittel- und langfristige Information von Bevölkerung, Industrie, Behörden, Politik und Medien.

- **Unterstützung:**
  Aktive und informelle Unterstützung von Risikogruppen, Interessenverbänden, Bürgerinitiativen, Vereinen, etc.
- **Literatur- und Internetrecherche:**
  sowie Aufbereitung von umweltmedizinischer Information und Studienergebnissen.
- **Konzeptionelle Arbeit:**
  Erstellung von Untersuchungs- und Sanierungskonzepten
- **Umwelt- und Biomonitoren:**
  Analyse von Schadstoffen u. a. im Boden, in der Luft, in Nahrungsmitteln, menschlichen und tierischen Ausscheidungsprodukten und Körperbestandteilen, Abfällen sowie Messung von Lärm, Erschütterung und Strahlung.
- **Messungen:**
  Vorsorgeuntersuchungen oder Prüfung der Gesundheits- und Umweltverträglichkeit von Gebäuden, Kindergärten, Schulen und von Raumausstattungen – speziell von Materialien, Beleuchtung, Belüftung, Heizung, etc. – sowie von Gemeinschaftsanlagen, wie z. B. Spielplätzen.

Die große Zukunft der Umweltschutztechnik

Um die schädigenden Einwirkungen von chemischen und physikalischen Giften erfassen zu können, sind umfangreiche technische Voraussetzungen zu schaffen. Krankmachende Umweltschädigungen sind erst dann nachweisbar, wenn sich körperliche Symptome bei Mensch und Tier bzw. Pflanzen einstellen. Der Beweis der Schädigung mit und ohne körperliche Symptome ist häufig nur durch technische Apparaturen möglich. Da die Umweltmedizin bisher nur ein stiefmütterliches Dasein hatte, besteht im Bereich der Umweltschutztechnik ein großer Forschungs- und Entwicklungsbedarf inkl. der Planung und Produktion von technischen Systemen, die im Bereich der ökologischen Analytik und auch Schadensbehebung eingesetzt werden können. Hierbei kommen neben analytischen Hochleistungsgeräten mit physikalischen und chemischen Sensoren auch Bilddiagnose, Technik mit Hilfe von Ultraschall, Röntgenstrahlen oder Kernspintomographen zum Einsatz.

Des weiteren sind Forschung und Entwicklung, Produktion und Dienstleistung im Bereich der Entsorgungs-, Recyclings- und Dekontaminationstechnik ein weiterer wichtiger Ansatz bei den noch zu entwickelnden und noch zu produzierenden Dekontaminationssystemen für Boden und Luft, aber auch für Mensch und Tier.

Dekontaminationstechnik für Kernkraftwerke ist ein großer Zukunftsmarkt.

Hier ist bei den chemischen Umweltgiften an Pflanzenschutz-, Holzschutz- und Lösungsmittel, polychlorierte Biphenyle, Schwermetalle, Weichmacher oder kondensierte Aromate zu denken. Weiterhin ist für die physikalischen Dekontaminationstechniken zu allererst an Radioaktivität zu denken, um etwa Unglücksstandorten wie Tschernobyl oder verstrahlten Personen und Tieren in Zukunft sofortige und effektive Hilfe anbieten zu können. Dekontaminationstechnik könnte hier bis zum differenzierten Sarkophagbau zur Umhüllung von Kernkraftwerken reichen. Eine Zusammenführung von heutigem Know-how mit konkreten innovativen Technologien für neue Produktlinien und Dienstleistungsangebote ist von höchster Bedeutung, da beispielsweise der Tschernobyl-Reaktor noch Jahrtausende lang strahlen wird und damit auch benötigtes Abschirmungsmaterial zunehmend gebraucht und verbraucht wird.

Neue Technologien hierzu sind beispielsweise in Zusammenarbeit zwischen den Universitäten Erlangen, Ilmenau und Kiew in der Ukraine entstanden. Hierbei werden gebrauchte Farbfernsehröhren mit all ihren Inhaltsstoffen als Behälter für strahlenabsorbierende Materialien eingesetzt. Die Fernsehröhren schirmen Gammastrahlung ab, und das Glas ist verrottungsfrei, da langzeitstabil. Also: sinnvolle Entsorgung von alten Fernsehgeräten und intelligente Mülldeponie in einem. Weitere Dekontaminationstechnologien wären neue Robotertechniken zur ferngesteuerten Bausanierung oder neue medikamentöse Entsorgungskonzepte zur Verringerung inkorporierter, also im Körper aufgenommener, Strahlung.

Arbeitsplätze in der Umweltmedizin

Wie man unschwer sehen kann, ergibt sich hiermit ein sehr innovatives und realistisches Potential für viele Arbeitsplätze im Bereich der Umweltschutztechnik, Umweltanalytik und Umweltmedizin. Von der Forschung und Entwicklung über Prototypen, Produktion und Vertrieb bis hin zur Leistungserbringung in umweltmedizinischen Zentren reicht das zukünftige Arbeitsplatzangebot. Hier werden Ärzte, Ingenieure, Naturwissenschaftler, Techniker und viele andere Berufsgruppen benötigt. Neue Berufsfelder werden entstehen. Dazu gehören z. B. umweltmedizinische Notfalleingreifgruppen, die bei Umweltunfällen sofortige Hilfe für gefährdete Menschen, Tiere oder Regionen leisten können und gleichzeitig Umweltanalysen und umfassende Versorgung realisieren.

Interdisziplinäre Arbeit von Ärzten, Ingenieuren, Architekten, Landschaftsarchitekten, Klima- und Wasserexperten ist gefordert.

Schlägt man den arbeitsplatzpolitischen Bogen, der durch ökologische und umweltmedizinische Erkenntnisse an Bedeutung gewinnen wird, noch weiter, so wird man nicht umhin können, auch an die baubiologische Planung beim Bau von Städten, Straßen und Gebäuden unter medizinischen Gesichtspunkten zu denken. Das Leben in Ballungsräumen und die Faszination für Technik im Rahmen der Industrialisierung haben den Menschen lange Zeit die Bedeutung der Natur für die seelische und körperliche Gesunderhaltung versperrt. Seit einigen Jahren wird den Menschen in den industrialisierten Regionen der Einfluß der belebten und unbelebten Natur auf das körperliche Wohlbefinden immer mehr bewußt. Daher muß aus umweltmedizinischen Gesichtspunkten heute auf ein intaktes Ökosystem von Gewässern und Landschaft Wert gelegt werden. Gestörte bzw. geschädigte Naturräume müßten durch spezifische Maßnahmen behandelt und ggf. auch rekultiviert werden. Aus diesem Grund ist die Integration von Bauingenieuren, Architekten, Raumplanern, Landschaftsarchitekten und Klima- und Wasserexperten zur interdisziplinären Erarbeitung wirkungsvoller Konzepte erforderlich. Auch der Forschungs- und Entwicklungsbedarf, die Produktion und der Vertrieb von neuen Materialien zum Gebäude-, Möbel- und Straßenbau sowie der Einsatz regionaler Energien und diverser Recyclingkonzepte werden viele neue Arbeitsfelder eröffnen.

Ausblick

Umweltmedizin und Umweltmedizintechnik werden mit als wichtigste Themen des nächsten Jahrhunderts eine Schlüsselstellung einnehmen. Durch Kompetenzbündelung und integrative Zusammenführung von gewachsenen Strukturen in der Medizin, Naturwissenschaft, Ingenieurwesen, Technik und Architektur in Zusammenarbeit mit den Hochschulen, der Wirtschaft und Politik, könnte ein vorbildliches umweltmedizinisches Netzwerk in der Bundesrepublik entstehen. In umweltmedizinischen Einrichtungen und auch in der Umweltmedizintechnik würden somit enorme Arbeitsplatzmöglichkeiten entstehen. Dies wäre nicht nur ein Beitrag zur modernen Beschäftigungspolitik, sondern auch zur Optimierung der weltweiten Lebensqualität, die heute durch umweltbedingte Krankheiten zunehmend bedroht ist. Umweltmedizin und Umweltschutztechnik könnten sich außerdem als Exportartikel von höchster Effektivität erweisen.

Kranke Umwelt – kranke Menschen: Gesundheit braucht neues Denken

Michael Müller

Eine grundlegende Neuordnung des Systems ist notwendig.

Trotz großer medizinischer Fortschritte ist unser Gesundheitssystem nicht zukunftsfähig. Die Medizin hat zwar heute einzigartige Möglichkeiten, um sich auf die veränderten Arbeits- und Lebensbedingungen einzustellen und das körperliche und seelische Wohlbefinden zu verbessern, die menschliche Leistungsfähigkeit zu erhöhen und Patienten human zu betreuen. Doch das erfordert eine grundlegende Neuordnung des Systems, einschließlich einer engen Verzahnung mit der Psychologie, den Neurowissenschaften und der Sozial- und Umweltpolitik.

Das hergebrachte Gesundheitswesen verdient in erster Linie am Kranksein, nicht aber an Vorsorge, Erhalt der Gesundheit und Verbesserung des Wohlbefindens. Dadurch hat es sich von der fürsorglichen Betreuung der Menschen entfernt. Diese Fehlentwicklung wird von einer wachsenden Zahl von Ärzten, Wissenschaftlern, Umweltmedizinern und Verbandsvertretern gesehen und kritisiert, dennoch hat der Reformstau in den letzten Jahren weiter zugenommen. Die Gesundheitsförderung wird unverantwortlich vernachlässigt.

Das Gesundheitssystem verdient am Kranksein der Patienten.

Krankheiten haben heute oftmals andere Ursachen als in der frühindustrialisierten Welt. Durch diese veränderten Krankheitsbilder gerät das Gesundheitssystem immer tiefer in eine Sackgasse, weil es in erster Linie zu einem Reparaturbetrieb geworden ist; es setzt in einem zu späten Stadium an, statt die komplexen Krankheitsursachen frühzeitig zu erkennen und zu bekämpfen.

Insbesondere den Sozial- und Umwelteinflüssen steht das abgeschottete Gesundheitssystem meist hilflos gegenüber. Auch schlechte Nahrung, Armut oder stressige Arbeitsverhältnisse machen krank, und die Überlastung der Natur verschlechtert schleichend unser Gesundheitsniveau. Immer mehr Menschen sind zwar nicht schwer krank, aber auch nicht richtig gesund. Krankheiten werden chronisch und dann zum „Türöffner" für schwere Schädigungen und zunehmende Anfälligkeiten.

Immer mehr Menschen sind zwar nicht schwer krank, aber auch nicht richtig gesund.

So leiden in der Bundesrepublik schätzungsweise 25 Mio. Menschen an Beschwerden wie Allergien (14,5 Mio. nach Angaben des Bundesverbands der Betriebskrankenkassen), Immundefekten oder Atemwegserkrankungen. Das traditionelle Gesundheitssystem bezeichnet davon 2 Mio. Patienten als „austherapiert" oder stellt sie als Ökochonder und eingebildete Kranke hin. Doch auch wenn keine eindeutigen Ursache-Wirkungs-Beziehungen herzustellen sind, und das ist bei Umweltgiften oftmals der Fall, so ist dies kein Grund, das Problem auf seelische Konflikte abzuwälzen.

Mehrere 100 Mio. Menschen weltweit leiden an Allergien, Immundefekten oder Atemwegserkrankungen.

Tatsächlich setzt die Gesundheitsversorgung zu spät ein, um wirksam zu helfen. Die übliche Stufendiagnostik kann die vielfältigen Ursachen chronischer Krankheiten, die stark zunehmen, nur unzureichend erfassen. Innovative Behandlungsmethoden, die Abhilfe versprechen, können sich dagegen nur schwer gegen die Verkrustungen des vielfach abgeschotteten Medizinbetriebs durchsetzen.

Überfällige Innovationen werden blockiert. Der vorherrschende Dualismus zwischen niedergelassenem Arzt und Krankenhaus und ein strukturkonservatives Gutachterwesen verfestigen überholte Strukturen. Die Gewinninteressen großer Medizinanbieter und das Beharrungsvermögen von Ständeorganisationen verschwenden im Milliardengeschäft Gesundheit wertvolle Ressourcen. Diese eng mit der neokapitalistischen Verwertungsideologie und einer über Jahre tatenlosen Politik verknüpfte Entwicklung ist nicht nur unter Humanitätsgesichtspunkten problematisch, sondern auch ökonomisch und technologisch fatal.

Die moderne Medizin bietet mit der Entwicklung der Hochtechnologie das Potential für einen enormen Schub auf dem Arbeitsmarkt und in der Wirtschaft und kann den Zukunftsmarkt der Gesundheitsvorsorge erschließen. Das würde nicht nur den Menschen durch eine generelle Anhebung des Gesundheitsniveaus zugute kommen, sondern auch neue Beschäftigung schaffen und könnte zu einem echten Exportschlager werden; hier entwickelt sich ein Markt von hoher strategischer Bedeutung.

Ohne Paradigmawechsel und tiefgreifende Reformen droht das Gesundheitswesen auf dem hohen Niveau der Medizintechnologie und zukunftsorientierten Gesundheitsversorgung den Anschluß zu verlieren. Die Folgen sind heute schon erkennbar: Eine wachsende Zahl von Betroffenen bekommt unzureichende oder gar keine Hilfe. Die Krankenkassen versuchen immer stärker, hohe Einzelkosten für Therapien wegzudrücken oder zu privatisieren und ebnen damit den Weg in eine Zweiklassenmedizin nach dem Motto: „Wer Geld hat, der lebt länger.“

Deshalb muß die heute im medizinisch-industriellen System weitgehend tabuisierte Frage „Welche Gesundheitsversorgung wollen wir, welche Medizin steht zur Verfügung und welche Reformen sind dafür notwendig?“ dringend aufgeworfen werden. Die öffentliche Debatte ist überfällig. Eine Einschränkung auf die Betrachtung der Kostenfrage, wie dies in den hektischen und unausgegorenen Gesundheitsstrukturgesetzen der letzten Jahre geschehen ist, kann weder die finanziellen Probleme lösen noch macht sie das Gesundheitswesen zukunftsfähig.

Gesundheit als gesellschaftliche Herausforderung

Das Wechselverhältnis von Gesundheit und Krankheit muß vor dem Hintergrund des Zivilisationsprozesses gesehen werden. Die moderne Zivilisation ist von Ambivalenz gekennzeichnet. Fortschritt und Rückschritt liegen, wie Norbert Elias herausgearbeitet hat, eng zusammen (Elias 1981). Was gestern Fortschritt war, kann heute in Rückschritt umkippen. Welche Seite sich durchsetzt, hängt entscheidend davon ab, ob in der Gesamtentwicklung ein Gleichgewicht und eine „soziale Verregelung" der Konflikte existiert.

Die Humanisierung der Arbeits- und Lebensbedingungen ist von zentraler Bedeutung für Gesundheit und Wohlbefinden.

Die Zwiespältigkeit zeigt sich auch in der Gesundheitsversorgung, in die kulturelle, soziale und ökologische Faktoren hineinwirken. So haben die modernen Errungenschaften der wirtschaftlich-technischen Entwicklung ihren Preis. Umwelt- und Streßbelastungen nehmen zu, ökonomische und technische Abläufe werden beschleunigt, das Individuum wird aus seinen sozialen Bindungen und Zusammenhängen herausgelöst.

Die Überstimulation einerseits und der Identitätsverlust andererseits sind wichtige Ursachen für das Entstehen neuer Krankheiten. Doch diese können nicht allein mit Medikamenten und medizinischen Behandlungen geheilt werden. Deshalb hat die Humanisierung der Arbeits- und Lebensbedingungen eine zentrale Bedeutung für Gesundheit und Wohlbefinden. Der Weg dahin sind bessere Arbeitsbedingungen, ein bewußter Lebensstil und eine gesunde Umwelt.

Die Umweltschäden holen die Menschen ein

In ihrer Gründungserklärung vom 22. Juni 1946 hat die Weltgesundheitsorganisation (WHO 1946) Gesundheit als *„Zustand vollständigen körperlichen, seelischen und sozialen Wohlbefindens und nicht nur des Freiseins von Krankheit“* definiert. Sie versteht Gesundheit als Menschenrecht und verpflichtendes Ziel für politisches und gesellschaftliches Handeln. Deshalb sollen die Arbeits- und Lebensbedingungen so gestaltet werden, daß sie das Wohlbefinden der Menschen aktiv fördern. Von diesem Denken ist der alltägliche Gesundheitsbetrieb noch weit entfernt.

Es ist nicht zu bestreiten, daß Umweltbelastungen und soziale Verhältnisse wichtige Ursachen für Krankheiten sind. *„Alle Krankheiten“*, so auch der Sachverständigenrat für Umweltfragen (1994), *„sind letzten Endes auf genetische Ursachen oder solche aus der Umwelt zurückzuführen, in der Regel tragen genetische und Umweltfaktoren zum Krankheitsgeschehen bei.“*

Auf Umweltfaktoren zurückzuführende Krankheiten nehmen ständig zu.

In den Industriestaaten konnten sich die Menschen in den vergangenen Jahrzehnten vor vielen ökologischen Folgen ihres Handelns schützen – entweder durch den Einsatz von Technik oder durch die Abwälzung der Folgen auf andere Länder und künftige Generationen. Die *Grenzen dieses Öko-Kolonialismus* rücken näher:

- Die Erde wird zu einer zerbrechlichen Einheit. Mit der Globalisierung der Umweltzerstörung wirkt diese über die Grenzen hinaus und kehrt auch in die verursachenden Länder zurück.
- Die nachsorgende Umwelt- und Gesundheitspolitik muß sich neuen Krankheitsursachen stellen.

Die Alarmsignale werden stärker. Krankheiten, die auf Umweltfaktoren zurückzuführen sind, nehmen zu: Allergien und Immundefekte steigen an; Krebs, Rheuma und Atemwegsentzündungen sind zu weitverbreiteten Volkskrankheiten geworden. Amerikanische Untersuchungen kommen zu dem Ergebnis, daß möglicherweise mehr als ein Drittel der Bevölkerung in den USA chronisch erkrankt ist; besonders eklatant ist der wachsende Anteil von Kindern und Jugendlichen (Heuser 1998).

Der alltägliche Medizinbetrieb in Praxen, Krankenhäusern und Kassen steht dieser Entwicklung weitgehend konzeptlos gegenüber. Das Gesundheitswesen begegnet der Zunahme chronisch kranker Patienten entweder mit Ausgrenzung oder mit ungeeigneten, aber kostentreibenden Behandlungsmethoden.

Umwelteinflüsse, Streß, Fehlernährung und Bewegungsmangel beeinträchtigen den Körper. Die Folgen sind gravierende Leistungsschwankungen, Konzentrationsschwächen oder auch psychische Veränderungen, vorzeitige Alterungsprozesse und eine Zunahme chronischer Zivilisationskrankheiten. Doch das Bewußtsein für eine – auch ökologisch ausgerichtete – Gesundheitsvorsorge ist kaum vorhanden. Das System profitiert von seinen Fehlleistungen. Ein umfassendes Denken, das Umwelt- und Arbeitsschutz unter Berücksichtigung sozialer Aspekte mit der Gesundheitspolitik verbindet, ist nur marginal entwickelt.

Umwelt- und Gesundheitspolitik müssen gemeinsam neue Wege gehen. Wie notwendig auch aus volkswirtschaftlichen Gesichtspunkten das Umschalten auf Vorsorge und Nachhaltigkeit ist, belegt die Berechnung volkswirtschaftlicher Folgekosten des Instituts für Systemanalyse und Innovationsforschung der Fraunhofer Gesellschaft (ISI). Es summiert die Schäden an Gesundheit und Umwelt durch die Art von Produktion und Konsum für die Bundesrepublik auf über 600 Mrd. DM (ISI 1991).

Natur, Mensch und Gesellschaft werden ärmer und unsere Zukunft mit schweren Hypotheken belastet. Um so wichtiger ist es deshalb, einen neuen Ansatz zu verfolgen, wie dies die Weltgesundheitsorganisation getan hat. Doch diese Konzepte haben bei uns bis heute noch keinen Niederschlag gefunden.

Vereinfacht lassen sich die Umweltfaktoren in soziale und chemisch-physikalische einteilen:

- Zum einen die soziale Situation, die Arbeitswelt, Kontakte oder das Wohlbefinden.
- Zum anderen die alltägliche Chemisierung; künstliche Ionisation, Lärm und zahlreiche andere Einflüsse.

Mit dem Anwachsen des umwelttoxikologischen Potentials, der Überforderung und sozialer Ausgrenzung des Individuums und einer zunehmenden Hektik unseres Lebens ist eine neue Normalität im Krankheitsgeschehen entstanden. Viele Krankheiten werden zwar nicht unmittelbar durch Einwirkung dieser Faktoren hervorgerufen, aber durch sie ausgelöst oder verstärkt. Sie werden verursacht in komplizierten Wechselbeziehungen, durch langfristige Anreicherungen oder spezifische Dosis-Wirkungs-Verhältnisse.

Ein intaktes Immunsystem schützt die Gesundheit vor Krankheiten und Zellschädigungen. Die Überbeanspruchung kann dagegen die natürliche Abwehr schwächen. Mit anhaltend hohen Umweltbelastungen sind die Abwehrkräfte des Menschen dauernden Einflüssen durch Keime, Toxine und Allergene ausgesetzt. Dadurch nehmen, auch zum Teil durch zu frühen oder unkritischen Einsatz von Medikamenten zur Infektionsbekämpfung herbeigeführte, therapieresistente Infektionen und chronische Erkrankungen zu. Diese werden zu einem großen Teil mit herkömmlichen Methoden erst nach einem längeren Zeitraum festgestellt und sind dann in der Regel so weit fortgeschritten, daß sie nur noch schwer oder gar nicht zu heilen sind.

Die weitgehend kurativ ausgerichtete Medizin ist bei diesen chronisch-degenerativen Krankheiten überfordert, da sich – anders als bei Akuterkrankungen oder Unfällen – in der Regel keine linearen Zurechenbarkeiten, d. h. unmittelbare Beziehungen, ermitteln lassen. Um so wichtiger wird die Gesundheitsförderung, um die Entwicklung dieser Krankheiten schon im Ansatz zu verhindern.

Die vorherrschenden medizinischen und auch die umweltpolitischen Paradigmen sind untauglich, auf diese Probleme mit adäquaten Lösungen zu reagieren, denn Gesundheit läßt sich nun mal nicht durch Krisenmanagement und nachträgliche Schadensbegrenzung gewährleisten. Der vorsorgende Schutzgedanke muß an die erste Stelle rücken.

Die Regionalstrategie für Europa „*Gesundheit 2000*" stellt dazu *3 Ziele* auf (Bastian 1997):

1. Etablierung systematischer Bewertungsverfahren zur Risikoabschätzung unter Einbeziehung gesundheitsverträglicher Alternativen.
2. Erhöhung der Lebensqualität durch eine aktive Umweltpolitik, Humanisierung der Arbeitswelt und sinnstiftende Kulturangebote.
3. Einbeziehung der Bevölkerung zur Förderung des persönlichen Engagements für Gesundheit und Wohlbefinden.

Die EU-Umwelt- und Gesundheitsminister in der Weltgesundheitsorganisation einigten sich bereits 1989 auf der ersten „Europakonferenz Umwelt und Gesundheit" auf eine „Europäische Charta Umwelt und Gesundheit". Darin hieß es: „*Jeder Mensch hat Anspruch auf eine Umwelt, die ein höchst mögliches Maß an Gesundheit und Wohlbefinden ermöglicht.*" (Erste Europäische Konferenz der Umwelt- und Gesundheitsminister 1998).

Im Jahr 1994 tagte in Helsinki die zweite „Europakonferenz Umwelt und Gesundheit". Die „Erklärung von Helsinki" stellte fest: „*Wir haben ein gemeinsames Ziel: Die Lebensbedingungen und gesundheitlichen Voraussetzungen der heutigen Generation zu verbessern, um sicher zu stellen, daß die Ressourcen der Natur nicht überbeansprucht werden und das Recht künftiger Generationen auf ein zufriedenstellendes, produktives Leben gewahrt bleibt. Eine nachhaltige Entwicklung kann nur durch radikale Änderungen der gegenwärtigen Produktionsverfahren und Konsumgewohnheiten bewirkt werden. Koexistenz zwischen Mensch und Natur ist eine Voraussetzung für die Zukunft der Menschheit. Wohlstand und eine nachhaltige Entwicklung basieren auf der vollen Anerkennung und dem Schutz der biologischen Vielfalt der Natur.*" (Zweite Europakonferenz 1994).

Doch Ziele und Taten klaffen auseinander. Gesundheitsschutz, Ressourcenschonung oder der Erhalt der natürlichen Lebensgrundlagen werden noch immer kurzfristigen Interessen untergeordnet. In der

Folge reagieren immer mehr Menschen allergisch auf das Lebensumfeld des 20. Jahrhunderts.

Pyrethroide und phosphororganische Produkte – zur Schädlingsbekämpfung eingesetzt – können zu Nervenerkrankungen und Immunschäden führen, Chlor in Schwimmbädern zu Defekten in der Körperabwehr und Pestizide über die Wasserkette zu Störungen im Hormonsystem.

Die Zahl der Immunschwächen nimmt laufend zu. Immer häufiger wird „Multiple Chemical Sensitivity" (MCS) diagnostiziert. Das ist der Sammelbegriff für verschiedene umweltbedingte, aber unspezifische Krankheiten. Bei MCS, auch „Chemical Aids" genannt, lösen selbst niedrige Expositionen ubiquitärer Industriechemikalien chronische Krankheiten aus. Das Umweltbundesamt weist in einem Jahresbericht auf eine starke Zunahme von MCS in Deutschland hin (Umweltbundesamt 1996).

Beispiele für Gefährdungen durch Umweltgifte

Der Zusammenhang zwischen Umweltbelastungen und Gesundheit ist alltäglich. Bei rund 100 000 weltweit produzierten chemischen Substanzen ist erst die Spitze des Eisbergs der möglichen Folgen bekannt. Schon deshalb müssen Umwelt- und Gesundheitspolitik engstens miteinander verzahnt werden.

Bodennahes Ozon oder Sommersmog

Ozon ist ein Reizgas, das für Kleinkinder und ältere Menschen, aber auch bei Vorschädigungen an den Atemwegen für alle Altersgruppen gefährlich ist. Ozon wirkt in der Regel langsam, bis es zu zusätzlichen Reizen durch Temperaturwechsel, Staub oder Pollen kommt. Dann breiten sich die Schäden schnell aus. Die Langzeitstudie der Freiburger Universitätskinderklinik vom Mai 1998 kam zu dem Ergebnis, daß hohe Ozonkonzentrationen das Wachstum der Lungen von Kindern um bis zu 5 % verringern (Universitätskinderklinik Freiburg 1998).

Um die hohen Konzentrationen zu reduzieren, müssen die Vorläufersubstanzen – flüchtige organische Verbindungen (VOC) und Stickoxide (NOx)- großflächig vermindert werden. Im Jahresmittel entfallen etwa 40 % der gesamten VOC-Emissionen und etwa 55 % der NOx-Emissionen in Deutschland auf den Autoverkehr. In Ballungsräumen betragen die NOx-Emissionen des Straßenverkehrs in den Sommermonaten sogar bis zu 90 %.

Die VDI-Kommission (1987) „Reinhaltung der Luft" empfahl bereits in den 80er Jahren, ab einer Ozonkonzentration von 120 $\mu g/m^3$ die Öffentlichkeit zu informieren und ab 180 $\mu g/m^3$ erste Gegenmaßnahmen, wie ein Tempolimit, auszulösen. Zur wirksamen Eindämmung der Emissionen sind auch mittel- und langfristige Maßnahmen notwendig, insbesondere verbrauchs- und emissionsarme Fahrzeuge, Ausbau der öffentlichen Verkehrsmittel und eine Raum- und Regionalentwicklung zugunsten von Verkehrsvermeidung.

Innenraumbelastungen

Innenraumbelastungen können schon im Niedrigdosisbereich schwerwiegende Erkrankungen verursachen. Doch nur *für wenige Chemikalien existieren Richtwerte*, geschweige denn verbindliche Grenzwerte. Wie dringend das Problem ist, belegen zwei Beispiele:

- **Pyrethroide:** Die Studie des niedersächsischen Sozialministeriums (April 1997) „Biozidanwendungen im Haushalt als möglicher Risikofaktor für die Gesundheit der Raumnutzer" belegt eine oftmals nicht bestimmungsgemäße Anwendung von Pestiziden im Haushalt. In über 50 % der Haushalte wurden Schädlingsbekämpfungsmittel, besonders langlebige Pyrethroide wie Permethrien, eingesetzt. In jedem zweiten Fall gefährdeten die Anwender ihre Gesundheit (Hostrup 1997).
- **Schadstoffbelastungen in ehemaligen US-Housings/Siedlungen:** Die Housing-Areas mit ihren Wohnungen, Kindergärten, Schulen, Turnhallen (bundesweit rund 57000 Wohnungen) wurden nach Abzug der amerikanischen Streitkräfte verkauft. In Frankfurt wurden in den 2800 Wohnungen wahre Giftcocktails gemessen (u.a. polychlorierte Biphenyle, Chlorpyrifos, Pyrethroide, DDT). An den Giften in der vorgefundenen Konzentration erkrankten viele Mieter, insbesondere Kinder (Kuklinski 1998).

Multiple Chemical Sensitivity (MCS)

Der Begriff wurde 1987 von Cullen eingeführt (Deutscher Bundestag 1998). Die Symptome von MCS-Patienten sind individuell stark unterschiedlich und treten typischerweise in mehr als einem Organ auf. Im Jahr 1997 erhielt die MCS-kranke Forscherin Cyndy Duehring den alternativen Nobelpreis. Bei MCS-Patienten lösen schon geringe Spuren von Chemikalien, z. B. in Parfums oder Reinigungsmitteln, schwere Abwehrreaktionen aus. Daher ist Cyndy Duehring gezwungen, ihre Aktivitäten stark einzuschränken. Sie braucht ein Luftreinigungssystem, das die Atemluft ihres Hauses ständig reinigt (Duehring 1998).

Am 30. September 1996 veröffentlichte in Kalifornien der „Senatsausschuß für die Rechte der Behinderten" (1996) seine Empfehlungen für „Behindertengerechte Bedingungen für Menschen mit einer Umweltkrankheit bzw. Multiple Chemical Sensitivity". Er forderte behindertengerechte Bedingungen für MCS-Kranke in öffentlichen Gebäuden, Dienstleistungseinrichtungen und an Arbeitsplätzen.

MCS wird in den USA als Krankheit anerkannt, die erwerbsunfähig machen kann. Nach der Umweltschutzbehörde Environmental Protection Agency (EPA) ist MCS neben Krebs die schwerwiegendste chronische Krankheit, die dem Umgang mit Chemikalien in geschlossenen Gebäuden zuzuschreiben ist. In allen öffentlichen Gebäuden sollen Hinweistafeln aufgestellt werden, auf denen die letzte Pestizidanwendung sowie die Art der Chemikalien und Reinigungsmittel vermerkt sind.

Das amerikanische Behindertengesetz schreibt vor:

- „Die staatlichen Dienststellen müssen die Hauptverursacherquellen für MCS-Erkrankungen ausfindig machen (Kopiermaschinen, Anwendung von Pestiziden, Antiinsektenstreifen, Baumaterialien, Wartungs- und Instandsetzungsmaterialien, Teppichböden, Klebstoffe) und die Umweltschutzbehörde veranlassen, diese zu prüfen und dort, wo es möglich und angebracht ist, den Einsatz von Ersatzstoffen anzuweisen.
- Es sind Auflistungen gesundheitlich unbedenklicher Baustoffe und Baumaterialien für jede Einrichtung zu erstellen, die der Staat für Verwaltungszwecke oder für den Publikumsverkehr zu nutzen beabsichtigt.

- Alle öffentlich Bediensteten sollen an einer Weiterbildung über Zugangserfordernisse von Menschen mit MCS-Erkrankungen teilnehmen."

Hormonelle Wirkungen von Chemikalien

Hormonell wirkende Chemikalien werden industriell produziert und sind langlebig. Sie können in Konservendosen, Kronkorken, Lebensmittelverpackungen aus Kunststoffen, Reinigungs- und Waschmitteln, in fetthaltigen Lebensmitteln oder im Trinkwasser enthalten sein.

Die gesundheitlichen Folgen der Chemikalien mit östrogener Wirkung sind wissenschaftlich beschrieben: eine Verweiblichung männlicher Vögel, Reptilien und Fische. Bei Männern können Hodenanomalien, Mißbildungen im Genitalbereich, eine Verschlechterung der Qualität und Quantität von Spermien sowie verstärkt Prostatakrebs auftreten.

Die synthetischen Hormone reichern sich über Jahre hinweg im Körper an, während Pflanzenöstrogene relativ rasch, oftmals innerhalb eines Tages vom Körper wieder ausgeschieden oder abgebaut werden. Besonders gravierend ist der vorgeburtliche Einfluß von Substanzen, die das Hormonsystem stören. Je nach Zeitpunkt und Dosis können sie auf verschiedenste Weise - oft erst sehr viel später - die Entwicklung stören.

Colborn et al. (1996) schrieben in ihrem Buch „Die bedrohte Zukunft": „Um Chemikalien zu erfassen, die durch ihren praenatalen Einfluß den Menschen schädigen können, wird man mehr als drei Generationen betrachten müssen - diejenigen, die als Erwachsene der fraglichen Substanz ausgesetzt waren, ihre Kinder und schließlich ihre Enkel, die giftige Substanzen aus zweiter Hand ererbt haben."

Alle Chemikalien und Pestizidwirkstoffe, die vom Umweltbundesamt (UBA) als hormonell wirksam eingruppiert wurden, müssen kurzfristig eingeschränkt werden (Umweltbundesamt 1997). Pflanzenschutzmittel müssen bereits bei der Zulassung auf eine hormonelle Wirkung untersucht werden. Die Gewässergüte muß durch entsprechende Analyseverfahren überwacht werden.

Rinderseuche BSE und Creutzfeldt-Jakob-Krankheit

Die Rinderseuche BSE trat in solchen Gegenden häufiger auf, in denen überdurchschnittlich viele Organophosphatmittel (speziell Phosmet) verwendet wurden. Diese Mittel werden gegen den Befall mit Dasselfliegenlarven eingesetzt. Dagegen ist bis heute nicht ein Rind aus ökologischem Landbau an BSE erkrankt, obwohl auch hier aus Schlachtabfällen gewonnenes Tiermehl verfüttert wurde. Diese Betriebe setzen allerdings kein Phosmet oder andere Organophosphate ein.

Auch in Zellkulturversuchen konnte nachgewiesen werden, daß Phosmet die Entstehung von Prionen (infektiöse, körperfremde Eiweiße) begünstigt. Hierauf ist neben BSE und Skarpie auch die Creutzfeldt-Jakob-Krankheit zurückzuführen.

Jährlich erleiden allein mehr als 5 Mio. Menschen in der „dritten" Welt schwere Vergiftungen durch den Umgang mit Chemikalien (Achieng 1998). Zu den größten Umweltsünden in der „dritten" Welt gehört die Produktion von Frischobst, Frischgemüse und Schnittblumen für den Export in die Industriestaaten. Sie bringt zwar viele Devisen ein, schädigt durch den hohen Chemieeinsatz aber Umwelt und Gesundheit. Hierzu werden Pestizide und Herbizide importiert, deren Einsatz bei uns längst verboten ist. Also „Reimport" von Giften über die Nahrungskette.

Neuorientierung hin zu Gesundheitsdienstleistungen

Natur als Nahrungsgrundlage, Ausgangsbasis für Arzneimittel und Lebensraum.

Moderne Gesundheitspolitik berücksichtigt die soziale Lebenslage, die Arbeitswelt, die natürliche Umwelt und die menschliche Kultur. Dazu zählt auch der Naturschutz: Natur als Nahrungsgrundlage, Ausgangsbasis für Arzneimittel und Lebensraum für das Wohlbefinden der Menschen.

Das erfordert:

- ein vernetztes, ganzheitliches Gesundheitssystem, das die Förderung von Wohlbefinden als eigenständige Aufgabe sieht,

- den Ausbau der medizinischen Qualität durch verbesserte diagnostische Verfahren und schonende Eingriffe, die präventiv und patientenorientiert ausgerichtet sind,
- eine Stärkung der niedergelassenen Ärzte für die Grundversorgung und die Prävention,
- die Verbesserung der Aus- und Weiterbildung, in der insbesondere die Sozial- und Umweltmedizin stärker berücksichtigt werden muß,
- die zügige Umsetzung des WHO-Aktionsplans „Umwelt und Gesundheit“,
- die Humanisierung der Arbeitswelt und mehr Lebensqualität zur Förderung der Gesundheit,
- eine Einbeziehung von Arbeits- und Umweltschutz mit dem Schwerpunkt auf eine konsequente Umweltvorsorge,
- die Einbeziehung ökologischen und sozialen Wissens in die Ermittlung von Krankheitsursachen,
- die Motivierung der Bevölkerung für eine aktive Gesundheitsförderung, die Kranke nicht ausgrenzt,
- eine Reform des Gutachterwesens, um innovative Verfahren anwenden zu können,
- eine gezielte Förderung neuer Therapie- und Diagnoseverfahren, die insbesondere auch immunologische, naturheilkundliche und psychosoziale Aspekte einbezieht,
- mehr Transparenz, Kostenklarheit und eine gerechtere Kostenverteilung im Kassen- und Ärztesystem.

Moderne Umwelt- und Gesundheitspolitik setzt präventiv ein, wenn Anhaltspunkte für Gefahren vorliegen. Diesen Grundsatz stellt der Sachverständigenrat für Umweltfragen (1994) heraus: „Methodische Schwierigkeiten und wissenschaftliche Kenntnislücken dürfen nicht zu Lasten der Bevölkerung gehen. Dies wäre jedoch der Fall, ließe man Expositionen grundsätzlich so lange zu, bis ein methodisch anerkannter Nachweis der Gesundheitsschädlichkeit erbracht ist.“

Die medizinische Verantwortung des Arztes bleibt unbestritten. Moderne Gesundheitspolitik fördert die wissenschaftliche Forschung und den Einsatz von Hightech-Medizin. Doch sie verändert auch das Verhältnis zwischen Experten, Ärzten, Patienten, Laien sowie Umwelt- und Verbrauchergruppen durch eine gleichberechtigte Kommunikation, bessere Verständlichkeit und mehr Verständigungsbereitschaft, die eine gemeinsame Arbeit ermöglicht und zu einem gesundheitsbewußten Verhalten motiviert.

Möglichkeiten für eine solche Zusammenarbeit sind auch die Aufstellung von Belastungskatastern, Gesundheitsplänen für Städte oder Regionen und die Förderung von Selbsthilfegruppen. „Richtiges Verhalten" kann und darf aber nicht verordnet werden. Gesundheitsförderung ist die Optimierung unterschiedlicher Lebensstile nach umwelt- und gesundheitsverträglichen Zielen.

Das Leitbild der Nachhaltigkeit

Der Mensch ist Teil der Natur.

Der Umgang des Menschen mit seiner Um- und Mitwelt, sein „*Stoffwechsel mit der Natur*" hat im Spätkapitalismus Formen angenommen, die die gesamte Biosphäre und damit auch die Menschen gefährden. Seit dem Erdgipfel von Rio heißt die Alternative „nachhaltige Entwicklung". Sie muß auch zum Leitbild für die Gesundheitspolitik werden. Ein erster Schritt, dieses Ziel zu konkretisieren, ist die Umsetzung der „Europäischen Charta" der Europäischen Umwelt- und Gesundheitsminister und des „Helsinki-Plans" der WHO.

Die Reform des Gesundheitswesens ist auch eine Schlüsselfrage für die Modernisierung der Wirtschafts-, Forschungs- und Umweltpolitik. Sie beschäftigt sich mit der Zukunft der Gesellschaft.

Forderung

Die *künftige Gesundheitspolitik* muß *Umwelt-, Lebens- und Arbeitszusammenhänge* beachten und folgende Ziele anstreben:

- Verbesserung der Allgemeinmedizin, insbesondere der Situation und Position der niedergelassenen Ärzte,
- Einrichtung von Lehrstühlen für Umweltmedizin für eine bessere Qualifizierung und Einbeziehung umweltmedizinischer Aspekte in die Berufsbildung; dafür wird die Umweltmedizin als Schwerpunktbereich in einem Bundesgesundheitsgesetz verankert,

- Förderung der modernen Immunologie, um Immundefekte diagnostisch zu erfassen und zu einer feingesteuerten Therapie zu kommen,
- mehr Bedeutung für die umweltmedizinische Wirkungsforschung; dazu gehören Monitoring- und umweltmedizinische Schwerpunktzentren sowie vergleichende Untersuchungen über den Zusammenhang von psychosozialen und stofflichen Belastungen,
- eine umwelt- und gesundheitsverträgliche Chemiepolitik, die in einem einheitlichen Stoffgesetz geregelt wird,
- Reform des Arbeitsschutzes zur Minimierung von Umgebungseinflüssen, Humanisierung der Arbeitswelt, mehr Mitbestimmungsrechte für Gewerkschaften und Betriebsräte,
- eine gesundheitsgerechte Stadt- und Verkehrsplanung sowie verbesserte Rahmenbedingungen für ökologisches, solares und energiesparendes Bauen,
- Festlegung einer technischen Anleitung Innenraum, die Belastungshöchstwerte und Informationspflichten vorsieht,
- möglichst naturbelassene Ernährung durch Vermeidung belastender und anreichernder Zusatzstoffe, konsequente Rückstandsminimierung und Förderung des ökologischen Landbaus; ein generelles Verbot radioaktiver Bestrahlung sowie der Schutz für biologische Nahrungsmittel und ein Verbot der Massentierhaltung,
- Etablierung von umweltmedizinischen Ambulanzen in allen Städten und Regionen,
- Vernetzen der Ambulanzen mit der haus- und fachärztlichen Versorgung,
- Schaffung von umweltmedizintechnischen Hochschuleinrichtungen und Lehrstühlen,
- Realisierung von Finanzhilfen und Förderprojekten,
- Aufbau von technologischen Netzwerken,
- Initiierung eines Marktes für Umweltmedizintechnik,
- sofortige Realisierung einer mobilen nationalen Umweltkatastropheneingreiftruppe.

Literatur

Achieng J (1998) Gesundheit: Umweltbedingte Krankheiten nehmen zu. Bonn

Bastian T (1997) Umwelt und Gesundheit in Europa. Isny

Colborn T et al. (1996) Die bedrohte Zukunft. München

Deutscher Bundestag (1998) Drucksache 13/11125. Bonn

Duehring C (1998) The human consequences of the chemical problem. Bonn – Bundessprachenamt

Elias N (1981) Über den Prozeß der Zivilisation. Frankfurt am Main

Erste Europäische Konferenz der Umwelt- und Gesundheitsminister (1998). Frankfurt am Main

Heuser G (1998) Vergleich zwischen USA und Deutschland. Bonn

Hostrup O (1997) Biozidanwender im Haushalt als möglicher Risikofaktor für die Gesundheit der Raumnutzer. Hannover

ISI – Fraunhofer Gesellschaft (1991) Ruinöse Erbschaft. Karlsruhe

Kuklinski B (1998) Ehemalige US-Army-Wohnungen – Gulf-War-Syndrome unter deutschen Dächern. Zeitung für Umweltmedizin, 2. Aufl

Sachverständigenrat für Umweltfragen (1994) Jahresgutachten. Wiesbaden

Senatsausschuß für die Rechte der Behinderten (1996) Behindertengerechte Bedingungen für Menschen mit einer Umweltkrankheit bzw. multiplen Chemikalienempfindlichkeit und anderen, damit zusammenhängenden Gesundheitsbeeinträchtigungen.

Umweltbundesamt (1996) Wirkungen auf die menschliche Gesundheit. Jahresbericht

Umweltbundesamt (1997) Substanzen mit endokriner Wirkung in Oberflächengewässern. Berlin

Universitätskinderklinik Freiburg (1998) Ozon und Atemwegserkrankungen. Freiburg

VDI-Kommission (1987) Reinhaltung der Luft. Düsseldorf

Weltgesundheitsorganisation (1946) Gründungserklärung. New York

Zweite Europa Konferenz Umwelt und Gesundheit (1994). Helsinki

14 Naturheilkunde und unkonventionelle Heilmethoden

Siegfried Mack · Dietrich Grönemeyer

Viele schulmedizinische Ansätze sind aus unkonventionellen Ansätzen hervorgegangen.

Zum Thema

Einer Umfrage der Wochenzeitschrift FOCUS vom Juli 1998 zufolge glauben 75% der Bundesbürger an die Wirksamkeit von Akupunktur, obwohl ein grundlegender wissenschaftlicher Nachweis bisher nicht gelungen ist. Diese vor rund 4000 Jahren entdeckte und über Jahrtausende praktizierte Art der chinesischen Medizin wird in Deutschland mittlerweile von 25 000 Ärzten in unterschiedlicher Qualität angeboten, nach wie vor von vielen Schulmedizinern abgelehnt und zum Teil heftig bekämpft. Bundesdeutsche Krankenkassen wie die IKK Hamburg, Sachsen, Sachsen-Anhalt oder Baden-Württemberg sowie der Bundesverband der BKK in Essen haben bereits vor einigen Jahren Modellversuche gestartet, deren Zwischenergebnisse bezüglich der Wirksamkeit und der Kosten/Nutzen-Relation von sog. „unkonventionellen Heilmethoden" oder Therapieverfahren der Naturheilkunde sehr vielversprechend erscheinen. Auch die Universität Witten/Herdecke hat sich sehr früh wissenschaftlich und besonders in der Ausbildung dem unkonventionellen Ansatz gestellt. Hier wird vor allen Dingen an den Fragen der Integration von unkonventionellen Methoden in einem ganzheitlichen Medizinansatz gearbeitet.

Z. B. die Digitalis-Therapie (heute synthetisch hergestelltes Extrakt des Fingerhuts) zur Behandlung der Herzmuskelschwäche.

Letztendlich sind die theoretischen Ansätze der unkonventionellen Verfahren und die Naturheilkunde Bestandteil einer zukünftigen Wissenschaft vom Menschen.

Situation

Die Verfahren, Methoden und Denkansätze in der Naturheilkunde sind fast unübersehbar: Balneologie (Bäderkunde), Phytotherapie (Pflanzenheilkunde), Homöopathie, Akupunktur, Neuraltherapie, Hydrotherapie, Ernährungslehren usw., um nur einige zu nennen. Dies sind Begriffe, die jedem mehr oder weniger geläufig sind. Diese Art der Heilkunde gehört nicht unbedingt zur Schulmedizin (Hahnemann 1982); ein Begriff, der von Samuel Hahnemann für die akademische Medizin geprägt wurde (s. unten). Für die zusammenfassende Bezeichnung „Naturheilverfahren" haben sich inzwischen weitere Begriffe wie „Ganzheitsmedizin" (holistic medicine), „sanfte Medizin", unkonventionelle Heilmethoden oder „alternative bzw. additive Medizin" durchgesetzt. Dieser Begriff der „Alternative" verstärkt den Eindruck, daß die „Schulmedizin", d. h. die nach unserem naturwissenschaftlichen Weltbild gesicherte und etablierte Medizin, im Gegensatz zur Naturheilkunde steht. Ist diese begrifflich fixierte Kluft nur eine von dem etablierten System der Gesundheitsversorgung unterstützte oder bedingte Trennung? Oder wie kann man es sonst erklären, daß viele dieser Heilverfahren, die von Ärzten und teilweise von medizinischen Laien entwickelt wurden und deren Wirksamkeit heute nicht mehr bezweifelt wird, nur schwerlich Eingang in die ärztliche Praxis finden, obgleich die Bereitschaft der Ärzte zum Einsatz anerkannter naturheilkundlicher Methoden als ergänzende Behandlung deutlich gewachsen ist? In Amerika werden mittlerweile jährlich im Gesundheitssystem höhere Ausgaben für „Alternativmedizin" als für die Schulmedizin gemacht.

Die Bezeichnung Naturheilkunde ist für das, was heute in der naturheilkundlichen Anwendung geschieht und was wir darunter verstehen, sicher nicht mehr treffend. Der Begriff Naturheilverfahren wurde um 1850 von dem bayerischen Militärarzt Dr. Lorenz Gleich (1798–1865) geprägt. Heilung von und Vorbeugung gegen Krankheiten erfolgen danach durch natürliche Reize und Einflüsse wie Wasser, Licht, Luft, Naturkost, Erde (Heilerde) usw., um die Selbstheilungsmechanismen des Organismus anzuregen und zu nutzen. Dieser Teil der Naturheilkunde wurde weitestgehend in die physikalische Therapie übernommen.

Doch alle anderen additiven Therapieverfahren, insbesondere diejenigen, die auf systematischen Ansätzen bzw. vollständigen, abgeschlossenen Theoriegebäuden wie der chinesischen Medizin basieren, sind normalerweise dem Kassenpatienten als eine über die Krankenkasse abrechenbare Leistung nicht zugänglich. Immer noch relativ gering ist die Zahl der Ärzte, die auf eigene Faust – sei es in der Klinik oder der Arztpraxis – aus einer wissenschaftlichen, medizinischen, therapeutisch notwendigen oder gar pekuniären Interessenlage heraus sich mit diesen Verfahren auseinandersetzen oder sie gar anwenden. Kaum ein Arzt, der sich an seinem hippokratischen Eid orientiert, wird zukünftig derartige Heilverfahren, zum Wohle seines Patienten wirksam eingesetzt, ablehnen oder sich der Auseinandersetzung mit diesen verweigern. Faktisch besteht das Problem darin, daß häufig der wissenschaftliche Nachweis des Wirkungsmechanismus und der Effektivität der Methoden fehlt. Aber auch, daß der Abrechnungskatalog der Krankenkassen, der einheitliche Bemessungskatalog für ärztlichen Leistungen, die Erbringung und Abrechnung solcher Leistungen nicht zuläßt oder durch „Umgehungsmaßnahmen“ und Papierkrieg erschwert.

Abriß über das Abseits der Naturheilkunde

Schon Jean Jacques Rousseau (1712–1778) forderte in seinen damals als Sozialutopien geltenden Schriften eine umfassende Gesundheitslehre im Rahmen einer Sozialmedizin; die Schätze dieser Welt, und damit auch der Mensch, sollten vor negativen Einflüssen, ausgehend von durch die Wissenschaft entwickelten und „denaturierten“ Dingen, geschützt werden; es galt, den Einsatz des Arzneimittels zur Bekämpfung des eingetretenen Gesundheitsschadens zu vermeiden. Rousseau und seine Anhänger wie Tissot und Frank huldigten der damaligen Naturheilkunde und wurden später von der damaligen Schulmedizin als Sektierer und Utopisten abgetan, was dem Ruf der Naturheilkunde nicht sehr zuträglich war.

Seit Virchow und seiner Begründung der Zellularpathologie, die Krankheiten aus dem „wissenschaftlich" nachweisbaren Fehlverhalten der Zelle erklären konnte, wurde der Begriff der Naturheilkunde mehr und mehr abwertend beladen. Leider sind einige der ganz Großen, die Medizingeschichte machten und der Menschheit mit zweifellos umwälzenden Entdeckungen im Kampf gegen Krankheit und Tod mit Riesenschritten in der Gesundheitsversorgung vorwärts geholfen haben, dem standesbedingten, engstirnigen Dogmatismus der Wissenschaftsgläubigkeit der Jahrhundertwende zum Opfer gefallen. Noch zu Zeiten des Max Bircher-Benner spekulierte man, daß „Lichtquanten" als Träger der Lebenskraft im Frischobst auf den Menschen übergingen – bis man die Vitamine entdeckte. Ähnlich war es mit der Unwissenschaftlichkeit der Akupunktur, bis mit der Entdeckung des Neurotransmitters Serotonin und der Endorphine, deren Produktion unter anderem durch die Mikroverletzung der Akupunkturnadel ausgelöst wird, diese Interesse bei vielen Medizinern fand. Es wäre aber falsch und ungerecht, dieses Verhalten nur den Medizinern zuzuschreiben. Die phänomenologisch geprägte Philosophie und Naturphilosophie der Jahrhundertwende, angeführt von der operationellen Physik, ließ nur das als wissenschaftlich zu, was unter gegebenen Bedingungen und mit einer definierten Versuchsanordnung „reproduzierbar" war. Daß die verwendeten Meßmethoden oder -anordnungen vielleicht nicht ausreichten, gewisse Phänomene überhaupt wahrzunehmen, war nicht Gegenstand der Diskussion. Was mit gegebenen Mitteln nicht nachweisbar war, galt und gilt auch heute häufig genug als nicht existent. Daß diese Denkhaltung auch die Medizin ergriff, ist nur natürlich. Denn seit dieser Zeit kam es zur Einordnung der Medizin als Naturwissenschaft mit allen Konsequenzen. Daß ein menschlicher Körper ein höchst individuelles „chemisch-physikalisches" System darstellt, dessen Parameter in ihrer Gesamtheit und Komplexität nur Schritt für Schritt erfahrbar und erfaßbar waren, interessierte bisher in der wissenschaftlichen Argumentation überhaupt nicht. Daß Geist und Seele (Psyche), beide waren ja in diesem Weltbild nicht nachweisbar, bei Krankheit eine Rolle spielten, ist für diese „mechanistisch-phänomenologische" Betrachtungsweise irrelevant.

Ganz im Gegensatz hierzu kann man feststellen, daß sich zunehmend Mediziner in Europa und den USA, seit der Jahrhundertwende unter dem Erfolgsdruck und -willen des Heilens und Helfens, mit solchen, als unwissenschaftlich geltenden Grenzgebieten beschäftigen. So fördert heute die bedeutendste medizinische Einrichtung in Amerika, das NIH (National Institute of Health), verstärkt systematische Studien, die sich mit unkonventionellen Heilmethoden befassen. Vor wenigen Monaten wurde zum ersten Mal die Wirksamkeit von Akupunktur bei postoperativen Schmerzen, Übelkeit und Erbrechen nach Chemotherapie vom NIH bestätigt und zum Routineeinsatz in Amerika empfohlen. Ebenfalls wurden erste Ansätze zur Darstellung von Akupunkturwirkungen mit Hilfe der funktionellen Kernspintomographie dokumentiert.

Renaissance der Naturheilkunde

Wasserbehandlung und Ernährung

Mitte des 19. Jahrhunderts kam es zu einem Aufleben des Naturheilgedankens durch die Erfolge der Kaltwasserbehandlung und verschiedener Ernährungslehren.

Johann Sigmund Hahn (1696–1773), sein Sohn Theodor (1824–1883), der Laienbehandler Vincenz Prießnitz (1799–1851) und der Pfarrer Johann Sebastian Kneipp (1821–1897) entwickelten und propagierten die Kaltwasseranwendung; Kneipp war offenbar der Mann mit dem besten Marketing, der guten und systematischen Darstellung seiner Verfahren, kooperierte mit bekannten Ärzten und brachte es soweit, daß approbierte Ärzte diese Verfahren anwandten. Johannes Schroth (1798–1856), ehemaliger Fuhrmann und Prießnitz-Schüler, machte mit den Erfolgen seiner Schroth-Kur auf sich aufmerksam, und der Schweizer Arzt Max Bircher-Benner (1867–1939), Namensvater des „Urmüslis", veröffentlichte seine „Grundzüge der Ernährungstherapie" im Jahr 1903. Viele dieser Naturheilkundler waren medizinische Laien. Demgemäß war es für sie ziemlich schwierig, sich in der Nomenklatur der damaligen akademischen Medizin auszudrücken. Und sogar die Ärzte unter ihnen – entsprechend dem damaligen Kenntnisstand der Physiologie – mußten sich eines Vokabulars bedienen, das seinerzeit nicht wissenschaftlich faßbare Phänomene umschrieb: Ausleiten, Ableiten von Lebensgiften, „Lichtquanten" in der Nahrung (Bircher-Benner), schlechte Körpersäfte etc. Für Biochemiker, Physiologen, Zellularpathologen und Mediziner jenseits der 30er und 40er Jahre war schon das Vokabular ein Grund zur Belustigung und führte dazu, zumindest vom akademischen Standpunkt aus, die Naturheilkunde nicht allzu ernst zu nehmen. Doch die Behandlungserfolge ließen sich nicht verleugnen, und die Bereitschaft der Mediziner – konfrontiert mit dem Leiden des Patienten – wuchs, sich mit diesen Verfahren zu beschäftigen, wenn auch nicht auf breiter Front. Daß das in Deutschland, nach Bismarck und der Weimarer Republik – Obrigkeitsgläubigkeit galt ja bei uns lange Zeit als Erziehungstugend – und unter dem Einfluß von bedeutenden, aber leider oft dogmatischen Größen, wie Prof. Dr. Sauerbruch, in der Medizin ein wenig schwieriger war als anderswo, ist nur zu verständlich.

Homöopathie

Schon zu Beginn dieser schleichenden Renaissance der „Naturheilverfahren" in der Bevölkerung kam es zur Begründung der Homöopathie – einem durch Theorie und klare Anwendungsanweisungen und Arzneimittelerprobungen gestützten Therapiesystem – durch den deutschen Arzt Samuel Hahnemann (1755–1843). Ein Arzneimittel, gleich ob aus Pflanze, Schlangengift, Insektenblut, Chemikalie oder Nosode (aus dem erkrankten Organismus extrahierter Stoff, z.B. Bakteriengift) gewonnen, in einer der Arzneimittelerprobung oder Erfahrung entsprechenden Verdünnung, wird dem Patienten verabreicht. Dieses Mittel soll in ihm eine sanfte, kaum wahrnehmbare „Arzneimittelerkrankung" auslösen, deren Phänomene möglichst genau mit den Beschwerdephänomen seiner Erkrankung übereinstimmen; sie sind also „ähnlich" (daher auch der Name Homöopathie) und der Organismus soll zur Bekämpfung der Arzneimittelerkrankung aktiviert werden und „bekämpft" damit die ursprüngliche Krankheit mit. Die Homöopathie findet große Akzeptanz in der Bevölkerung, und rund um die Homöopathie entstand eine beachtliche Arzneimittelindustrie, und Heilpraktiker waren über Jahrzehnte hauptsächlich Homöopathen. Mit dem wissenschaftlichen Nachweis tun sich die Mediziner, aber auch die Verfechter dieser Methode bisher schwer, ernsthafte Studien fehlen.

Neuraltherapie

Bei der Neuraltherapie handelt es sich um ein Verfahren zur Behandlung von akuten und chronischen Schmerzen durch Neuraltherapeutika bzw. Lokalanästhetika, die direkt vor Ort oder indirekt über das Nervensystem wirken. Sogenannte Störfelder oder Herde – es kann sich um eine Narbe, entzündetes Gewebe, Zahnherde etc. handeln – wirken auf durchziehende oder umliegende Nerven und lösen damit einen manchmal vom Herd weit entfernten Schmerz oder eine Störung aus. Die Diagnose lautet dann oft: ohne Befund. Die Gebrüder Hunecke entwickelten ab 1925 die Neuraltherapie und arbeiteten anfänglich mit Kokain, später mit Procain. 1940 kam es zur ersten Veröffentlichung über das Sekundenphänomen: Im selben Augenblick, da das Neuraltherapeutikum an der richtigen Stelle (evtl. fernab von der Schmerzstelle) injiziert wurde, verschwand der Schmerz. Biochemisch, physiologisch und neurologisch ist die Wirkungsweise der Neuraltherapeutika bis heute nicht als aufgeklärt anzusehen. Lediglich die lokale Anwendung gilt in Medizinkreisen, speziell in der Schmerztherapie, als etabliert. Eine Durchsetzung in Praxis und Klinik hat nur zögerlich stattgefunden.

Akupunktur

Ein weiteres, in sich geschlossenes Theoriesystem für Diagnose und Therapie erreichte Europa in den 20er und 30er Jahren – die Akupunktur. Das Theoriefundament der Akupunktur bildet das sog. „System der 5 Elemente". Inzwischen steht der Begriff Akupunktur sowohl für die Behandlung durch das Stechen von Nadeln und das Brennen, d. h. die Moxibustion (Verglimmen von Eibischkraut direkt auf der Haut oder auf einer darunterliegenden Ingwer- oder Knoblauchscheibe) als auch für das Erklärungs- bzw. Entsprechungssystem der „5 Elemente".

Erste Hinweise auf das Stechen mit Nadeln gehen bis auf 10000 v. Chr. zurück; erste geschriebene Texte zur Akupunktur – Nei Ching genannt – auf 2800 v. Chr. Die wichtigste Schrift – das Hoang Ti Nei Ching Sou Wen – datiert auf 200 v. Chr. Im Jahr 1957 veröffentlichte der französische Arzt Docteur A. Chamfrault nach langem Aufenthalt in China seine Interpretation des Nei Ching zusammen mit Ung Kan Sam als Traité de Médicine Chinoise, nachdem eine erste Übersetzung durch Ilza Veith bereits 1949 in Kalifornien erschienen war.

Mit diesen Texten wurde der amerikanischen und europäischen Medizinergemeinde ein ganzheitliches System der Gesundheitslehre, Vorbeugung, Diagnose und Behandlung von Krankheiten präsentiert. In diesem System werden alle Organe und Regionen des Körpers erfaßt und Beziehungen zwischen diesen definiert. Auf gedachten Bahnen – den Meridianen –, die den Körper durchziehen, liegen die sog. Akupunkturpunkte. Zu jedem Punkt auf den Meridianen, die hauptsächlich den inneren Organen zugeordnet sind, gibt es Vorschriften zur Nadelung und eine entsprechende Indikation. Die Meridiane werden teilweise bei Nadelung im Verlauf gespürt und daher in Verbindung gebracht. Sie entsprechen keiner bisher wissenschaftlich nachgewiesenen Struktur. Ein umfassendes System: Anamnese, Diagnose durch die Pulstastung an den Handgelenken oder Zungendiagnostik und eine vollständige Gesichtsdiagnose – die chinesischen Ärzte durften ihre Patienten oft nicht entkleiden – , umfangreiche Diät-, Ernährungs- und allgemeine Lebensregeln.

Die anfängliche Zurückhaltung der Ärzte schlug mit der Entdeckung, daß durch die Akupunkturnadelung Endorphine und Neurotransmitter freigesetzt werden und nicht zuletzt durch die Behandlungserfolge der Heilpraktiker, bald um. Nach annähernd 4 Jahrzehnten erfreut sich die Akupunktur bei den Medizinern einer recht großen Anhängerschaft. Das zeigen auch die Veröffentlichungen der letzten Jahre, die durchweg von Ärzten stammen, die sich in der Klinik und Praxis mit der Akupunktur auseinandersetzen. Sie ist heute privatärztlich nach der Gebührenordnung abrechenbar.

Massagen und Reflexzonentherapien

Massagen wurden schon vor Jahrtausenden in den Urkulturen zur Entspannung, Schmerzlinderung und Durchblutungssteigerung eingesetzt. Sie gehören zu den ältesten überlieferten Behandlungsformen überhaupt (Bettschart et al. 1997).

Jeder Kulturraum hat unterschiedliche Ansätze der Massagetechniken entwickelt. Grundsätzliche Grifftechniken sind das Drücken, Reiben, Kneten und Streichen der oberflächlichen und tiefen Schichten des Körperoberfläche. Ob energetische Muskel- oder Bindegewebsmassagen aus Europa, Shiatsu aus Japan, Akupressur aus China oder andere Formen der Reflexmassagen, alle Ansätze gehen davon aus, daß die Oberfläche des Körpers mit inneren Organen in Verbindung steht. Zumindest aber mit dem Gehirn, denn eine Erhöhung des Wohlbefindens geht nachweislich mit einher – wie jeder massierte Mensch nachvollziehen kann. Also eine Verbesserung der Lebensqualität, was vor allen Dingen für chronisch Schmerzkranke, Tumorpatienten und psychisch Kranke von hoher Bedeutung ist. Die psychischen und körperlichen Wirkungen sind in einer Reihe von Untersuchungen belegt worden. Besonders hervorgetan haben sich hier schon in den 60er Jahren die Wissenschaftler Hansen und Schliack (1960), die einen Zusammenhang zwischen Reflexzonen auf der Haut, vegetativen Nervensystemen und inneren Organen bewiesen.

Kneippkuren

Kneippkuren für Leib und Seele.

Keiner hat die Heilkraft des Wassers so populär gemacht wie Sebastian Kneipp. Er hat den Wert des Wechselreizes von Warm und Kalt für die Aktivierung des vegetativen Nervensystems erkannt und ein systematisches Wasseranwendungskonzept entwickelt. Kneippkuren für Leib und Seele sind heute aktueller denn je.

Die *moderne Kneippkur* wird von 5 *„Säulen“* getragen.

1. **Säule: Wasser (Hydrotherapie)**
   Für diesen Heileinsatz gibt es über 120 Anwendungen mit individuell abgestuften Kälte- und Wärmereizen. Durch wiederholte Ganz-

oder Teilanwendung in Form von Güssen, Packungen, Wickelungen, Waschungen oder Bädern entsteht ein Trainingseffekt, der Durchblutung und Stoffwechsel anregt.

2. **Säule: Bewegung (Kinesiotherapie)**
   Aktive Bewegung, wie Gehtraining mit Atemübungen, Schwimmen, Radfahren, Gymnastik, sportliches Training oder auch Massagen als passive Bewegungsform. Herz und Kreislauf werden trainiert und die Muskulatur mit Sauerstoff versorgt. Insgesamt wird durch das Bewegungstraining seelische Spannung abgebaut und die Stimmung positiv beeinflußt.
3. **Säule: Ernährung**
   Möglichst naturbelassene Vollwert- bzw. Basiskost mit viel Gemüse, frischem Obst, Salat, Milch- und Vollkornprodukten.
4. **Säule: Heilpflanzen (Phytotherapie)**
   Heilpflanzenextrakte werden zur Reinigung und Entgiftung des Körpers angewandt und als Tees, Säfte, Tinkturen oder Dragees verabreicht. Äußerlich wird mit ätherischen Ölen, Badezusätzen, Salben oder Kompressen behandelt.
5. **Säule: Ordnungstherapie**
   Sie ist das übergeordnete Heilprinzip. Mit ihrer Hilfe soll der Lebensrhythmus wiederhergestellt werden, der durch Reizüberflutung, Hektik und Streß sowie Alkohol, Rauchen und übermäßiges Essen gestört ist.

In Deutschland gibt es z. Z. über 60 Kneippheilbäder und Kneippkurorte, die Mitglied im deutschen Bäderverband sind. Kneipp legte einen der Grundsteine für die moderne Naturheilkunde.

Warum Naturheilverfahren?

Was ist nun das für den Mediziner und Patienten Interessante an der naturheilkundlichen Anwendung?

Naturheilverfahren sind nebenwirkungsärmer.

Diese Verfahren sind in der Anwendung nebenwirkungsärmer als die schulmedizinischen Therapieverfahren. Damit ist nicht ausgeschlossen, daß es durchaus zu Komplikationen kommen kann. Hier seien die „gefährlichen Punkte“ der Akupunktur genannt, bei denen es beispielsweise zu einem Kollaps kommen kann. Auch können Gebärmutterblutungen ausgelöst oder Schwindel erzeugt werden. Dennoch sind diese Nebenwirkungen vergleichsweise gering.

Naturheilverfahren: oftmals ganzheitliche, geschlossene Systeme.

Wie bei der Akupunktur und Homöopathie handelt es sich häufig um ganzheitliche, wissenstheoretisch geschlossene Systeme, die durchweg eine Regulationstherapie darstellen. Hierbei kann nur reguliert werden, was gestört ist; was zerstört ist, entzieht sich einer Behandlungsmöglichkeit.

In einigen deutschen Kliniken wird Akupunkturanästhesie eingesetzt, um gewisse Operationen kreislaufschonender und mit weniger Anästhesieleistung durchzuführen.

Zu diesen Eigenschaften – Ganzheitlichkeit, Nebenwirkungsarmut und Sanftheit der Anwendung – kommt hinzu, daß die Mittel durchweg sehr preisgünstig sind. Bei den Akupunkturnadeln handelt es sich um Pfennigartikel, homöopathische Mittel und Phytotherapeutika liegen auf dem untersten Preisniveau aller Medikamente.

Unkonventionelle Heilmethoden als ergänzende Medizin

Mit einem gezielten Einsatz der unkonventionellen Methoden als zusätzlich ergänzende (additive) Medizin in der Hand des Arztes lassen sich mehrere Ziele zugleich erreichen:

- sanfte und nebenwirkungsarme Behandlung,
- Linderung oder Beseitigung chronischer Leiden, denen mit schulmedizinischen Verfahren nicht beizukommen ist bzw. deren medikamentöse Dauerbehandlung (z.B. bei Schmerzen oder chronischem Ekzem wie Neurodermitis) den Patienten gesundheitlich belastet,
- Optimierung der Individualtherapie,
- aktive Einbindung des Patienten in die Vorbeugung (z.B. Ernährung).

Fazit und Forderung

Diese Verbesserungen für den Patienten und die Möglichkeit einer zusätzlichen Kosteneinsparung setzen aber die Erfüllung folgender Bedingungen voraus:

- Der Hausarzt oder interessierte Arzt erfährt in den naturheilkundlichen und unkonventionellen Disziplinen eine hinreichende Ausbildung, ohne sich selbst wirtschaftlich zu gefährden.
- Die Abrechnung derartiger Leistungen wird normalisiert.
- Der behandelnde Arzt kann die Leistungen der auf gewisse Verfahren spezialisierten Therapeuten im medizinischen Netzwerk ohne Probleme beanspruchen.
- Die Wirkungen und die Grundlagen der Verfahren werden Schritt für Schritt wissenschaftlich erarbeitet und nachgewiesen.
- Die Integration der Erkenntnisse der unkonventionellen Heilmethoden in den wissenschaftlichen Ansatz einer medizinischen Anthropologie.
- Die Integration der unkonventionellen Heilmethoden in ein umfassendes, ganzheitliches Therapiekonzept.
- Die Integration von unkonventionellen Verfahren in die Schmerz- und Tumortherapie sowie in psychotherapeutische Konzepte.

Da dies und die entsprechende Organisation in der jetzigen Konstellation der am Gesundheitssystem Mitwirkenden offenbar nicht realisierbar ist, benötigen wir nationale Institutionen, um ein System zu entwickeln, in dem die Integration von zusätzlichen, nicht schulmedizinisch anerkannten Verfahren, also additiven Verfahren, machbar und darstellbar werden. Dies ist eine primär politische Aufgabe, die eine klare Zielsetzung verlangt: den gesunden Menschen.

Literatur

Benner KU (1998) Gesundheit und Medizin heute. Bechtermünz Verlag
Bettschart R, Glaeske G, Kofler B, Saller R (1997) Kursbuch Schmerz. Kiepenheuer & Witsch, Köln
Bischko J (1997) Einführung in die Akupunktur. Haug, Heidelberg
Eckart WU (1998) Geschichte der Medizin. Springer-Verlag, Berlin
Grifka J (1995) Naturheilverfahren. Urban & Schwarzenberg, München
Hahnemann S (1982) Organon der Heilkunst. Hippokrates, Stuttgart
Hansen, Schliack (1960)
Köhler G (1999) Lehrbuch der Homöopathie, Hippokrates, Stuttgart
The Academy of Traditional Chinese Medicine (1975) An Outline of Chinese Acupuncture. Foreign Language Press, Peking

Deutschland hat im Gegensatz zu anderen Ländern die Rehabilitation kultiviert und bisher finanziert. Weiter so!

Zum Thema
Unter der „Rehabilitation" sind Anstrengungen zu verstehen, damit eine Funktionsstörung nicht zu einer dauerhaften Einschränkung oder Behinderung der persönlichen, sozialen und beruflichen Lebensumstände wird bzw. wenigstens die Auswirkungen auf die genannten Lebensbereiche auf ein Minimum reduziert werden.

Das lateinische Wort „rehabilitatio" ist 1439 im Generalkapitel des Zisterzienserordens erstmals genannt worden und bedeutete die „Wiedereinsetzung" einer Person in volle „Rechtsstellung" innerhalb einer Gemeinschaft. Dieser sozialethische Charakter bezieht sich insgesamt auf den „heilbaren armen Menschen", der durch seine Rehabilitation zur bisherigen Stellung, dem Gefühl der Würde mit einem neuen Leben durch öffentliche Unterstützung hingeführt werden sollte (Jochheim 1995). Eine solche Forderung ist besonders deutlich in der französischen Verfassung vom 24.06.1793 zum Ausdruck gekommen. Im Artikel 21 heißt es: „Die öffentliche Unterstützung ist eine heilige Schuld. Die Gesellschaft schuldet ihren unglücklichen Bürgern (Armen) den Unterhalt, sei es, daß sie ihnen Arbeit beschafft, sei es, daß sie denen, die zu arbeiten außerstande sind, die Existenzmittel gewährt" (Blumenthal 1976). Dieser sozialethische Rehabilitationsansatz, der im Geiste der bürgerlichen Revolution zum Ausdruck kam, wurde fortan auch mit praktischen Ansätzen in die Medizin eingeführt (Jochheim 1995). Zunächst in die Gehörlosenpädagogik im

16. Jahrhundert, mit der tauben Schülern das Sprechen, Lesen und Schreiben beigebracht wurde. Schon im 17. Jahrhundert entwickelte sich zur Sprachverständigung die Zeichensprache, die dann zur Laut- und Gebärdensprache weiterentwickelt wurde. Eine Kombination dieser Methoden wird heute mit viel Erfolg angewandt und hat auch öffentlich einen festen Platz in speziellen Sendungen im Fernsehen gefunden. Der geschichtlich nächste Schritt war die Rehabilitation Blinder; diese wurde 1784 mit der Gründung eines Nationalinstituts für Blindenpädagogik in Paris eingeleitet. Anfang des 19. Jahrhunderts entwickelte Louis Braille die Blindenpunktschrift, die auch Blinden rasch das Schreiben und Lesen ermöglicht. Diese hat sich heute weltweit durchgesetzt und wird auch mittlerweile erfolgreich mit Computern von Blinden sowohl zur Eingabe als auch zum Lesen und Kommunizieren genutzt; demnächst auch im Internet.

Zusammenarbeit von Handwerkern und Ärzten hat Tradition

Ein dritter Entwicklungsweg der Rehabilitation war die sog. Krüppelfürsorge, die im Jahr 1833 von Johann Nepomuk von Kurz in München eingeführt wurde. Zunächst wurden private Erziehungs-, Bildungs- und Unterrichtsanstalten für körperbehinderte Kinder errichtet, denen Handwerkseinrichtungen folgten, in denen Ärzte, Mechaniker und Übungstherapeuten erstmals Krücken und orthopädische Ersatzglieder entwickelten. Hieraus entstand der neue Berufszweig des Orthopädiehandwerks und damit sehr früh ein neuer Arbeitsplatzmarkt in der Medizintechnik.

Seit 1896 Rehabilitationseinrichtungen in Deutschland.

Die Verbindung von Medizin und Pädagogik realisierte in Kopenhagen Pastor Hans Knutsen zwischen 1872 und 1875, indem er schrittweise eine Schule, eine Poliklinik und die Berufsausbildung für „Krüppelkinder“ schuf. Seine Schule betreute im Jahr 1905 bereits 4000 Körperbehinderte. Kurze Zeit später entstanden in Potsdam 1896 das Oberlin-Haus und in Volmarstein das Johanna-Helenen-Heim sowie weitere kirchliche Einrichtungen in einigen anderen Städten. Die in diesen Einrichtungen engagierten Geistlichen, Pädagogen und Orthopäden schlossen sich 1909 in der „Deutschen Vereinigung für Krüppelversorger“ zusammen, die nachfolgend in der „Deutschen Vereinigung für Rehabilitation Behinderter“ aufging. Hier waren Sozialleistungsträger, Behindertenverbände, Einrichtungen der Rehabilitation und die beteiligten Berufsgruppen zusammengefaßt (Jochheim 1995).

Seit 100 Jahren Sozialversicherung made in Germany.

Während des 1. Weltkriegs wurden die Erfahrungen der Krüppelfürsorge genutzt, um die Nachbehandlungschirurgie und die Prothesenentwicklung zu optimieren; gleichzeitig entwickelte sich ein intensiver Ausbau der Übungsbehandlungen und des Versehrtensports, und berufspädagogische Ansätze wurden maßgeblich gefördert. Entsprechende medizinisch-pädagogische Erfahrungen konnten auch auf die Rehabilitation bei den kriegsbedingt und gehäuft auftretenden Hirnverletzungen übertragen werden (Valentin 1961). Im Jahr 1917 begann man im Rot-Kreuz-Institut in New York neben der Prothesenversorgung von Kriegs- und Zivilbeschädigten diese auch auf die berufliche Eingliederung vorzubereiten. Damals wurde auch erstmalig eine Versicherung eingeführt, die das Kriegsrisiko für Beschädigung decken sollte. Komplexe Rehabilitationsleistungen wurden in Europa hauptsächlich für Kriegsopfer und für Ansprüche aus der gesetzlichen Unfallversicherung gewährt. Das preußische Krüppelfürsorgegesetz von 1920 wurde Vorbild in vielen Ländern für eine staatliche Verpflichtung gegenüber körperbehinderten Kindern und Jugendlichen. Nach dem 2. Weltkrieg wurden Rehabilitationsansätze in vielen Ländern gesetzlich verankert. Das in Deutschland vor der Jahrhundertwende begonnene Sozialversicherungssystem wurde schrittweise um rehabilitative Leistungen vervollständigt (z.B. Rentenversicherung und Arbeitsverwaltung seit 1957, Schwerbehindertenrecht seit 1974 u. a.). In anderen europäischen Staaten wird die Finanzierung von rehabilitativen Maßnahmen aus Steuermitteln realisiert.

Rehabilitationsziele

Die WHO hat 1981 eine klare Definition für Ziele und Maßnahmen für Rehabilitation erstellt:

> **„Ziel der Rehabilitation ist die soziale Integration behinderter Menschen durch unterschiedliche Maßnahmen. Diese beinhalten nicht nur Methoden des Trainings und der Anpassung an die individuellen Umgebungsverhältnisse, sondern schließen auch Eingriffsmöglichkeiten in die gesellschaftlichen Rahmenbedingungen insgesamt zum Erreichen des Integrationsziels ein."**

Einen einschneidenden Einfluß auf rehabilitative Entwicklungen im In- und Ausland haben sicherlich Selbsthilfeorganisationen gehabt, so auch bei den geistig oder psychisch behinderten Menschen. Gerade bei diesen Personengruppen sind extreme Verständnisbarrieren zu überwinden, vor allen Dingen, wenn es um gemeindenahe Rehabilitation im ambulanten Bereich geht. Heute unterscheiden wir in allen Bereichen die stationäre und wohnortnahe (ambulante) Rehabilitation.

Rehabilitation als Sozialleistung

Rehabilitation umfaßt die Gesamtheit aller Aktivitäten medizinischer, schulisch-pädagogischer, beruflicher und sozialer Art, die notwendig sind, um für einen Behinderten die bestmöglichen körperlichen, seelischen und sozialen Bedingungen zu schaffen. Hierdurch soll der Behinderte befähigt werden, aus eigener Kraft einen möglichst normalen Platz in der Gesellschaft zu behalten, bzw. ihn wiederzubekommen. Hierdurch wird klar, daß der Begriff Rehabilitation nicht nur rein medizinisch definiert werden kann. Üblicherweise wird aus ärztlicher Sicht ein Schaden beschrieben, der mit einer Beeinträchtigung bzw. einem Verlust von normal vorhandenen körperlichen Strukturen oder deren Funktionen einhergeht.

Auf den Begriff der Behinderung kommt man, wenn auch dauernde funktionelle Einschränkungen mit einbezogen werden. Es ist insgesamt die Beeinträchtigung oder der Verlust der Fähigkeit, Aktivitäten

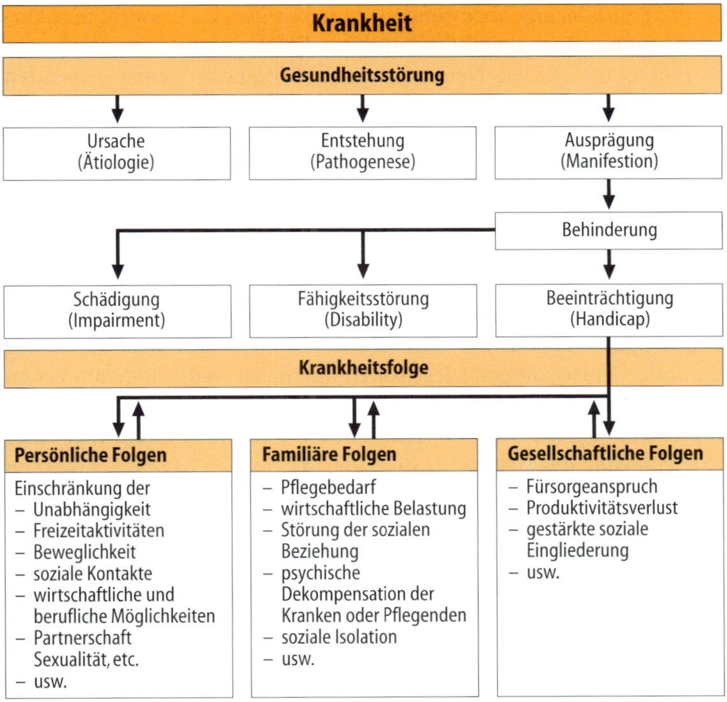

Abb. 15.1. Dimension einer Gesundheitsstörung

in der Weise oder in dem Umfang auszuführen, die sonst als normal angesehen werden (s. auch Abb. 15.1).

Die Bundesrepublik Deutschland übernimmt als sozialer Rechtsstaat die Verantwortung für soziale Gerechtigkeit und ebenfalls für die soziale Sicherheit ihrer Bürgerinnen und Bürger. Die Bundesrepublik hat aus diesem Grund im Rahmen des Nötigen und Möglichen ausreichende Sozialleistungen zur Verfügung zu stellen. Dies wird im 1. Buch des Sozialgesetzbuchs rechtlich fixiert.

Hiernach hat, *wer körperlich, geistig oder seelisch behindert ist* oder wem eine solche Behinderung droht, unabhängig von der Ursache der Behinderung, ein *Recht auf Hilfe*, die notwendig ist, um

- die Behinderung abzuwenden, zu beseitigen, zu bessern, ihre Verschlimmerung zu verhüten und ihre Folgen zu mildern,
- ihm einen seinen Neigungen und Fähigkeiten entsprechenden Platz in der Gemeinschaft, insbesondere im Arbeitsleben zu sichern.

Ziel der Rehabilitation ist die soziale Integration.

Hierbei wird deutlich, daß es nicht um „Rehabilitation zum Erhalt des Arbeitsplatzes", nur zum Erhalt der Erwerbsfähigkeit oder lediglich um ökonomische Kriterien geht, sondern Ziel der Rehabilitation ist die soziale Integration. Diese schließt wichtige hilfsbedürftige Gruppen, wie alte Menschen, chronisch Kranke, geistig Behinderte usw. mit ein. Diese sollen möglichst weitgehend am Leben in der Gemeinschaft teilnehmen; Rehabilitation bedeutet somit auch die Gestaltung der sozialen Umwelt bzw. Mitwelt mit dem Ziel einer Erleichterung des Lebens für Behinderte.

Akutmedizin und Rehabilitation gehören zusammen

Rehabilitation der Person.

Rehabilitation der Person und nicht allein des Körpers, damit ein weitgehend selbständiges, normales Leben in Familie, Beruf und Gesellschaft möglich wird. Da dies aus ökonomischen Gründen – vor allen Dingen für die Behandlung von Volkskrankheiten (Herz/Kreislauf, Wirbelsäule, Tumoren, Gelenke, Rheuma, Diabetes) und zunehmend auch von durch Umweltschäden bedingten Erkrankungen – von höchster Bedeutung ist, kann das Ziel einer effektiven Therapie nur darin bestehen, direkt nach dem akuten medizinischen Verfahren, wie der Bandscheibenoperation oder Gefäßerweiterung, eine gezielte rehabilitative Maßnahme durchzuführen. Ein weiterer Ansatz der Rehabilitationsmaßnahmen ist die Vermeidung einer erneuten Erkrankung. In diesem Zusammenhang werden zukünftig auch neue Rehabilitations-, Kur- und Fitnesskonzepte wesentliche Komponenten einer neuen modernen Medizin darstellen. Aufbauend auf diesem Konzept wird ein hochwertiger Medizintourismus nach Deutschland möglich.

Somit wird deutlich, daß ein solches Rehabilitationsverständnis darauf abzielt, mit allen Möglichkeiten die Erkrankung und Behinderung sowie deren Folgen optimal zu bewältigen. Insofern muß das Ziel der Behandlung jeder Erkrankung auch sein, die Chronifizierung zu verhindern und nach Erkrankung den Patienten möglichst wieder in eine stabile Ausgangslage zu versetzen. Diese wird krankheitsspezifisch ausgerichtet und trägt dazu bei, daß der erkrankte Mensch möglichst schnell wieder gesundet bzw. eine vollständige Heilung erzielt wird. Diese Vorsorge vor einer Zweiterkrankung nennt man auch Sekundärprävention, und sie wird unter dem Aspekt einer Schadensbegrenzung und Stabilisierung des gegenwärtigen Zustands durchgeführt.

Rehabilitation als Vorsorge.

Eine vollständige Wiederherstellung ist häufig eine Idealvorstellung, die zu erreichen nicht immer möglich sein wird. Trotzdem bleibt es das erklärte Ziel, sich diesem Idealzustand bestmöglichst anzunähern und eine Verschlechterung bzw. erneute akute Schübe zu vermeiden.

Hierbei bedeutet Rehabilitation natürlich nicht nur Nachbehandlung, Nachsorge bzw. berufliche Eingliederung, sondern Rehabilitation umfaßt den Patienten in all seinen Lebensbereichen. Sie bedient sich aller Möglichkeiten der heilenden Medizin und Langzeitbehandlungen durch Integration von pädagogischen, psychologischen, psychosozialen und technischen Hilfsmitteln.

Insgesamt handelt es sich somit prinzipiell um eine Rehabilitation der Person. Diesem Einsatz liegt ein biopsychosoziales Modell von Krankheit und Behinderung in einer Gesamtschau zugrunde.

Die Bedeutung der Rehabilitation wird unter dem reinen Blickwinkel der Leistungsfähigkeit der Akutmedizin häufig verkannt. Auch in der medizinischen Ausbildung steht die Ausrichtung auf Medikamente und Operationen im Vordergrund. Ziel ist es, die auftretenden Symptome möglichst umgehend zu beseitigen, wobei die Gesamtschau häufig leider verkürzt auf die Organperspektive reduziert wird. Akuten Erkrankungen wird mehr Aufmerksamkeit entgegengebracht als chronischen Krankheiten. Aus dem Blickwinkel des Patienten besteht der Unterschied zwischen der akuten Medizin und der Rehabilitationsmedizin in der Wandlung des Patienten vom Behandelten zum Handelnden.

Akutmedizin wird effektiver durch Rehabilitation.

Bei der Rehabilitationsmedizin stehen die Akzeptanz der teilweise zeitlichen Behinderung, die Mobilisierung der verbliebenen Leistungsreserven bzw. die Entwicklung von Hilfsfunktionen und die soziale Wiedereingliederung im Vordergrund. Daher ist eine strikte Trennung von akuter Medizin und medizinischer Rehabilitation nicht gewollt und entspricht auch nicht den medizinisch-wissenschaftlichen Grundlagen. Es gibt viele Maßnahmen, die sich sowohl als Rehabilitation als auch als kurative Medizin interpretieren lassen. Hierbei gibt es häufig fließende Übergänge. Dies betrifft vor allen Dingen Funktionen, die durch die kurative – also heilende Akutmedizin – nicht behoben werden können, wie z. B. die Funktionsstörungen nach einer Knieoperation. Hier wird beispielsweise die schmerzhafte Funktionseinschränkung erst durch die rehabilitative Medizin nach vielen Wochen bzw. Monaten beseitigt.

Interdisziplinäre Rehabilitation

Rehabilitation ist nur durch interdisziplinäre Arbeit zu realisieren, wenn man die ganzheitliche Sicht der Behinderung mit den körperlichen, seelischen und sozialen Aspekten ernsthaft in die Gesamtschau einbezieht. Ein gemeinsames Rehabilitationsverständnis muß der Teamarbeit zugrunde liegen und das Konzept muß auf den Rehabilitanden individuell abgestimmt werden.

Hierbei ist die kritische Einschätzung der eigenen Leistungsfähigkeit genauso wichtig wie das Akzeptieren der Kenntnisse des anderen Teammitglieds sowie die Akzeptanz der Eigenheit anderer Berufsgruppen. Offenheit, aber auch die Kompetenz, eigene Positionen sicher vertreten zu können, sind die notwendigen Voraussetzungen für eine erfolgreiche Behandlung des Rehabilitanden.

Qualifizierte Arbeitsplätze halten und ausbauen.

Ein ganzheitlicher Rehabilitationsansatz macht deutlich, daß viele verschiedene Fachdisziplinen für die medizinische Rehabilitation, die schulisch-pädagogische Rehabilitation, die berufliche Rehabilitation, aber auch für die häusliche Unterstützung nötig sind. Hierbei sind Ärzte, Psychologen, Bioingenieure, Sportlehrer,

Theologen, Sozialarbeiter, Krankengymnasten, Krankenschwestern, medizinisch-technische Assistenten, Logopäden, Orthopädiemechaniker, Diätassistenten, Masseure, Bademeister genauso gefragt wie Ingenieure, Kaufleute, Medienspezialisten, Musiktherapeuten oder auch Beschäftigungstherapeuten. Diese sind sowohl ambulant als auch in stationären Einrichtungen tätig, wobei die Bundesregierung in den letzten Jahren mit der Einführung des Gesundheitsstrukturgesetzes viele Arbeitsplätze und vor allen Dingen gewachsene Hochleistungsteams mit großen Spezialkenntnissen vernichtet hat. Diese Fachkräfte sind bzw. waren in dem für Deutschland typischen gegliederten Trägersystem der Rehabilitation tätig.

Gesetzliche Leistungsträger für die Rehabilitation

- Träger der gesetzlichen Kranken-, Renten- und Unfallversicherung,
- Bundesanstalt für Arbeit (Landesarbeitsämter, Arbeitsämter),
- Träger der sozialen Entschädigung bei Gesundheitsschäden (Versorgungsämter und Fürsorgestellen),
- Träger der Sozialhilfe und der Jugendhilfe,
- Träger der Hilfe nach dem Schwerbehindertengesetz.

Die Kur und Anschlußheilverfahren

Die Kur als Vorsorge.

Im Unterschied zur medizinischen Rehabilitation, die versucht, eine durch Erkrankung verlorengegangene Arbeitsfähigkeit wiederherzustellen, wird durch die klassische Kur versucht, die gesunkene Leistungsfähigkeit der Betroffenen, die sich trotz ihrer Beschwerden oft noch im Arbeitsprozeß befinden, wiederherzustellen oder zumindest angemessen zu erhöhen. Kuren entstanden aus der medizinischen Einschätzung heraus, daß Erschöpfungszustände durch Klimaveränderung, allgemein generierende Therapien für den Kreislauf sowie muskelaktives Training positiv beeinflußt werden können. Aus diesem Ansatz heraus wurden in den letzten Jahrhunderten in Deutschland, vor allen Dingen in landschaftlich schönen und klimatisch reizvollen Gegenden Kurkliniken aufgebaut. Kurmaßnahmen werden in der Öffentlichkeit ständig mit Rehabilitation verwechselt.

Anschlußheilbehandlung (AHB)

Nach schwerer Krankheit kann die Verweildauer im Krankenhaus durch rechtzeitiges Einleiten einer AHB verkürzt werden und auch die Behandlung effektiv gestaltet werden. Hierbei gibt es eine Arbeitsteilung zwischen Krankenversicherung und Rentenversicherung.Die Kosten der akuten Krankenbehandlung werden von den Krankenkassen übernommen, wohingegen die Rentenversicherungen sich dafür engagieren, daß Berufs- oder Erwerbsunfähigkeit nicht eintreten bzw. behoben werden. Durch zielgerichtete Zusammenarbeit zwischen Ärzten und Krankenkassen könnte eine Optimierung dieses akuten Rehabilitationsansatzes vor allen Dingen nach Operationen geschaffen werden. So können die Krankenhäuser entlastet und die Gesundung des Patienten optimiert werden. Insgesamt wäre es besser, in diesem Fall einen neuen Begriff, nämlich den der *Anschlußrehabilitation,* einzuführen und einen Teil der klassischen Rehabilitation hier zu integrieren.

Dramatischer Kahlschlag in der Rehabilitation

Kur und Rehabilitation werden begrifflich verwechselt.

Laut der Ärztezeitung vom 05.05.1998 hat Prof. Dr. Klaus Held, Vorsitzender der deutschen Gesellschaft für Prävention und Rehabilitation von Herz-Kreislauf-Erkrankungen, vor einer dramatischen Unterversorgung im Bereich der Rehabilitation in etwa 8–10 Jahren gewarnt. Er verwies darauf, daß der Gesetzgeber nur die Kosten der Rehabilitationsmaßnahmen im Blick gehabt habe. Nicht berücksichtigt worden sei, daß durch Rehabilitation und die damit verbundene Vermeidung von Chronifizierung mit Frühverrentung und Neuerkrankung deutlich mehr Geld eingespart werden könne, als vorher investiert worden sei. Tatsache ist, daß Gesundheitspolitiker bis heute nicht den Unterschied zwischen Rehabilitation, Vorsorge und Kurwesen verstanden haben, und unter dem Motto *„morgens Fango, abends Tango"* wurde in den letzten Jahren undifferenziert der Eindruck erweckt, als ob beide Bereiche den gleichen Ansatz hätten. Die Verantwortlichen im Gesundheitswesen haben sicherlich versäumt, den Unterschied zwischen Rehabilitation, Vorsorge und Kur deutlich zu machen und wissen häufig nicht, was Rehabilitation ist, welche Komponenten in den einzelnen Rehabilitationskonzepten stecken und welche Ziele erreicht werden. Ein weiterer Aspekt, der dazu beigetragen hat, daß Vorsorge, Rehabilitation und Kurwesen als gleichwertig angesehen wurden, ist die Tatsache, daß in vielen Kurorten auch Rehabilitationskliniken etabliert sind.

Kuren auch zukünftig notwendig

Aber auch das Kurwesen hat seine Berechtigung in einer differenzierten Gesundheitslandschaft. Das Kuren hat eine lange Tradition und wurde und wird vor allen Dingen zur Behandlung von Erschöpfungszuständen eingesetzt. Hiervon profitieren Mütter und Kinder genauso wie Arbeitnehmer oder besonders chronisch erkrankte alte Menschen. Das Behandlungskonzept ist mehr auf Klimaveränderung und ein Angebot von körperzentrierten Behandlungsverfahren ausgerichtet und soll dazu beitragen, daß der erschöpfte Mensch wieder Kraft sammelt. Eine Vermischung von beiden Ansätzen ist sicherlich fatal und wird sich in einigen Jahren bis Jahrzehnten rächen, wenn nicht sofortige Klarstellungen und Änderungen herbeigeführt werden.

Von den Krankenkassen wurden sicherlich in den letzten Jahren zu großzügig Badekuren genehmigt, wobei hier gesagt werden muß, daß auch die genehmigenden Institutionen und Sachbearbeiter weitgehend den Unterschied zwischen Rehabilitation, Vorsorge und Kurwesen nicht genügend reflektiert hatten. Im Jahr 1982 hatten sich die Rentenversicherungsträger schon von allen Häusern mit Kurheim- und Sanatoriumscharakter getrennt und strenge Maßstäbe an die Beurteilungskriterien der stationären Rehabilitationsleistung bezüglich Struktur- und Prozeßqualität gelegt.

Vorsorge und Rehabilitation: Pflichtaufgabe der Krankenkassen.

Es soll an dieser Stelle daran erinnert werden, daß es politisch klug war, im Gesundheitswesen 1989 mit dem Inkrafttreten des SGB V die medizinische Rehabilitation erstmalig als eine Pflichtaufgabe der Krankenversicherung zu definieren. Bis zu diesem Zeitpunkt hatten die Krankenversicherungen keine Strukturverantwortung für die medizinische Rehabilitation. Es wurde vom Gesetzgeber mit Recht „Rehabilitation vor Pflege“ als großer politischer Erfolg postuliert. Dieser damals sicherlich richtige, entscheidende Schritt wurde wenige Jahre später wieder, von demselben Verantwortlichen, wegen angeblicher Kostenexplosion beendet und damit extremer Schaden angerichtet. Bis sich richtige Entscheidungen durchsetzen, braucht es eben Zeit, und das kostet in der Regel leider erst einmal Geld.

Katastrophaler Abbau von Arbeitsplätzen seit 1997

Wegrationalisierung von Gesundheit?

Bisher werden nur 1–2 % der Gesundheitsausgaben in der Bundesrepublik für den Bereich Rehabilitation ausgegeben. Im Rahmen des von der alten Bundesregierung beschlossenen „Programms für Wachstum und Beschäftigung“ dürfen die Rentenversicherungen seit 1997 um ca. 2,4 Mrd. DM und die Krankenversicherungen um ca. 0,86 Mrd. DM weniger für medizinische Rehabilitationsmaßnahmen ausgeben. Die Genehmigungen von Reha-Leistungen, denen keine akut-stationäre Krankenhausbehandlung voranging, sanken von 1992 bis 1997 um 43,6 % auf 524 000 Anträge. Bis 1997 schlossen 250 Kur- und Rehabilitationskliniken, 1998 sind schätzungsweise weitere 150 hinzugekommen; 60 000 Betten wurden abgebaut. Dadurch verloren 30 000 Menschen direkt und in der Folge 80 000 indirekt ihren Arbeitsplatz (Handelsblatt 10 03.1998). Trotzdem ist jedes fünfte Klinikbett nicht belegt (Handelsblatt 16.06.1998). Dies macht die volkswirtschaftliche Dimension der Veränderung deutlich. Im Jahr 1996 wurden pro Einwohner in Deutschland 3.740 DM (OECD 1998) für die Gesundheit ausgegeben, insgesamt fließen 10,4 % des deutschen Bruttoinlandprodukts in die medizinische Versorgung (USA 14 %: pro Person ca. 6 000 DM Gesundheitsausgaben im Jahr) (Handelsblatt 30 06.98).

Die 310 deutschen Kurorte und Heilbäder, die 1997 existierten, beschäftigten 300 000 Mitarbeiter (Deutscher Bäderverband 1997). Von den 9,1 Mio. Gästen waren rund 1,6 Mio. Kurpatienten, die über die gesetzlichen Kranken- und Rentenversicherungen mitfinanziert wurden (rückläufige Zahlen seit 1994, damals 9,4 Mio. Gäste). Insgesamt wurden 20 Mrd. DM Umsatz erzielt (Transportunternehmen, Gastronomie, Versorgung, usw.). Anfang 1996 gab es in der Bundesrepublik noch 1404 Vorsorge- und/oder Rehabilitationseinrichtungen mit 189.888 Betten (s. auch Kap. 18, Tabelle 18.12). Im Jahr 1998 waren 20% der Kliniken geschlossen und 40 000 Personen weniger beschäftigt worden.

Über 200 Kliniken wurden geschlossen.

Dieser eklatanten Fehlplanung steht ein starker Bedarf an Rehabilitation in einer Bevölkerung mit einem wachsenden Anteil alter Menschen sowie einer ständigen Zunahme chronischer Erkrankungen und sog. Zivilisationskrankheiten, die häufig erst im zweiten Lebensabschnitt auftreten, gegenüber. Insgesamt wurden 1997 nur noch 500 000 stationäre Rehabilitationsmaßnahmen – also 30% Leistungsreduktion – durchgeführt (1994: 1.398.995 stationäre medizinische Rehabilitationsmaßnahmen). Hierbei standen Erkrankungen des Skeletts und der Muskeln mit 40,3% an der Spitze, es folgten Herz-Kreislauf-Erkrankungen mit 14,7% und psychiatrische Erkrankungen mit 10,5%. Im Jahr 1997 wurden in der Bundesrepublik ca. 200 Rehabilitationskliniken geschlossen.

Kosten und Kosteneinsparungsmöglichkeiten am Beispiel der Wirbelsäulenerkrankungen

Ein Verlust von 88 Mrd. DM für deutsche Firmen durch 578 Mio. Arbeitsunfähigkeitstage.

Nach den Zahlen der Bundesanstalt für Arbeitsschutz ergaben sich 1993 hochgerechnet ca. 578 Mio. Fehltage durch Arbeitsunfähigkeit bei 32,7 Mio. abhängig beschäftigten Personen in der Bundesrepublik. Die durchschnittliche Arbeitsunfähigkeit betrug 17,7 Kalendertage, das durchschnittliche Bruttoeinkommen aus unselbständiger Arbeit betrug 55.900 DM im Jahr 1993. Insgesamt machen 578 Mio. krankheits- und unfallbedingte Arbeitsunfähigkeitstage 1,58 Mio. ausgefallene Arbeitsjahre aus. Multipliziert man diese ausgefallenen Arbeitsjahre mit dem durchschnittlichen Bruttoeinkommen aus unselbständiger Arbeit, so bedeutet dies ein Ausfallvolumen des Produktionsfaktors Arbeit von 88,46 Mrd. DM.

Bei genauer Analyse der Diagnosegruppen kommt man zu folgendem Ergebnis:

Tabelle 15.1. Ausfallvolumen des Produktionsfaktors Arbeit (Quelle: Bundesanstalt für Arbeitsschutz)

Krankheitsarten	Arbeitsunfähigkeitstage 1993 [Mio.]	Arbeitsunfähigkeitstage 1990 [Mio.]	Produktionsausfall 1993 [Mrd. DM]
Muskel- und Skeletterkrankungen	172	164,6	26,3
Krankheiten der Atemwege	110	104	16,8
Verletzungen und Vergiftungen	68	96,2	10,4
Krankheiten der Verdauungsorgane	51	54,7	7,9
Herz-Kreislauf-Erkrankungen	45	29,9	6,9
Sonstige Krankheitsursachen	132	–	20,16
Gesamt	578	–	88,46

Die erwähnten 578 Mio. Arbeitsunfähigkeitstage repräsentieren einen Krankenstand von 5 %, allerdings sind alle selbständig Beschäftigten und die Zahl der mithelfenden Familienangehörigen nicht berücksichtigt worden (s. auch Tabelle 15.1, Abb. 15.2).

Analysiert man die Statistik der Frührentenzugänge des Jahres 1993 nach Diagnosegruppen, so erkennt man, daß auch hier die Diagnose Muskel- und Skeletterkrankung mit 81 037 Frührentnern (29,77 %) vor den Herz-Kreislauf-Erkrankten mit 57 234 (21,03 %) bei insgesamt 272 202 Frührenten (Erwerbsunfähigkeit 238 895 und Berufsunfähigkeit 33 307) zu verzeichnen sind (s. auch Abb. 15.3).

Ziel muß es also sein, durch geeignete Gesundheitsförderungsmaßnahmen und Rehabilitation die großen Prozentzahlen der Arbeitsunfähigkeit zu vermeiden, um jährlich Milliarden an Gesundheitskosten sowie ausgefallenen Produktionskosten einzusparen und hierfür Perspektiven zu entwickeln. Neben betrieblichen Vorsorgeprogrammen muß die Arbeitsplatzgestaltung optimiert werden, damit das Auftre-

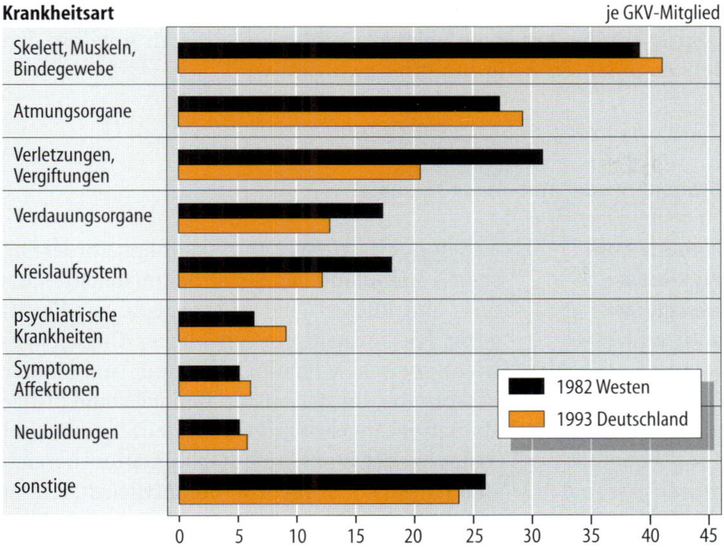

Abb. 15.2. Arbeitsunfähigkeitstage je Mitglied der gesetzlichen Krankenversicherung. (Quelle: Statistisches Bundesamt)

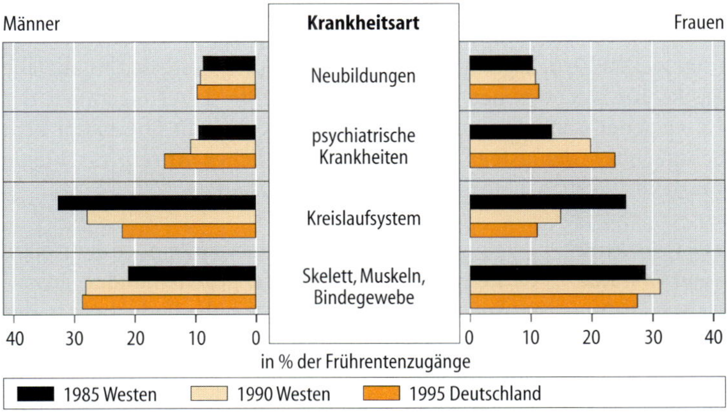

Abb. 15.3. Ursachen des Frührentenzugangs. (Quelle: Statistisches Bundesamt)

ten der Muskel- und Skeletterkrankungen, die die Hitliste der Diagnosegruppen der Arbeitsunfähigkeit anführen und deren Anteil in den letzten 10 Jahren stetig zunimmt, reduziert wird.

Stationäre oder ambulante Therapie?

Das finanzielle Risiko für neue Rehabilitationseinrichtungen müßte der Gesetzgeber übernehmen.

Neben der betrieblichen Gesundheitsförderung stehen ambulante und stationäre Rehabilitations- und Rückenschulungskonzepte zur Verfügung. Hier besteht ein erhebliches Ungleichgewicht zwischen stationärer und ambulanter Versorgung. Im stationären Bereich stand bisher ein umfassendes Rehabilitationsangebot mit etablierter Struktur und Prozeßqualität zur Verfügung, der ambulante Rehabilitationsbereich wurde erst in den letzten Jahren konsequent weiterentwickelt, z. B. in der Orthopädie/Traumatologie mit der „erweiterten ambulanten Physiotherapie" (EAP). Bisher ist es allerdings nicht gelungen, flächendeckend eine einheitliche Angebots- und Qualitätsstruktur zu schaffen. Da es sich hier um relativ junge Strukturen handelt, sind die Angebote am Markt nicht immer differenziert und teilweise auch uneffektiv, vor allen Dingen dann, wenn neue Einrichtungen aufgrund von sich ständig ändernden Gesetzeslagen unter einen enormen finanziellen Druck geraten. Die Verantwortung und das finanzielle Risiko für solche neuen Einrichtungen müßte daher eigentlich der Gesetzgeber übernehmen. Hier bestand und besteht überhaupt kein Schutz oder wenigstens finanzieller/steuerlicher Anreiz für kleine Betriebe, die auch viele neue Arbeitsplätze schaffen.

Anreiz für kleine Betriebe, die auch viele neue Arbeitsplätze schaffen.

Es geht nicht darum, ambulante oder stationäre Rehabilitationskonzepte gegeneinander auszuspielen. Beide haben eine hohe Bedeutung in der Rehabilitation, nur sollten die Ziele klar definiert werden und möglichst ein abgestuftes Konzept sowie eine Integration von ambulanter und stationärer Rehabilitation erfolgen. Arbeitsplätze, die auf der einen Seite abgebaut werden, sollten auf der anderen Seite sofort wieder qualifiziert zur Verfügung stehen.

Integration von ambulanter und stationärer Rehabilitation.

Ob die ambulante Rehabilitation gegenüber der stationären unter den Gesichtspunkten der Qualität, der Humanität und Wirtschaftlichkeit bevorzugt werden sollte oder umgekehrt, ist nicht einfach zu beantworten. Jedes Individuum muß prinzipiell anders, d.h. entsprechend seinem Krankheitszustand behandelt werden. Darum muß ein Unterschied gemacht werden zwischen akuten Krankheitszuständen, wie z.B. einem Unfall oder einem Herzinfarkt, und einer chronischen Erkrankung, wie z.B. einer rheumatischen Erkrankung oder einem Tumor. Hierdurch entstehen ganz unterschiedliche Aufgabenstellungen für die Rehabilitation. Es muß sicherlich differenziert werden, ob ein Patient in eine Familie eingebettet oder alleinstehend ist oder aber starke Schmerzen hat. Für die letztgenannte Personengruppe wäre eine lebens- bzw. wohnortsnahe ambulante Rehabilitation eher von Nachteil, ebenfalls häufig für den „gebrechlichen“ oder alten Menschen. Dieser müßte durch das Zusammenwirken der Therapeuten mit den pflegerischen und sozialen Diensten besonders behandelt werden. Die Koordination aller Maßnahmen sollte in die Hände des Hausarztes gelegt werden.

Erhalten von Know-how steht an

Der Gesetzgeber förderte bisher die ambulante Rehabilitation durch das Schließen von Rehabilitationskliniken. Etablierte Ansätze mit hoher Qualität weichen hiermit vielfältigen Aktivitäten und unkoordinierten Entwicklungen im ambulanten Bereich.

Hohe Qualität halten.

Auf dem Prüfstand sind diese Maßnahmen kritisch zu beurteilen. Sieht man sich beispielsweise die Rückenschulstudien zum Projekt *„Health Technology Assessment“* zur systematischen Auswertung von wissenschaftlicher Literatur zu Rückenschulprogrammen wegen akuter Rückenschmerzen an (Lühmann et al. 1998), so erweist sich nach einer dänischen Studie ein 6wöchiges, multimodales Programm außerhalb der Arbeitsplatzumgebung mit intensiver Behandlung (36 Wochenstunden) bei Hochrisikopatienten als erfolgreich, gegenüber zwei weniger intensiven Vergleichsprogrammen unter ambulanten Bedingungen. Zwölf

Monate später konnten bei den Patienten aus dem stationären Intensivprogramm weniger Arbeitsunfähigkeitstage sowie geringere Schmerzen bzw. Einschränkungen gemessen werden. Die Autoren dieser Studie folgerten, daß sich trotz der 10fach höheren Kosten (30 000 dkr versus 3000 dkr pro Patient) durch das stationäre Konzept der Gesamtansatz volkswirtschaftlich deutlich besser rechnet, weil danach 46–48 % mehr – der überwiegend langfristig krankgeschriebenen – Patienten in den Arbeitsprozeß zurückkehren konnten (Bendix 1997).

Die Ergebnisse dieser Studie deuten zusätzlich auf ein erhebliches Einsparpotential hin. Die jährlichen Ausgaben für ambulante Leistungen wegen unspezifischer Rückenbeschwerden in Deutschland sind mit 2,4 Mrd. DM sehr hoch, und das gleiche gilt für Renten wegen verminderter Erwerbsfähigkeit mit 1,3 Mrd. DM sowie für Arbeitsunfähigkeitszeiten mit 7,7 Mrd. DM. Ein Großteil der Ausgaben wird von Hochrisikogruppen verursacht. Allein durch zielgerichtete Maßnahmen dieser Gruppen könnten die Gesundheitsausgaben deutlich reduziert werden. Hierbei läßt sich folgende Tatsache feststellen:

Von den o. g. Ausgaben entfallen 40 % auf die Hochrisikogruppen.

Wenn man das Ausgabevolumen dieser Gruppen durch die Reduzierung der Arbeitsunfähigkeitstage und der Erwerbsunfähigkeitsrente um 50 % und das für ambulante Leistungen in diesem Bereich um 60 % reduzieren könnte, ließen sich allein durch diesen rehabilitativen Ansatz 2,4 Mrd. DM im Gesundheitswesen einsparen (Lühmann et al. 1998).

Kosten-Nutzen-Analyse von stationärer Rehabilitation und Berentung

Nach Rademacher und Zielke wurde 1997 eine über 8 Jahre angelegte wissenschaftliche Kosten-Nutzen-Analyse stationärer Rehabilitation bei chronisch Kranken zusammen mit dem Bundesverband der Betriebskrankenkassen und anderen Kassen durchgeführt. Eine Reduzierung des volkswirtschaftlichen Folgeschadens pro Patient und Jahr von 25 000 DM konnte bei durchschnittlichen Rehabilitationskosten von 10 000 DM pro Patient und Jahr erzielt werden. Insgesamt ein Gewinn von 250 000 DM, wobei Einsparungen durch

- weniger Behandlungen im Akutkrankenhaus (minus 70 %),
- Wegfall von Fehlversorgung bei niedergelassenen Ärzten,
- Reduzierung von Lohnfortzahlung und Krankengeldzahlung um 70 %,
- Hinausschieben des Rentenbeginns um 7 Jahre

erzielt werden konnten.

Durch optimale Rehabilitation 22.5 Mrd. Gewinn.

Würde man dies noch volkswirtschaftlich hochrechnen, indem man die Leistung aller Sozialversicherungsträger für Rehabilitationsmaßnahmen berücksichtigt, so käme man zu einem Gewinn von 22,5 Mrd. DM, der unmittelbar den Kassen der Sozialversicherungsträger zugute kommen würde.

Insgesamt eine phantastische Analyse. Es ist unverständlich, wieso nicht politische maximale Anstrengungen unternommen wurden, diesen Bereich zu fördern. Das Gegenteil ist allerdings der Fall, und ein enormes Optimierungsangebot und Einsparpotentiale im Gesundheitswesen wurden nicht genutzt.

Ein anderes Optimierungskonzept ergibt sich auch durch die Hinausschiebung der Berentung (Rademacher und Zielke 1997). Zum Beispiel könnte bei allen Patienten mit psychischen und psychosomatischen Erkrankungen nach einer Studie des VDR das Berentungsgeschehen durch optimalen Einsatz der Rehabilitation um bis zu 9,2 Jahre verschoben werden. Dies bestätigt auch nach Rademacher und Zielke (1997) eine Studie aus dem Weltwirtschaftsinstitut in Hamburg, nach der durch Rehabilitation bei einem Drittel aller Rentenbewerber der Rentenbeginn im Mittel um 2,5 Jahre hinausgeschoben werden konnte. Hierbei ergab sich ein Kosten/Nutzenverhältnis von 4,9 (Kosten) zu 8,0 (Nutzen): Also fast doppelt so hoher Nutzen und dadurch Kosteneinsparung.

Hierdurch ergibt sich zwingend die Forderung nach dem Ausbau von ambulanten und stationären Rehabilitationsmaßnahmen. Bestehende bzw. alte stationäre Konzepte sollten aus medizinischen, ökonomischen, strukturellen und Arbeitsplatzaspekten mit aller Macht aufrechterhalten werden. Statt hier Arbeitsplätze zu vernichten, sollte

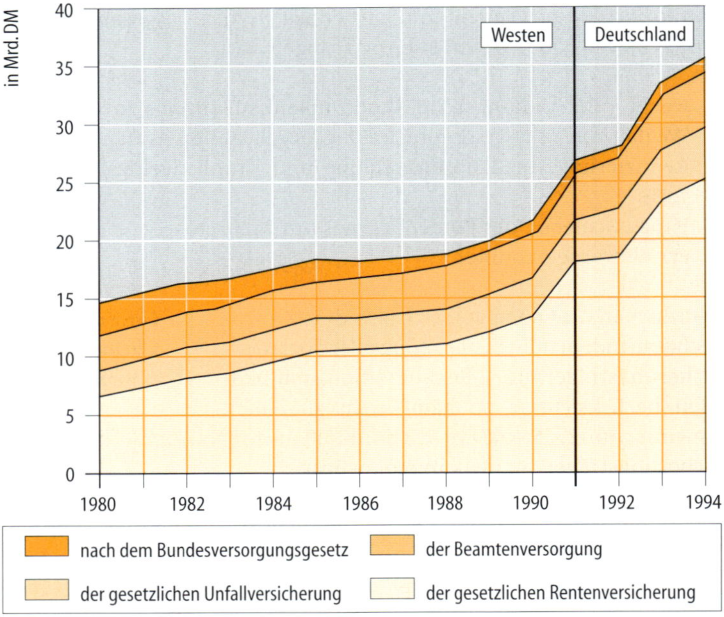

Abb. 15.4. Ausgaben für Frührenten (Quelle: Statistisches Bundesamt)

zusammen mit den Versicherungsträgern ein Konzept zur Vernetzung von Akutmedizin, ambulanter Rehabilitation und stationärer Rehabilitation entwickelt werden. Hierdurch wird die Qualität der medizinischen Leistung um ein Vielfaches optimiert und der erkrankte Mensch frühzeitig wieder in den Arbeitsprozeß zurückgeführt.

Rehabilitation ist billiger als Berentung.

Volkswirtschaftlich gesehen ist nach Jeschke und Lang (1997) eine Rehabilitationsmaßnahme für 7 oder 10 TDM um ein Vielfaches günstiger als eine jährliche Rentenzahlung von 30–50 TDM. Auch das Humankapital in den Betrieben muß bei dieser Berechnung berücksichtigt werden, und Ausfälle, vor allen Dingen durch Volkskrankheiten, bedeuten für die Produktion – wie bereits erwähnt – in der Bundesrepublik Verluste von unmittelbar 88 Mrd. DM (s. auch Abb. 15.4).

Kostenreduktion durch medizinische Rehabilitation

Eine effektive Rehabilitation hat das Ziel, durch Erkrankung verlorengegangene Arbeitsfähigkeit wiederherzustellen. In der Regel ist die Alternative bei Nichtdurchführung oder erfolgloser Rehabilitation die Frühverrentung. Das Ausscheiden des Betroffenen hat zur Folge, daß er als Beitrags- bzw. Steuerzahler ausfällt und die Finanzierung des Lebensunterhalts durch andere Institutionen wie Arbeitsamt, Rentenversicherung oder Sozialhilfe übernommen wird. Aus diesem Grund muß bei einer Kosten/Nutzenrechnung die Betrachtung der Vollkosten im Bereich der Sozialversicherung und der gesamtwirtschaftlichen Ebene gesehen werden. Zwischen Rehabilitation und Kur muß grundsätzlich unterschieden werden, die meisten Verantwortlichen im Gesundheitswesen kennen den Unterschied nicht und werfen alles in einen Topf. Die klassische Kur hat zum Ziel, die verminderte Leistungsfähigkeit des Arbeitnehmers – in der Regel bedingt durch Erschöpfungszustände – , der sich noch im Arbeitsprozeß befindet, wiederherzustellen bzw. zu erhöhen.

Rehabilitation verkürzt Krankheit.

Unterschieden werden muß, ob die anschließende Heilbehandlung in vielen Fällen – gerade bei schwerer Krankheit – die Heildauer im Akutkrankenhaus verkürzen und die Behandlung effektiver gestalten kann. Besser wäre es, hierbei in Zukunft von *Anschlußrehabiliation* zu reden. Dies würde die Notwendigkeit der komplexen Integration von Akutmedizin und Rehabilitation – um Patienten kurzfristig wieder in den Arbeitsprozeß zurückzuführen – deutlich machen und auch zeigen, daß beide Prozesse eng miteinander verknüpft sind.

Rehabilitation sichert den Standort Deutschland und könnte ein großer Exportartikel werden. Die Rentenkassen werden entlastet, die Krankheitskosten im Akutfall reduziert, die Patienten kehren hochmotiviert und gesundet an den Arbeitsplatz zurück, und gleichzeitig könnte bei guter Infrastruktur das Angebot der stationären Rehabilitation vielen ausländischen Patienten, die diese Infrastruktur nicht haben, angeboten werden.

Körper und Seele stärken durch Fitness und Wellness

In den letzten 15 Jahren ist in der westlichen Welt eine rapide Zunahme von Freizeitsport, Fitness und aktiver Entspannung im Urlaub zu verzeichnen. Neben der Trimmbewegung, Joggen sowie Fahrrad fahren zur Entspannung und zum Freizeitsport auf Straßen und im Gelände hat sich seit 1978 unter dem Einfluß amerikanischer Gesellschafts- und Modeströmungen auch eine Fitness- und Wellnessbranche entwickelt. Wohlfühl (Wellness)-Urlaub bekommt eine zunehmende Bedeutung für streßgeplagte Berufstätige, die hierfür einen Zweit- und Dritturlaub gerne nutzen.

Fitness, die neue Boombranche.

Die Fitnesswelle erfaßte auch die bundesdeutsche Bevölkerung in einem Maß, das die bisherigen Moden und Freizeitbewegungen in ihrer Intensität weit überholt hat. Neben spezifischen Angeboten für Körper und Seele boomt zusätzlich der gesamte Verbrauchsgüterbereich von Kleidung, über Ernährung bis hin zu Sportgeräten und Gastronomie. Fitness und Sportlichkeit sind zu einer Lebenseinstellung geworden.

In den Fitnesszentren stieg von 1977 bis Ende der 80er Jahre die Zahl der Aktiven von 35000 auf 1,6 Mio. an. Im Jahr 1997 trainierten 3,56 Mio. Personen in deutschen Fitnessstudios. Viele Fitnessstudios sind nicht mehr mit den „Folterkammern" der Kraftstudios früherer Zeiten vergleichbar. Gesundheitsvorbeugung statt Muskelstärke ist heute das Schlagwort, und hierzu wird ein vielfältiges Angebot von Aerobic, Stretching, Ballett, Gymnastik, Tennis, Squash, Badminton, Volleyball oder Bodybuilding angeboten. Häufig wird dieses Programm durch Sauna und Massage, Sonnenlandschaften und Ruhezonen und auch Erlebnisgastronomie unterstützt. Auch finden zunehmend Leistungsfähigkeitstests per Computer und Physiotherapeuten bzw. Sporttherapeuten statt, vermehrt auch ärztliche und hier speziell sportmedizinische Therapie oder physiotherapeutische Behandlung.

Es wird geschätzt, daß zwischen 1965 und 1995 ca. 6 Mio. Menschen für mindestens 1 Jahr Mitglied in einem Fitnesscenter waren. Im Gegensatz zum traditionellen Freizeitangebot der Sportvereine (Statistisches Bundesamt Wiesbaden 1998), in denen die Männer mit 63% überrepräsentiert waren, ist in den Fitnesszentren ein umgekehrter

Trend zu beobachten. Hier ist bereits eine Mehrheit der Frauen von 52 % zu verzeichnen (Kamberovic u. Hase 1994).

Nicht Muskelmasse, sondern Gesunderhaltung.

In der Beliebtheitsskala bei Männern und Frauen stehen Fitness und Bodybuilding an erster Stelle, wobei danach bei Frauen Tanz, Aerobic und Meditation gefolgt von Kampfsport und Gymnastik stehen. Bei den Männern rangiert Herz-Kreislauf-Training, Kampfsport und Gymnastik vor Aerobic, Meditation und Tanz. Man soll nicht glauben, daß es in erster Linie nur junge Menschen sind, die in Fitnesszentren gehen, auch Männer und Frauen um 40, sogar Senioren im Pensionsalter, sind anwesend. Die Motive für das Nutzen von Fitnesszentren sind alle auf das persönliche, körperliche, seelisch-geistige und soziale Wohlbefinden ausgerichtet und haben sich in den letzten Jahren kaum geändert. An erster Stelle steht bei Männern und Frauen allgemeine Fitness und Gesunderhaltung sowie Formung der eigenen Figur. Bei Männern folgt die Kraftsteigerung, wobei bei Frauen Streßbewältigung, Geselligkeit und Unterhaltung an nächster Stelle stehen. Der Aufbau von Muskelmasse, der noch in den 80er Jahren im Vordergrund stand, hat für viele heute nur einen geringen Stellenwert.

Entwicklung des Marktvolumens am Beispiel von Fitnesszentren

Fast 4 Mrd. DM Umsatz in Fitnessstudios.

Noch 1980 hatte der Bereich der Fitnesszentren eine geringe wirtschaftliche Bedeutung auf dem Freizeitmarkt. Damals betrug das Umsatzgesamtvolumen in Deutschland 82 Mio. DM. Das Umsatzvolumen stieg unter dem Einfluß amerikanischer Modeströmungen im Zeitraum von 1982–1986 von 311 Mio. auf 1,3 Mrd. DM und erreichte eine unerwartete Höhe von 2 Mrd. DM 1991 nach der Wiedervereinigung. Dies entsprach einem rasanten Umsatzanstieg von 43 % und erreichte nach den Angaben des deutschen Sportstudioverbandes (DSSV) 1997 ein Volumen von 3,64 Mrd. DM. Bei 192 000 Beschäftigten wurden 1996 insgesamt 9,2 Mrd. DM an Löhnen gezahlt.

Etwa 80 % des Dienstleistungsvolumens werden mit Eintrittsgeldern erzielt, ungefähr 10 % durch Gastronomie und ein gleicher Anteil durch sonstige Einnahmen. Die Gastronomie hat stark an Bedeutung hinzugewonnen und setzte 1995 ca. 350 Mio. DM im Bereich der Fitnesszentren um. Im sonstigen Umsatzvolumen sind Sporttextilien und Sportzubehör sowie Nahrungsersatzstoffe enthalten. Außerhalb der Fitnesszentren ist diese Sparte bereits ein Megamilliarden-Markt im Bereich des Freizeitsports geworden.

Im Jahr 1989 betrug das Investitionsvolumen der Fitnesszentrenbranche noch 750 Mio. DM (Sport & Mode 1997), 1995 muß von rund 1,2 Mrd. DM für Neugründungen und Ersatzinvestitionen auszugehen sein. Etwa 70 % der Investitionen betrafen das Baugewerbe, mit ca. 200 Mio. DM wurden 1995 rund 15 % der Gesamtinvestition für Sportgeräte aufgewendet. Zusätzlich zu den Sportgeräten müssen noch Investitionen für die Inneneinrichtung sowie für Sonnenstudios und EDV-Anlagen hinzugerechnet werden.

Prognose

Etwa 45 Mio. Amerikaner in Fitnesscentern.

Obwohl in den alten Bundesländern noch etwa 63 000 Sportvereine bestehen, ändert sich das Freizeitverhalten zunehmend, und der Bedarf nach mehr Fitness und Wellness wird weiter wachsen. Gewünscht wird mehr Selbstbestimmung und mehr Unabhängigkeit sowie Unterhaltung und Geselligkeit. Dabei ist auffällig, daß ein schnelleres Anwachsen in den neuen als in den alten Bundesländern zu verzeichnen ist. Ein Pendant zu den USA mit den Health-Clubs entwickelt sich. In den USA gibt es bereits ca. 30 000 Zentren dieser Art (5 500 in Deutschland Ende 1996). Etwa 20 % der Bevölkerung, d. h. 45 Mio. US-Amerikaner, sind Mitglieder in diesen Health-Clubs. Die Wachstumsaussichten in der Bundesrepublik liegen bei 7 000–8 000 Fitnessstudios im Jahr 2005 mit knapp 5 Mio. Mitgliedern (Kuhn u. Kuhn 1997).

Auch im Beauty- und Wellnessbereich wird der bisherige Trend zur Schönheit und Entspannung weiter zunehmen. Gerade viele Kurorte mit heftigen Einbrüchen bei den Gästezahlen durch die Maßnahmen des Gesundheitsstrukturgesetzes der alten Regierung haben sich umgestellt und folgen häufig der neuen Entwicklung mit Entspannungs-, Fitness- und Wohlfühlangeboten. Hierbei explodieren geradezu die Angebote von gesundem bzw. ernährungsbewußtem Reisen, Fastenkuren und Gesundheitsurlaub. Auch nehmen die Angebote von Präventionsprogrammen und sog. Schönheitsangebote zu.

Fitness für Zukunftsarbeitsplätze.

In Koordination mit der Medizin, dem Hotel und Restaurationsgewerbe sowie der Freizeitindustrie sind auch in diesem Bereich beste Grundlagen geschaffen, um den körperlichen und seelischen Gesundheitszustand der deutschen Bevölkerung zu erhöhen, neue Arbeitsplätze zu schaffen, Umsätze zu steigern und vor allen Dingen den Standort Deutschland für den Gesundheitstourismus hoch attraktiv für die Zukunft zu gestalten. Kreative und sofortige Unterstützung dieses stark expandierenden Freizeitbereichs ist gefordert.

Fitness und Wellness – ein wesentlicher Baustein für Vorsorge und Gesundheit

Der Fitness- und auch zunehmend der sog. Wellnessbereich ist ein wesentliches Standbein des zukünftigen Gesundheitssystems zur Vorsorge von Volkskrankheiten, im Bereich der Stabilisierung und Vertiefung der Rehabilitationsergebnisse und für die allgemeine körperliche und seelische Gesunderhaltung der Bevölkerung. Schon heute entwickelt sich hieraus auch eine Möglichkeit, aktiv für das psychosoziale Wohlbefinden zu sorgen. Gerade die Selbstbestimmung, die freie Entscheidung, welches Angebot man zu welcher Zeit und mit wem wahrnimmt, trägt entscheidend hierzu bei. Dies wird in zukünftigen Gesellschaften von immer größerer Bedeutung sein, da durch Automatisierung und Rationalisierung immer weniger Arbeitszeit und mehr Freizeit zur Verfügung stehen werden. Dies kann seelisches Elend, soziale Isolation und Depressionen bedeuten. Hierfür muß unsere Gesellschaft vorsorgend tätig werden. *„Neben kulturellen Inhalten und Bildungsangeboten auch den Fitness- und Wellnessbereich weiterentwickeln“* muß die Devise sein! Dies schließt spezielle „Fitness“programme für die Seele mit ein. Aber auch berufliche Streßsituationen könnten durch solche Ansätze besser gemeistert werden: ob Joggen, Krafttraining, Kampfsport, Massagen oder Entspannung: Alle tragen zum Wohlbefinden und zur persönlichen und körperlichen Weiterentwicklung und Gesundung bei.

Durch die zunehmende Freizeit entwickelt sich ein gesundheitspolitischer Gestaltungsraum, der bis heute in seiner Dimension überhaupt noch nicht erfaßt wurde.

Gerade in der Optimierung der Therapieergebnisse von Akutmedizin und Rehabilitation kommt dem Fitnessbereich in Zukunft eine bedeutende Rolle zu. So müßten Patienten nach erfolgreicher Rehabilitation konsequent in ein Fitnessprogramm überführt werden, um einerseits die Rehabilitationsergebnisse zu vertiefen und um andererseits Vorsorge zu treffen, daß die gleiche Erkrankung nicht wieder auftritt. Man sollte diesen Aspekt der Fitness in Zukunft als Sekundärprävention definieren und vom Gesundheitssystem auch diesbezüglich fördern.

Fitness, Kur und Rehabilitationszentren für ausländische Gäste.

Neben den Krankenkassen sind auch die Betriebe gefordert, sich in diesem Bereich mehr als bisher für ihre Mitglieder bzw. Beschäftigten zu engagieren. Die Politik ist aufgefordert, hierzu Öffentlichkeit herzustellen, entsprechende Forschungs- und Entwicklungsprogramme zu initiieren und Anreize für Einrichtungen und Freizeitindustrie zu realisieren: für uns selbst und auch für ausländische Gäste.

Fazit

- Akutmedizin und Rehabilitation sind nicht zu trennen.
- Es geht immer um die Rehabilitation der Person und nicht um Rehabilitation der Erkrankung.
- Recht auf Rehabilitation haben alle, die körperlich, geistig oder seelisch erkrankt sind.
- Rehabilitation ist nur durch interdisziplinäre Zusammenarbeit der Therapeuten leistbar.
- Rehabilitation ist auch gleichzeitig Prävention vor einer erneuten Erkrankung.
- Fast 300 Rehabilitationskliniken mit 40 000 Arbeitsplätzen wurden in den letzten Jahren wegrationalisiert.
- Kur, Rehabilitation und Anschlußheilverfahren werden begrifflich verwechselt.

- Erhalten und Schaffen von qualifizierten Arbeitsplätzen ist oberstes Gebot.
- Arbeitsunfähigkeit hat 1993 zu 578 Mio. Fehltagen geführt. Dies bedeutet ein Ausfallvolumen des Produktionsfaktors Arbeit von über 88 Mrd. DM.
- Die mit Abstand meisten Rehabilitationsmaßnahmen erfolgen im Bereich der Muskel- und Skeletterkrankungen sowie bei Herz-Kreislauf-Erkrankungen.
- Integration von ambulanter und stationärer Rehabilitation.
- Rehabilitation ist billiger als Berentung.
- Rehabilitation verkürzt Krankheiten.
- Fitness ist die neue Boombranche.
- Fitness hat als Vorsorgemaßnahme eine große Zukunft.
- Fitness schafft Arbeitsplätze (schon heute 4 Mrd. DM Umsatz).
- Fitness, Kur und Rehabilitationszentren könnten ein neues Marktsegment für ausländische Gäste sein.

Forderung

- Sofortige Refinanzierung und Öffnung der geschlossenen Rehabilitationskliniken.
- Integration von ambulanter und stationärer Rehabilitation.
- Finanzielle Unterstützung der in den letzten Jahren gegründeten ambulanten Rehabilitationszentren, die durch den Jo-Jo-Effekt der ständigen Reformveränderungen wirtschaftlich ruinös arbeiten mußten.
- Integration von Fitness- und Wellnessprogrammen in die Vorsorgekonzepte.
- Komplexangebote von Akutmedizin und Rehabilitation in der Behandlung von Volkskrankheiten.
- Finanzierung ambulanter Rehabilitationsleistungen, wie Physiotherapie, Massagen, Sporttherapie in der Behandlung von Volkskrankheiten für mindestens ein halbes Jahr (Beteiligungsmodell mit Teilfinanzierung durch Patienten wird empfohlen).

Literatur

Ärztezeitung (05.05.1998)
Bendix K (1997) Das Selbst und das Nicht-Selbst. VWB
Blumenthal W (1976) Begriff, Abgrenzung, interdisziplinäre Zusammenarbeit der medizinisch-sozialen Rehabilitation. In: Blohmke M, Ferber et al. (Hrsg) Handbuch der Sozialmedizin. Stuttgart
Bundesarbeitsgemeinschaft für Rehabilitation (1994) Rehabilitation Behinderter. Deutscher Ärzteverlag, Köln
Deutscher Bäderverband (1997)
Deutscher Sportstudio Verein (1997)
Handelsblatt (10.03.1998)
Handelsblatt (16.06.1998)
Handelsblatt (30.06.1998)
Jeschke A, Lang JR (1997) Rehabilitation im Umbruch. Baumann Fachzeitschriftenverlag, Kulmbach
Jochheim KA (1995) Historische Entwicklung der Rehabilitation. In: Schmidt KL et al. (Hrsg) Lehrbuch der Physikalischen Medizin und Rehabilitation. Urban und Fischer
Kamberovic R, Hase T (1994) Fitness & Profit. Hamburg, S 14
Kuhn P, Kuhn R (1997) Fitnesscenter
Lühmann D, Kohlmann T, Raspe H (1998) Die Evaluation von Rückenschulprogrammen als medizinische Technologie. Nomos
Otto (1981) Disability Prevention and Rehabilitaton. Technical report series 668.
Rademacher, Zielke (1997)
Sport & Mode (1997) Fitness-Markt zeigt Umsatzmuskeln, 6. Aufl
Statistisches Bundesamt Wiesbaden (1998) Statistisches Jahrbuch. S 394
Valentin B (1961) Geschichte der Orthopädie. Thieme, Stuttgart

16 Chancen und Risiken der Telemedizin

Zum Thema
Röntgenbilder in Essen, Operation in Bochum, Gewebeanalyse in Shanghai. Über Satellit ist es völlig gleichgültig, ob Ärzte Bilder ins Nachbarzimmer, in die Nachbarstadt oder nach China schicken. Schon heute ist diese als Sciencefiction anmutende Vision möglich und wird zunehmend genutzt. Aber verbessert diese faszinierende Möglichkeit wirklich auch die medizinische Qualität weltweit, wo liegen die Risiken und wie sieht es mit den Kosten aus?

Chancen durch Telemedizin – Diagnose via Satellit?

Der Gesundheitszustand eines Menschen kann über beliebige Entfernungen überwacht werden: Hochsensible Sensoren und moderne Datenübertragung machen es möglich.

Die einst kritisch gesehene Ferndiagnose könnte bald zum „Goldstandard" in der Medizin werden. Hochsensible Sensoren und moderne Datenübertragung erlauben es, den Gesundheitszustand eines Menschen über beliebige Entfernungen zu überwachen. Spezialisten können anhand des vom Notarzt aufgenommenen und ins Krankenhaus überspielten EKGs erkennen, ob eine akute behandlungsnotwendige Rhythmusstörung vorliegt oder sich ein Infarkt anbahnt. Auf kurzem Wege muß entschieden werden, welche Behandlungen, ob zu Hause, auf der Intensivstation oder schon beim Transport dorthin, einzuleiten sind.

Telemedizin bestimmt in Zukunft den medizinischen Alltag.

Teleradiologie, Telekardiologie – also die Übertragung von Bildern über Telefonleitungen zur Mitbefundung oder Telepathologie –, Befundung von Gewebepräparaten oder Online-Dienste werden in Zukunft den medizinischen Alltag bestimmen.

Andere, ebenso spektakuläre Innovationen aus diesem Bereich werden das tägliche Umfeld in Klinik und Praxis von Grund auf verändern. Multimediale Krankenblätter oder medizinische Chipkarten, Online-Informationsdienste und -Therapieleitlinien, elektronische Bildarchive, virtuelle Operationsplanung, chirurgische Navigationsverfahren, Teleambulanzen, Telekonferenzen, Telelearning usw. werden die Medizin verändern.

Telemedizin – ein modernes Schlagwort

Telemedizin ist zu einem gängigen Schlagwort geworden. Telemedizin als Begriff wird häufig auch als Telematik im Gesundheitswesen definiert. Dieser Begriff leitet sich aus der Verbindung des Wortes Telekommunikation und Informatik her. Meiner Meinung nach ist die Begrifflichkeit der Telemedizin jedoch wesentlich präziser: *Tele* – also Ferne – für nicht direkt Anfaßbares und *Medizin* [vergleiche auch TV: *Tele*vision (Fernsehen), *Tele*kommunikation (Fernsprechen) etc]. Die Zukunft der Telemedizin bietet uns ein gewaltiges Potential sowohl für medizinische Informationsübertragung und Optimierung von Abläufen im Gesundheitswesen als auch für Wissensvermittlung und zahllose qualifizierte Arbeitsplätze. Aber es wird häufig durch Medien der fatale Eindruck erweckt, als ob die Zukunft der Medizin aus Fernoperationen und Internetkommunikation bestehen würde.

Was verbirgt sich hinter dem Begriff „Telemedizin“ wirklich und in welcher Weise beeinflussen Telekommunikation, Informatik und Multimedia das Gesundheitswesen? Dieses Thema wird künftig immer stärker in den Mittelpunkt der Diskussion um die moderne Medizin rücken – insbesondere angesichts der Frage, wie man Patienten optimal, fürsorglich und zugleich kostengünstig behandeln kann (Grönemeyer u. Bednarsky 1998).

Der Begriff *Telemedizin* steht als *Oberbegriff* für viele verschiedene Bereiche:

- medizinische Online-Dienste,
- Netzwerke: Teleradiologie, Telekardiologie, Telearchiv etc.,
- Telecare: Teleambulanz, Expertenkonsultationen etc.,
- Telemetrie (Fernüberwachung von Patienten),
- Telediagnose und Teleoperation,
- Telelernen, Telekongresse usw.

Für den erfolgreichen Einsatz telematischer Anwendungen im Gesundheitswesen muß vor allem eines angestrebt werden: die Akzeptanz von allen Beteiligten. Das gilt zunächst für die Akzeptanz des Leistungserbringers, der mit diesen Anwendungen einen Teil seines beruflichen Alltags gestalten wird, und schließlich für die Kostenträger (Krankenkasse, Beihilfe), die um eine wirtschaftliche Integration bemüht sind. Aber ganz besonders gilt dies für den Patienten, um den es letztendlich hierbei geht.

Um eine möglichst hohe Akzeptanz bei allen Beteiligten zu erzielen, sind wesentliche Grundvoraussetzungen zu erfüllen. Der zunehmende Einsatz von Informationstechnologien in der Medizin wird automatisch mit sich bringen, daß sich die Nutzer der verfügbaren Informationen verstärkt auf deren Verfügbarkeit verlassen müssen und darauf angewiesen sind.

Daher ist es absolut notwendig, daß Datensicherheit, Verfügbarkeit, Qualität und Korrektheit mit allen zur Verfügung stehenden Mitteln sichergestellt und kontrolliert werden. Für Kompromisse wird es hier keinen Spielraum geben. Für den Patienten ist bedeutend, daß ein informeller Selbsttest über seine Daten jederzeit gewährleistet ist.

Gewarnt wird vor Datenmanipulation – zum Wohle der Patienten

Telemedizin insgesamt kann das fundamentale Hilfsmittel für eine engagierte und schonende Betreuung des Patienten werden, vor allen Dingen dann, wenn die persönlichen patientenbezogenen Daten (Bilder, Befunde, Untersuchungen usw.) von ihm selbst kontrolliert und koordiniert werden.

Doch die *Telemedizin* birgt auch *allgemeine Risiken* in sich:

- Eine falsche Information im Internet ist sekundenschnell und unaufhaltsam weltweit verbreitet.
- Gesteuert durch die Finanzkraft, kann die Kompetenz in den Händen einer kleinen „Netzelite" liegenbleiben.
- Unzureichende Qualitätskontrollen und ausschließlich kommerzielle Interessen begünstigen die Präsenz von „Scheinexperten".
- Eine Entpersonalisierung, Ideologisierung und politische Kontrolle der Medizin wird möglich.

Was bieten nun die einzelnen Bereiche, welche Chancen bestehen und wo liegen spezifische Risiken?

Medizinische Online-Dienste: Information für jedermann und zu jeder Zeit

Online-Dienste bieten per Internet lexikalische Informationen für die Fort-, Aus- und Weiterbildung oder zum Nachschlagen an. Wissen wird konzentriert gebündelt, für Mediziner ebenso wie für Laien, die Industrie, für Forschungs- und Entwicklungszentren usw. Anders als bei Büchern kann man Fragen an Experten stellen, die unmittelbar beantwortet werden. So gibt es beispielsweise den medizinischen Informations-Online-Anbieter HOS-Multimedica, eine Initiative des wissenschaftlichen Springer-Verlags und Bertelsmann. HOS hat sich die Aufgabe gesetzt, auf kurzem Wege allen Ärzten in der Bundesrepublik und auch Fachverbänden medizinische Informationen „mundgerecht" vorzubereiten, multimediale Konzepte zu erarbeiten und umfassende Informationen zukommen zu lassen (Köhler et al. 1998).

Online-Dienste bestimmen in Zukunft den medizinischen Alltag.

Durch medizinische Online-Dienste fließen Informationen wesentlich schneller. Wir haben bei Büchern ein Nachlaufen der medizinischen Information von mindestens 5 Jahren, bevor das neue Wissen in die Praxis umgesetzt wird, weitere 5 Jahre, bis es zur Routine wird – im Grunde also 10 Jahre, die wir bisher brauchten, um Neues wirklich in die Medizin einzuführen. Interaktive Lehrmedien, die ständig – auch täglich aktualisiert werden können und jederzeit verfügbar sind –, schaffen hier Abhilfe.

Patienteninfotheken sind gefordert

Forderung nach interaktiven Online-Patienteninfotheken.

In vielen Gesellschaften weltweit ist das Wissen über den menschlichen Körper, seine Funktionsweise und seine Organe, über Krankheiten und deren Heilungsmöglichkeiten gering. Auch das spezifische Wissen über das Gesundheitssystem und dessen Institutionen wie Krankenkassen, Ärzteverbände, Patientenvertretungen oder Verbrauchereinrichtungen ist so gut wie nicht vorhanden. Des weiteren sind, meistens speziell im Notfall, Spezialeinrichtungen, Anlaufstellen oder andere Einrichtungen im medizinisch-psychosozialen Netzwerk nicht bekannt. Interaktive Online-Patienteninfotheken, die zu jeder Fragestellung einfache und verständliche Antworten geben bzw. Leitfadencharakter haben, sind daher gefordert.

Aidspatienten sind seit über einem Jahrzehnt weltweit über das Internet vernetzt.

Beispielsweise verschaffen sich Aidspatienten in aller Welt seit Jahren schon über Online-Dienste die neuesten Informationen zu Therapien. Über sog. Chats und Newsgroups, Diskussionsgruppen im Internet, kommunizieren sie miteinander. Sie haben das als eine große Plattform für sich selbst geschaffen, konnten ihren Minderheitenstatus dadurch aufbrechen, sich auch organisieren und wechselseitig Mut zusprechen sowie neueste Therapiekonzepte übermitteln.

Scheinexperten können milliardenfach Unsinn verbreiten.

Aber es gibt natürlich auch Risiken durch Internet-Angebote. Informationen lassen sich manipulieren. Einmal im Netz, sind Daten milliardenfach vervielfältigt, für jedermann sofort zugänglich und kaum mehr korrigierbar. Im schlimmsten Fall können *Scheinexperten* ihre Ansichten ungehindert verbreiten. Diese Gefahr besteht auch in der Medizin, wenn kommerzielle Interessen die Information beherrschen.

Ein anderer Aspekt ist die Entpersonalisierung. Wenn wir über das Internet kommunizieren, sehen wir einander nicht, reden nicht miteinander. Man hat auch die Möglichkeit, zu ideologisieren, bestimmte Bereiche auszublenden – beispielsweise die Schulmedizin „nach vorn zu argumentieren" oder die Naturheilkunde als Abfallprodukt in der therapeutischen Konzeption zu definieren.

Schaffung von Gremien zwecks Innovation und Kontrolle medizinischer Information.

Ich bin der Meinung, daß wir Gremien schaffen müssen, um die medizinische Information einerseits kontrollierbar zu machen und auf der anderen Seite innovativ zu halten. Dazu brauchen wir politische, aber auch juristische Hilfe, und maximale Unterstützung von den Fachverbänden, Krankenkassen, Patienten und Ärzten ist hier schnellstens gefordert.

Kooperation statt Einzelkämpfertum – digitale Netzwerke schaffen gemeinsames Handeln

So wie im Körper Nerven und Gefäße vielfältig miteinander verbunden sind, können sich auch medizinische Bereiche vernetzen: Krankenhäuser untereinander, Kliniken und Praxen, Behörden und medizinische Einrichtungen. Diese Netzwerke bieten vielfältige Möglichkeiten: schnelle Verfügbarkeit von Befunden, Bildern oder Briefen oder spezifisches Fachwissen, erweiterte medizinische Kommunikation (wir können über Gesundheitsnetze Experten einschalten) oder die Teleambulanz, bei der Ärzte, mit Kollegen zusammen, Patienten über telefonische Bildkommunikation betreuen können. Auch Bilder und Befunde sowie sonstige Patientendaten, z.B. aus der Radiologie oder Kardiologie (Teleradiologie oder Telekardiologie), können online in Krankenhäuser oder Praxen gesandt werden (Walz et al. 1997). Viele sind mittlerweile bereit, sich an Praxisnetzen zu beteiligen (Ärzte-Zeitung Extra 1998, Süddeutsche Zeitung 1998) oder sind sogar schon zusammengeschlossen, wie seit 1996 in Rendsburg in Schleswig Holstein (SZ 1998) (s. auch Abb. 16.1a, b).

Abb. 16.1 a, b. Vernetzungsmöglichkeiten im Rahmen der Teleradiologie: Krankenhaus (**a**) oder Arztpraxen (**b**) in Verbindung untereinander oder mit externen Partnern wie Apotheken, Therapeuten, Rettungsdiensten usw. (Wein B 1998) ▶

a

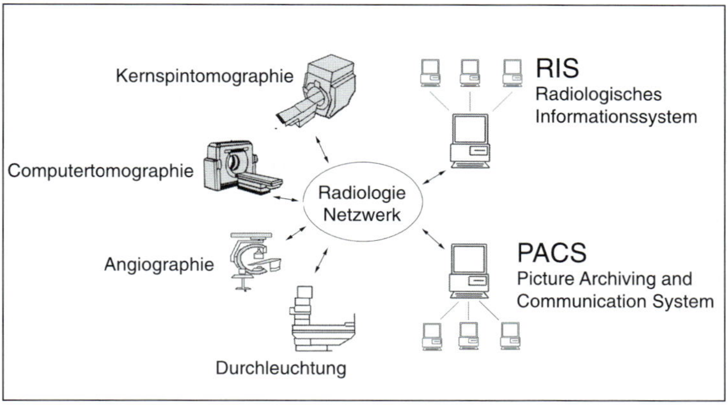

Kernspintomographie
Computertomographie
Angiographie
Durchleuchtung
Radiologie Netzwerk
RIS
Radiologisches Informationssystem
PACS
Picture Archiving and Communication System

b

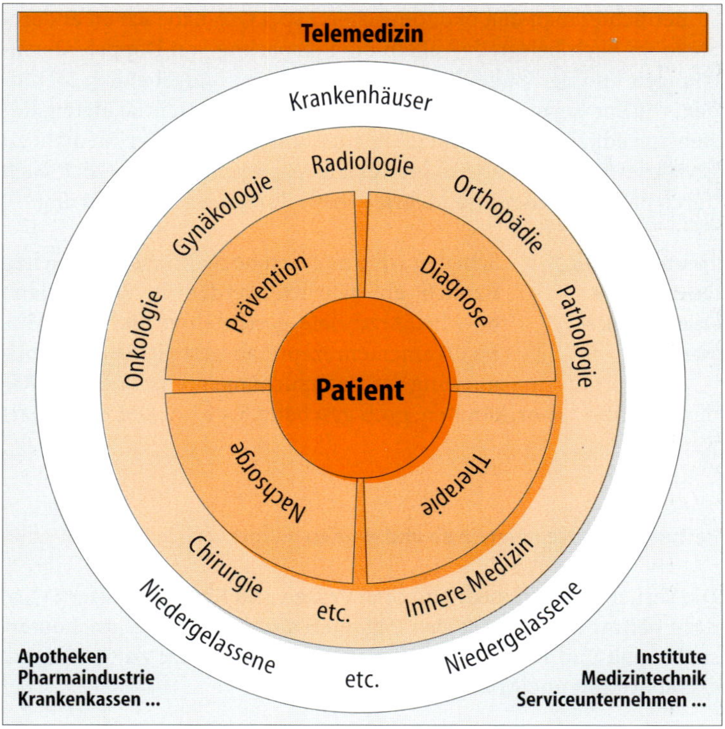

Telemedizin
Krankenhäuser
Radiologie
Orthopädie
Pathologie
Gynäkologie
Onkologie
Prävention
Diagnose
Patient
Nachsorge
Therapie
Chirurgie
etc.
Innere Medizin
Niedergelassene
etc.
Niedergelassene
Apotheken
Pharmaindustrie
Krankenkassen ...
Institute
Medizintechnik
Serviceunternehmen ...

Vernetzung im medizinischen Alltag: Völlig ungenügend.

Meiner Ansicht nach ist die Vernetzung im medizinischen Alltag heute völlig ungenügend. Informationen über Patienten sollten im Netzwerk verfügbar sein, und der Patient muß die Möglichkeit haben, den Informationsfluß zu steuern. Im Unterschied zu vielen Befürwortern der freien Datenverfügbarkeit im Gesundheitsnetzwerk postuliere ich, daß die patientenbezogenen Informationen nicht frei im Netz verfügbar sein dürfen. Wir brauchen eine Kontrollinstanz, und die beste Kontrollinstanz über die patientenbezogenen Informationen ist der Patient selbst. Dazu bieten sich die sog. Smartcards an. Smartcards speichern wichtige Patienteninformationen. Über ein bestimmtes Eingabeverfahren können andere Informationen aus dem Netz automatisch dazugeladen werden (s. auch Zweischlüsselprinzip in Kap. 20).

Betrachtet man den ökonomischen Aspekt, so habe ich an anderer Stelle im Buch belegt, daß allein die Einsparung von Doppeluntersuchungen und der frühe Einsatz von modernen bildgebenden Methoden, wie der Kernspintomographie, ein enormes Potential bieten, Kosten zu reduzieren und trotzdem eine hohe Qualität der Medizin zu gewährleisten. Ein weiteres großes Einsparpotential ergibt sich auch durch das Vermeiden von Mehrfachverwaltung und -archivierung.

Milliarden DM könnten durch Telebriefe und Telerezepturen eingespart werden.

Schauen wir uns einen hochaktuellen speziellen Bereich an: Jährlich werden in Deutschland 90 Mio. Arztbriefe geschrieben und 900 Mio. Medikamentenrezepte ausgestellt. Durch Optimierung der Untersuchungen, einschließlich Radiologie und Labor, könnten, grob geschätzt, 1,5 Mrd. DM eingespart werden.

Rettungseinsätze nehmen ab und werden billiger

Die Vernetzung von medizinischen Praxen und Krankenhäusern wird dazu beitragen, Wege für den Patienten abzukürzen, Mehrfachuntersuchungen und vor allen Dingen auch Notfalleinsätze zu verringern. Das spart Zeit und Kosten (Wedekind 1998).

Beispielsweise wurden in Sachsen 13 Krankenhäuser mit 10 Arztpraxen über das Krebsregister miteinander vernetzt. Befunde können in Zukunft online diskutiert werden. Ziel ist es in Sachsen, ca. 200 Hausarzt- und Schwerpunktpraxen mit dem Tumorzentrum Zwickau zu vernetzen und alle 5 Tumorzentren so miteinander zu verbinden. Schnelle und umfassende Information, Fallbesprechungen und Patientenzuweisungen zum kompetentesten Leistungserbringer werden auf kurzem Wege möglich.

Befunde können in Zukunft online diskutiert werden.

Andere Kliniken setzen sich heute schon per Bildtelefon mit Notfalleinrichtungen in Verbindung; so beispielsweise Krankenhäuser in Stralsund, Rostock oder Neubrandenburg mit der Neurochirurgie in Greifswald (Müller 1998). Die wichtigsten Informationen wie Befunde, Labordaten oder radiologische Bilder werden telefonisch überspielt. Ohne diese medizinischen Online-Dienste müßten die Hirnverletzten oder Schlaganfall- bzw. Unfallpatienten per Hubschrauber oder Rettungswagen in die Spezialeinrichtung zur Diagnose und eventuellen Therapie gebracht werden. Bei 4 von 5 bisherigen Transporten ist dies aber nicht mehr notwendig, da durch die Ferndiagnose in der Abteilung von Prof. Graab in Greifswald die nicht zu operierenden Patienten frühzeitig erkannt werden können und somit im Heimatkrankenhaus behandelbar sind. Auf jeden Fall wird immer Zeit gewonnen, um den Operationssaal vorzubereiten und das kompetenteste Team zusammenzustellen.

Teleambulanz: der Arzt im Wohnzimmer

Der dritte große Komplex ist die medizinische Praxis, der Datentransfer für die Diagnose und Therapie. Wir haben auf der einen Seite den Bereich der Teleambulanz, wo über Videokonferenz Patienten und Ärzte zusammengeschaltet werden und Sprechstunden abgehalten werden können. So könnten gleichzeitig unnötige Arztwege für den Patienten eingespart werden. Auch kann sich der Patient zukünftig von zu Hause aus über Bildtelefon mit dem Arzt verbinden lassen: für Notfälle oder alte bzw. behinderte Menschen ein großer Vorteil. Dies wird mit viel Erfolg bereits z. B. in Skandinavien und Kanada in entlegenen Gebieten durchgeführt. Auch kann man radiologische Notfallaufnahmen irgendwo in der Welt anfertigen und sie sofort an anderer Stelle kompetent auswerten oder befunden lassen. Ein entsprechend organisiertes Versorgungsnetz wäre auch für Herzinfarktgefährdete, Zuckerkranke oder andere gefährdete Personen und behinderte Patienten zur medizinischen Versorgung zu Hause ein Segen.

Telemetrie – Fernüberwachung von Körpersignalen.

Eine weitere Möglichkeit der Fernmedizin ist mit Hilfe der Telemetrie, also der Fernüberwachung von Körpersignalen, gegeben. Notfallpatienten können direkt zu Hause überwacht werden, z. B. können EKGs zur Überwachung von Herzrhythmusstörungen direkt über Telefon kontrolliert werden, aber auch durch plötzlichen Kindstod (durch Atemstillstand) gefährdete Kinder. Hier realisiert die Deutsche Luft- und Raumfahrt unter Leitung von Prof. Gerzer in Köln-Porz seit einigen Jahren ein vorbildliches Pilotkonzept (Gerzer 1997). Bedrohte Kinder werden zu Hause über Satellit überwacht. Die Technologie kommt aus der Raumfahrt. Ebenso könnte eine hochqualitative Notfallversorgung in Flugzeugen oder Schiffen auf oder unter See möglich werden.

Patient in Tokio – Operateur in München – „Patient tot“: ein Alptraum

Wir brauchen viele gute Ärzte direkt am Patienten.

Technisch ist es auch heute schon machbar, Fernoperationen durchzuführen: Chirurgische Instrumente werden per Roboter über Datenleitungen gesteuert (Lirici et al. 1997; Bowersox et al. 1996). Patienten können schon von Bochum aus beispielsweise in Tokio, Sydney oder New York mit Hilfe von bildgesteuerten Methoden operiert werden. Ich lehne das ab. Ausnahmen hierbei sind im Ernstfall lediglich Behandlungen in Krisensituationen wie in verseuchten Gebieten, z. B. bei der Tschernobyl-Katastrophe oder beim Dioxin-Skandal in Seveso. Wir brauchen viele gute Ärzte direkt am Patienten: Ärzte, die über den Patienten informiert sind, sein Leiden kennen, Komplikationen beherrschen und ihm auch gefühlsmäßig nahe sind bzw. beistehen. Dies gilt weltweit, und wir sollten uns weiterhin intensiv darum bemühen, viele gute Ärzte auszubilden. Aber Hilfe in einzelnen schwierigen Situationen durch andere Experten ist durchaus anstrebenswert. Während einer Operation einen Experten mit Hilfe eines audiovisuellen Bildtelefons „über die Schulter schauen zu lassen", z. B. durch Endoskop, Mikroskop oder ins CT-Bild könnte allerdings sehr hilfreich sein und im Zweifelsfall auch Leben retten.

Via Teleambulanz lassen sich Live-Bilder übertragen, Manipulationen am Computer durchführen, bestimmte Bildbereiche vergrößern etc. Der Patient kann direkt mit dem Arzt in der Ferne reden und seine Symptome schildern. Der Experte ist in der Lage, eine fachspezifische Diagnose zu treffen und zu empfehlen, ob der Patient einen weiteren Facharzt konsultieren sollte oder nicht.

Teleambulanz spart Zeit, Wege und Doppeluntersuchungen.

Die Teleambulanz führt Ärzte zusammen, verkürzt Zeit und Wege und hilft, Doppeluntersuchungen zu vermeiden. Sie fördert das Gespräch über die Fachgrenzen, hilft die medizinische Leistung optimieren und dient natürlich auch dem Marketing. Experten können schnell hinzugeschaltet werden.

Viele gute Ärzte braucht das Land

Es ist wichtiger, viele gute Ärzte zu haben als wenige Experten. Wir brauchen die Experten, aber sie sind nur ein Teil eines gesamten Konzepts, in dem die hausärztliche Versorgung und die vernetzte Versorgung an erster Stelle stehen.

Gerade in einem vernetzten Gesundheitssystem kommt hierbei dem Hausarzt eine besondere Rolle zu. Der Patient braucht eine zentrale Anlaufstelle, die ihm vertrauensvoll bei sämtlichen Fragen zu seiner Krankheit und Gesundheit weiterhilft. Die verfügbaren Informationen über die Krankengeschichte müssen adäquat bewertet werden und ggf. zu ärztlichem Handeln führen. Eine solche bedeutende Rolle sollte dem Hausarzt als Vertrauensperson zukommen, der außerdem gleichzeitig als eine Art Treuhänder für die Krankengeschichte seiner Patienten fungieren könnte. Nur er und der Patient dürfen in Zukunft volle Transparenz über die individuellen Patientendaten haben.

Verlust der Arzt-Patienten-Beziehung.

Ein anderer Aspekt der virtuellen Medizin ist natürlich der Verlust der Arzt-Patienten-Beziehung. Medizin ist mehr als nur der Informationsaustausch, und Krankheit ist mehr als nur ein Organ, das nicht funktioniert. Menschen leben in einem kulturellen Kontext, stehen interpersonell und auch emotional miteinander in Beziehung. Ich schätze, 40 % des Heilungsprozesses sind Motivation und nicht die spezifische Medizin selbst. Eine andere Gefahr der Vernetzung ist die institutionelle Konzentration. Große Einrichtungen könnten alles auf sich fokussieren und im Grunde die kleineren unterdrücken. Das geht bis hin zur körperlichen Überwachung. Lotet man den telematischen Bereich bis in die Tiefe aus, könnte man in Zukunft Atmung, Herzuntersuchung, Gehirnfunktion, Urinproben, alles an den Computer anschließen und abspeichern – um möglicherweise wieder in anderer Richtung in den Körper einzugreifen. Das geht so weit, daß man Sensoren im Körper einbauen und die Informationen schon heute aus- oder eingeben könnte.

Konsequente Weiterentwicklung ethischer Standards und Weiterführung der Diskussion über die Qualität unserer Medizin.

Wir sind heute schon in der Lage, beispielsweise über kleine Elektroden im Gehirn mit elektronischen Impulsen das Schütteln beim Parkinsonpatienten zu reduzieren. Ebenso könnte man natürlich die Stimulation in den Körper hinein ferngesteuert über Datennetze manipulieren. Ich lehne dieses Ansinnen ab. Um derartiges zu verhindern, müssen wir auf der einen Seite die rechtlichen Schritte unternehmen, auf der anderen Seite die Diskussion über die Qualität unserer Medizin weiterführen und ethische Standards konsequent weiterentwickeln.

Mit Spaß ständig lernen – Internet macht's möglich

Der letzte Bereich ist das Lernen oder Kongreßwesen via Telekommunikation mit ISDN, Satellit oder Internet. Wir haben die Möglichkeit, Vorlesungen, Seminare, Kongresse im virtuellen Raum stattfinden zu lassen (vgl. Abb. 16.2). Multimediale Lernprogramme via Internet helfen sicherlich optimal, den Lerneffekt für einzelne Bereiche zu stei-

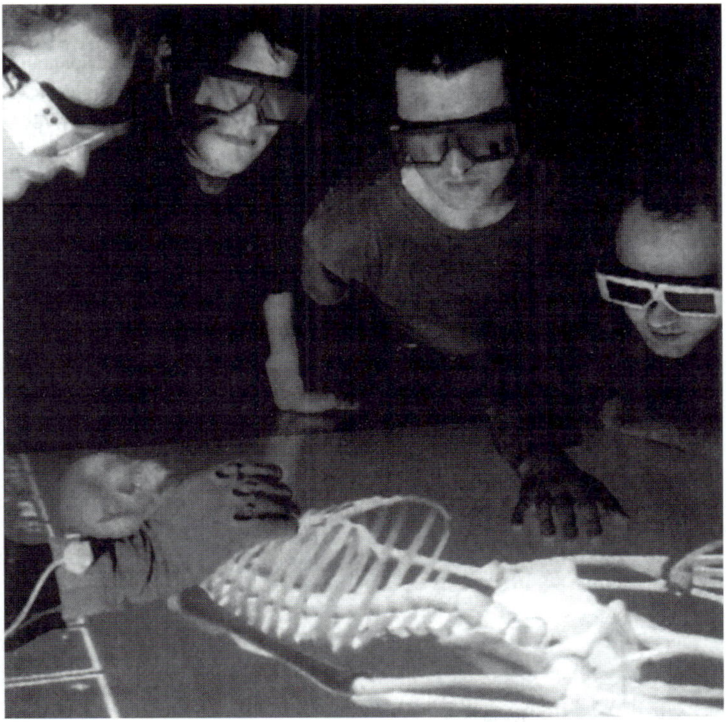

Abb. 16.2. Virtueller Anatomieunterricht der Zukunft mit multimedialen Konzepten (aus Handelsblatt 1999)

gern und beispielsweise das herkömmliche Buch sinnvoll zu ergänzen. Wir sitzen allein zu Haus am Computer oder in kleinen Gruppen und hören uns einen Vortrag an, können über Datenleitung kommunizieren oder Behandlungen über Internet-Videokameras ansehen. Ich kann prinzipiell aus meinem Computer heraus das medizinische oder wissenschaftliche Geschehen überall in der Welt mit verfolgen und brauche nicht in die Hochschule oder zum Kongreß fahren bzw. kann mich jederzeit und überall einschalten. Auf Kongressen könnten sicherlich durch diese neuen Medien die Teilnehmerzahlen durch Zuschaltung von anderen Teilnehmern oder Gruppen erhöht und ein Thema viel internationaler verbreitet werden.

Doch an Kongressen ist persönliche Anwesenheit Pflicht

Ich bin jedoch der Meinung, daß wir auch in Zukunft die Möglichkeit einfordern müssen – so wie das auch für das Arzt-Patienten-Verhältnis gilt – direkt zu kommunizieren, zu reagieren oder auch bestimmte thematische Prozesse in Gang zu bringen und durch soziale Kontakte die Motivation für einander und für Projekte zu erhöhen. Probleme müssen weit über die Vorträge hinaus ausdiskutiert werden. Dies gilt für das Fernlernen in den unterschiedlichen Bereichen genauso wie für Telekongresse. Die Besucherzahlen auf den Kongressen mögen in Zukunft geringer werden, aber wir vermeiden die Entpersonalisierung von Diskussionen oder auch Datenverluste, wenn zwischendurch Netze überlastet sind oder ausfallen. Sinnvoll auf zukünftigen Kongressen sind einzelne ISDN- oder Satellitenschaltungen zu anderen Zentren, um bestimmte Experten auf Kongressen dazuzuschalten, Live-Operationen oder -Technikpräsentationen zu demonstrieren oder für Teilnehmer, die nicht vor Ort sein können. Völkerverständigung wird auch in Zukunft nur von Mensch zu Mensch möglich sein, und hier spielen Kongresse mit persönlicher Anwesenheit eine wichtige Rolle.

Neue Berufe, viele Arbeitsplätze – die Branche boomt

Was hat *Telemedizin* nun mit unserem *Standort Deutschland*, mit dem *Wirtschaftsfaktor Gesundheit* zu tun? Wir haben in der Bundesrepublik ungefähr 280 000 Ärzte, 2 400 Krankenhäuser mit 680 000 Betten, in der Rehabilitation 180 000 Betten und viele Kliniken, die vor dem Ruin stehen. Von allen Erwerbstätigen sind 12 % direkt oder indirekt in der Medizin beschäftigt, davon 3,1 Mio. Beschäftigte direkt in der Medizin und 1,1 Mio. indirekt. Wir haben also ein großes Potential, neue Technologien zu plazieren. Doch nicht nur die Vernetzungstechnologie ist ein großer Zukunftsmarkt; qualifizierte Ausbildung, neue Berufe und neue Stellen sind gefordert.

Viele neue Arbeitsmöglichkeiten – viele neue Arbeitsplätze?

Viele Arbeitsmöglichkeiten im Bereich der Netzwerktechnologien, der Bild- und sonstigen Datenarchive, von medizinischem Multimedia oder in der Datenübertragung von medizinischer Information tun sich auf; hier sowohl im Soft- und Hardwarebereich als auch im medizinischen Anwendungsbereich der Praxen, Kliniken, Krankenkassen und auch im Operationsraum der Zukunft.

Welche Qualität für Medizin wollen wir haben?

Ich bin der Ansicht, wir müssen uns darüber einig werden, welche Qualität für Medizin wir haben wollen: Hightech-Medizin, eine reine hausärztliche Medizin oder ein Netzwerk von Medizin, das Hausärzte, Spezialisten, Krankenhäuser, Rehabilitationseinrichtungen etc. vereint. Wir dürfen Rehabilitationszentren nicht schließen, sondern müssen sie optimieren, im Netzwerk zusammenbringen – auch, um den Standort Deutschland interessant gegenüber dem Ausland zu machen, d. h. ausländische Patienten nach Deutschland zu holen. Dazu brauchen wir erst einmal die Optimierung der Medizin in Deutschland selbst; dann können wir in diesem Bereich nicht nur Arbeitsplätze erhalten, sondern enorm viele neue Arbeitsplätze für die Zukunft schaffen.

Wenn wir ein optimiertes Gesundheitswesen anbieten wollen, müssen wir uns vernetzen, die Wege verkürzen, die Information so schnell wie möglich verfügbar machen, die Netzwerke und die Archivierung optimieren. Eine besondere Bedeutung kommt dabei der hausärztlichen Betreuung zu. Der Hausarzt muß neben der Primärversorgung die neuesten Informationen haben und im Netzwerk die Verbindung halten zwischen niedergelassenem Arzt, Krankenhäusern sowie den Fachdisziplinen und dabei die Telekommunikation für das Patientenmanagement nutzen. Er gehört in die unmittelbare Nähe des Patienten, kennt die Familien, weiß über die Krankengeschichten Bescheid, muß aber auch soviel aktuelles Wissen wie möglich haben. Dies bekommt er in Zukunft direkt aus den regionalen und nationalen medizinischen Netzwerken sowie aus dem Internet.

Literatur

Ärzte-Zeitung Extra (1998) 100 von insgesamt 138 Ärzten bereit, sich am Praxisnetz zu beteiligen. S 2

Bowersox JC et al. (1996) Vascular applications of telepresence surgery: initial feasibility in swine. J Vasc Surg 23: 281–287

FOCUS: www.netarzt.de (1999) Nr. 27:102-106

Gerzer R (1997) Fernüberwachung von Risikopatienten über Satellit und Telefon. High Care – International Congress, Februar

Grönemeyer DHW, Bednarsky I (Hrsg) (1998) Chancen, Risiken und Gefahren der Telemedizin. Leipziger Messe GmbH, Leipzig

Handelsblatt (1999) Digitale Prototypen verdrängen aufwendige Modelle. 20.05.99, Nr. 96, B4

Köhler M et al. (1998) Besser informiert durch Informationstechnologie Patienten-Informierungs-Systeme. In: Grönemeyer DHW, Bednarsky I (Hrsg) Chancen, Risiken und Gefahren der Telemedizin. Leipziger Messe GmbH, Leipzig, S 12–19

Lirici MM et al. (1997) Telerobotics in medicine and surgery. Min Invas Ther & Allied Technol 6: 364–379

Müller JU (1998) Telemedizinisches Netzwerk in der neurochirurgischen Versorgung in Mecklenburg-Vorpommern. In: Grönemeyer DHW, Bednarsky I (Hrsg) Chancen, Risiken und Gefahren der Telemedizin. Leipziger Messe GmbH, Leipzig, S 68–78

Roland Berger und Partner GmbH (1997) Telematik im Gesundheitswesen – Perspektiven der Telemedizin in Deutschland. (Im Auftrag für das Bundesministerium für Bildung, Wissenschaft, Forschung und Technologie in Zusammenarbeit mit dem Bundesministerium für Gesundheit), München

Walz M, Wein B et al. (1997) Ziele, Anforderungen und Rahmenbedingungen der Teleradiologie. Eine Bestandsaufnahme.

Wedekind R (1998) Das Modellprogramm „Digitalisierung bildgebender Verfahren und Bildkommunikation der Krankenhäuser im Freistaat Sachsen". In: Grönemeyer DHW, Bednarsky I (Hrsg) Chancen, Risiken und Gefahren der Telemedizin. Leipziger Messe GmbH, Leipzig S 32–41

Wein B (1998) Kommunikationskultur in digitalen Netzen. Fortschr. Röntgenstr. 169: 575-575

Wormer H (1998) Wenn Ärzte wieder miteinander reden. Süddeutsche Zeitung, Nr. 41, S. 38

Wünschen sich die Patienten auch heute noch einen Hausarzt und welche Rolle könnte er in einem zukünftigen Gesundheitssystem spielen?

Zum Thema

Einst war der Hausarzt die zentrale Anlaufstelle bei Krankheiten und Bindeglied zu den Spezialdisziplinen und den Krankenhäusern. Wohnortnah angesiedelt in der Stadt und auf dem Land, kannte er die Patienten von Kindesbeinen an, war informiert über die „Familienkrankheiten", aber auch beruflichen und sozialen Einbindungen der Familien. Er kannte zum Teil die Arbeitsbedingungen der Familienmitglieder sowie das gesellschaftliche, aber auch ökologische Umfeld.

Die Antwort auf diese Frage fällt eigentlich nicht schwer, obwohl im medizinischen Alltag heute die Rolle des Hausarztes – vor allen Dingen durch das Gesundheitsstrukturgesetz – nicht ausreichend gewürdigt wird.

Der Hausarzt als Gesundheitsmanager

Wenn ein Mensch erkrankt, ist er meistens hilflos und zögert zunächst, zum Arzt zu gehen. Erst wenn der Leidensdruck hoch ist, besonders bei starken Schmerzen, wird der Arzt aufgesucht. Hierbei fällt es jedem von uns leichter, wenn wir die Person kennen, die uns anschließend medizinisch berät und versorgt. Vor allen Dingen in Situationen, in denen wenig Zeit vorhanden ist – wie häufig in der Medizin – ist es um so wichtiger, daß die dargestellten Beschwerden so mitgeteilt werden können, daß der Arzt sie richtig bewertet und die richtigen Maßnahmen ergreifen kann. Schnell können sich bei wenig Zeit Mißverständnisse einschleichen, und gerade bei starken Schmerzen wird die Angst um die ungewisse Zukunft, z.B. bei Krebs oder vor Operationen, teilweise extrem. Diese Angst macht häufig hilflos und unsicher. Kommt noch fehlende Kraft dazu und die mangelnde Fähigkeit, sich genau auszudrücken, sind Mißverständnisse beim Arzt vorprogrammiert.

Bei Bettlägerigkeit wird das Problem häufig noch größer, denn hier benötigt der leidende Mensch noch mehr Trost und Fürsorge, und jemand muß ihm Hoffnung, Mut und Zuversicht geben.

Diese Aspekte können gewöhnlich nur durch persönliche Vertrauenspersonen geleistet werden, und dies ist in der Regel der Hausarzt! Machen wir uns nichts vor; Wissen um die Geschichte des Patienten und um familiäre Zusammenhänge sind ein wesentlicher Bestandteil jeglicher Medizin, auch wenn die Erkrankung noch so spezifisch ist, wie beispielsweise beim Herzinfarkt oder einem Bandscheibenvorfall. Auch hier ist mit Besonnenheit und Ruhe heranzugehen, und die Weichen für die medizinische Behandlung und die Betreuung der Familien müssen richtig gestellt werden.

Behandlungen müssen gezielt organisiert werden.

Grundsätzlich muß in der Behandlung des Patienten – wie bei allen anderen nichtmedizinischen Problemen auch – der Lösungsweg so einfach wie möglich gehalten werden. Vom Einfachen zum Komplizierten, von der konservativen Therapie zur Spezialbehandlung, von der medikamentösen Therapie zur Operation, aber auch von der Diagnostik über die spezifische Therapie zur Rehabilitation, müssen die Behandlungen gezielt organisiert werden.

Hierzu benötigt unser Gesundheitssystem einen Generalisten: – einen Gesundheitsmanager. Und meiner Meinung nach kann dies nur der Hausarzt sein.

Er schlägt die Brücke zwischen den individuellen Bedürfnissen und dem vom Patienten häufig unpersönlich, manchmal sogar bedrohlich empfundenen Medizinsystem. Hierbei bietet er ihm entsprechend seinen Vorkenntnissen eine effektive Basismedizin inkl. einer differenzierten Schmerztherapie an und kümmert sich um die psychosozialen Belange.

> **Für eine kontinuierliche Weitergabe des hausärztlichen Know-hows kann nur der Hausarzt selbst sorgen.**

Der Hausarzt kann praktischer Arzt oder Allgemeinmediziner sein oder aus jeder beliebigen Fachdisziplin kommen. Wesentlich ist, daß er sich dem Patienten wohnortnah zur Verfügung stellt und sowohl für die Akutversorgung in der Praxis als auch für die Betreuung von Bettlägerigen zu Hause uneingeschränkt zur Verfügung steht. Um das kontinuierlich über Jahrzehnte aufgebaute Wissen nicht zu verlieren, wäre auch die Nachfolge frühzeitig zu regeln und Juniorpartner einzuarbeiten; früher waren dies häufig Kinder des Hausarztes, die in diese Position hineinwuchsen. Dieses Konzept war für die Patienten einer Region ein Segen, wird aber durch die Änderungen in unserem Gesundheitssystem fatalerweise zunehmend aufgehoben. Kassenpraxen können nicht mehr an Juniorpartner oder Ärzteangehörige verkauft werden.

Die „sprechende Medizin": Grundlage ärztlichen Handelns

Zum Teil unsachliche, öffentliche Kritik an der Medizin hat auch vor den Hausärzten nicht halt gemacht. Auch ihnen wurde Fünfminutenmedizin und Inkompetenz unterstellt. In der Tat sind häufig die Wartezimmer nicht nur beim Hausarzt sehr voll, und Weiterbildungsmöglichkeiten müssen aufgrund des enormen Leistungsdrucks – vor allen Dingen für die niedergelassenen Ärzte – als gering angesehen werden. Solange den Ärzten unterstellt wird, daß sie Medizin nur aus kommerziellen Beweggründen betreiben, nur technische Leistungen gut abrechenbar sind und vielversprechende Ansätze – wie das Bezahlen von Zeiten für ein Gespräch – sofort nach Einführung wieder diskreditiert und abgeschafft werden, wird sich hieran nichts ändern. Ausführliche Gespräche und körperliche Untersuchungen gehören nun einmal zur Medizin und müssen entsprechend gut bezahlt werden, erst dann wird sich an der Qualität der Medizin etwas ändern.

Die Verantwortlichen im Gesundheitssystem sollten Mut haben, die Wege für die „sprechende Medizin" zu ebnen.

Das ausführliche Gespräch gibt Vertrauen, schafft eine ernsthafte Basis für die zukünftige Therapie, weil die Indikation richtig gestellt wird, und vermeidet aufgrund der umfassenden Analyse bei weitem häufiger Mehrfachuntersuchungen als das bisherige System. Die Verantwortlichen im Gesundheitssystem sollten Mut haben, hier die Wege für die „sprechende und hörende Medizin" zu ebnen. Dies wäre der richtige Ansatz zu einem so oft geforderten Qualitätsmanagement. Hierbei müßte man den Ärzten wirklich Zeit lassen, sich auf diesen Ansatz umzustellen, anstatt sie zu diskreditieren und ihnen zu unterstellen, daß auch das Gespräch nur deswegen ausgeweitet wird, damit es abrechenbar ist. Diese leidvolle Erfahrung mußte leider vor einigen Jahren gemacht werden, nachdem eine richtige Regelung im Gesundheitsstrukturgesetz aufgrund von Unterstellungen des „Abkassierens" von der Politik wieder rückgängig gemacht wurde. Die Krankenkassen lamentierten, daß zu viele Gespräche abgerechnet würden und damit unnötig ein Teil der Kostenlawine entstanden sei. Was will man denn? Entweder die sprechende Medizin, die auch Geld kostet, und das Jahr für Jahr, oder ein „Potemkinsches Dorf"?

Weiterbildung für den Hausarzt muß in Zukunft vom Gesundheitssystem bezahlt werden

Aufgrund der unsachlichen Kostenspardiskussion und des hohen Kostendrucks – vor allen Dingen auf den Hausarzt – ist dieser darauf angewiesen, im Fließbandverfahren viele Patienten zu untersuchen, um auf seine Einnahmen zu kommen. Neben einer systembedingten „Fünfminutenmedizin" besteht kaum Zeit für eine breite Weiterbildung, die notwendig wäre, um effektiv agieren zu können.

Der Hausarzt der Zukunft muß sich auskennen im Netzwerk der Medizin. Er muß in der Lage sein, seine eigene Leistungsfähigkeit einzuschätzen und die spezifischen Ansätze der anderen Fachdisziplinen zu beurteilen. Hierbei wird von ihm gefordert, daß er die neu entstehenden Diagnose- und Therapiemöglichkeiten, wie den speziellen Wert einer Kernspintomographie oder einer endoskopischen Bandscheibenoperation, beurteilen kann. Da die Entwicklung in der Medizin nicht stehen bleibt, ist ständige Aktualität von höchster Bedeutung, und dies reicht auch in die psychosoziale und naturheilkundliche Medizin hinein, ebenso wie in die Ökologie und Umweltmedizin.

Da der Hausarzt im zukünftigen Gesundheitssystem eine zentrale und tragende Rolle haben sollte, muß er vom maximalen Kostendruck entlastet werden, und Weiterbildung muß einerseits Pflicht sein und andererseits gut bezahlt werden. Hierzu müßten von den Kranken- bzw. Sozialversicherungen spezielle Etats in nicht unerheblichem Ausmaß zur Verfügung gestellt werden. Nur wenn er ständig weitergebildet wird und über umfangreiches Hintergrundwissen verfügt, kann der Hausarzt sinnvollerweise eine „Lotsenfunktion" übernehmen. Hierzu bedarf es zunächst ca. 2–5 Jahre Umstrukturierungs- und Weiterbildungszeit. Mit dem Wissensstand von heute und sofortiger „Lotsenfunktion", wie es die neue Bundesregierung fordert, wird der gewünschte Erfolg ausbleiben. Im Gegenteil, ein Desaster mit viel mehr chronisch Kranken und explodierenden Kosten wäre die Folge, da mit unzureichendem Wissen bzw. mit Unkenntnis gelotst werden soll.

Krankenkassen können nicht die Funktion von Gesundheitsmanagern übernehmen.

Für ein effektives Netzwerk in der Medizin wäre ein „*Gesundheitsmanager*" die Schlüsselperson. Er, und nicht die Krankenkassen oder andere, die sich gern als zukünftige Gesundheitsmanager darstellen, hat das spezifische Wissen, um die Patienten mit ihren spezifischen Erkrankungen optimal im öffentlichen Gesundheitsnetz (Public Health) versorgen zu lassen. Dieser Ansatz sollte umgehend realisiert werden und macht die bedeutende Rolle des Hausarztes in einem Gesundheitssystem der Zukunft deutlich. Sofortige umsichtige Maßnahmen, einschließlich eines großzügigen Finanzierungsplans für die Realisierung dieses Prozesses, sind von der Gesundheitspolitik gefordert.

Fehlende Anerkennung der Allgemeinmedizin als wissenschaftliche Medizin

Aufgrund der hohen Spezialisierung und der enormen Möglichkeiten der technischen Medizin gerät der allgemeine Blick für Zusammenhänge immer mehr in den Hintergrund. Nur noch ein kleiner Prozentsatz junger Ärzte läßt sich für die Allgemeinmedizin motivieren. Die Mehrheit schlägt die Laufbahn als Spezialist ein. Ein kleiner Rest läßt sich – oft aus Verlegenheit – in der Allgemeinpraxis oder als Hausarzt in einer Spezialpraxis nieder.

Da die deutschen Universitäten in der Regel keinen eigenen Lehrstuhl für Allgemeinmedizin haben, ist das ungenügende wissenschaftliche Selbstverständnis des Hausarztes eines der größten Probleme. Die Lehre an den Hochschulen erfolgt normalerweise in den Spezialdisziplinen, und die Studenten werden für den klinischen Alltag vorbereitet und nicht für die ambulante Praxis. Hier besteht enormer Nachholbedarf, und jede Universität müßte angehalten werden, einen Lehrstuhl für Allgemeinmedizin zu etablieren, um den entsprechenden Nachwuchs heranzubilden.

Die Diskrepanz zwischen dem wissenschaftlichen Engagement der Hochschulen in den Spezialdisziplinen und dem hausärztlichen Tun wurde erstmals Ende der 20er Jahre in Deutschland von Lieck (1928) und Heissler (1928) – beschrieben. Anfang der 30er Jahre fielen erstmals die Begriffe *„Ganzheitsmedizin“* und *„Lehrstühle für physikalische Therapie und Naturheilkunde“*. Viktor von Weizsäcker (1948) formulierte in Heidelberg erstmals eine anthropologische Medizin und forderte deren Etablierung.

Antibiotika: Segen und Fluch zugleich

Mit der Entdeckung der Antibiotika und den tiefgreifenden Erfolgen der symptomgerichteten Medizin, wie beispielsweise in der Behandlung der Tuberkulose, wurden allerdings ganzheitliche Therapieansätze zur Seite gedrängt. Es war der nachhaltigste Durchbruch der pharmazeutischen Industrie. Fatalerweise wurde durch die Möglichkeiten der Antibiotika und später auch anderer, hocheffektiver Medikamente, wie des Cortisons, vergessen, daß Medikamente auch zum Teil erhebliche Nebenwirkungen haben können, und daß Medizin mehr ist als nur die Behandlung von Einzelsymptomen. Heute leiden Patienten zunehmend unter den Folgen des symptombezogenen Therapieansatzes, wie beispielsweise Antibiotika, da diese für jede Kleinigkeit unverhältnismäßig früh eingesetzt wurden und sich über Jahrzehnte Resistenzen entwickeln konnten. Heute gibt es leider schon zunehmend bakterielle Erkrankungen, die durch Antibiotika kaum noch heilbar sind. Eine ähnlich fatale Entwicklung nahm auch der unkritische und breite Einsatz des Cortisons, das, gezielt eingesetzt, ein großer Segen für den Patienten sein kann.

Psychologie und Psychosomatik müssen integriert werden

Bis in die 60er Jahre erfolgte eine sehr stark krankheitsorientierte Medizin. Die Forderung nach wissenschaftlicher Anerkennung und Förderung des Fachs Allgemeinmedizin mit entsprechenden Fortbildungs- und Forschungsinstituten wurde durch die Gründung von wissenschaftlichen Gesellschaften für Allgemeinmedizin seit den 60er Jahren deutlich (Sturm 1983). Auch die Integration von Psychologie und Psychosomatik in das Fach Allgemeinmedizin wurde immer mehr und unter anderem von Alexander von Uexküll gefordert, ebenso wie die psychosoziale Familientherapie (Satir 1975). Im Jahr 1968 wurde in Deutschland schon vehement ein wissenschaftliches Fundament für die Allgemeinmedizin eingeklagt, um Schaden von der Gesellschaft abzuwenden: „Nirgendwo gibt es bis jetzt ein zureichendes, geschweige denn ein klares wissenschaftliches Fundament für die Tätigkeit des praktischen Arztes, auf die ihn die Weiterbildung gezielt vorbereiten soll. Das Tragische dieser Situation wird verschärft durch die Tatsache, daß schnell etwas Entscheidendes geschehen muß, wenn nicht in ganz naher Zukunft die ärztliche Versorgung unserer Bevölkerung durch den zunehmenden Mangel an praktischen Ärzten Schaden leiden soll“ (Häussler 1969, S. 53). Dieses ist inzwischen leider bereits eingetreten. Ein einheitliches, wissenschaftliches Konzept ist bis heute nicht entwickelt. In allen europäischen Ländern wird ein allgemeiner wissenschaftlicher Ansatz gesucht. In den Niederlanden ist die Professionalisierung des universitären Unterrichts in Allgemeinmedizin inzwischen am weitesten entwickelt. Die universitären Lehrstühle für Allgemeinmedizin sind dort an allen medizinischen Fakultäten mit einem Ordinarius besetzt; im Netzwerk mit mehreren Hausärzten, Assistenten, Psychologen, Familientherapeuten, Soziologen und Hilfspersonal sind zahlreiche Lehr- und Forschungspraxen angeschlossen. Hier werden spezielle Ausbildungsprogramme wie an der Universität Maastricht zum problemorientierten Lernen (POL) entwickelt, d. h. hierbei werden nicht in den einzelnen Fächern die Erkrankungen der einzelnen Organe isoliert gelehrt, sondern die Gesamtschau. Beispielsweise werden bei der Behandlung des Unterrichtsstoffes „Herz" integrativ die Anatomie, Physiologie, Biochemie, radiologische Bildgebung oder Kardiologie mit einbezogen. Dieses erfolgreiche Modell ist in den letzten 15 Jahren von der Universität Witten/Herdecke in Deutschland im Rahmen eines Reformstudiums eingeführt und ständig weiterentwickelt worden. Pflicht ist die Allgemeinmedizin auch an allen englischen Universitäten; in den USA wurden Lehrstühle für Familienmedizin (*family medicine*) einbezogen, und vorbildliche Universitätsinstitute gibt es auch in anderen Ländern Europas sowie vor allen Dingen zahlreiche in außereuropäischen Ländern wie Australien und Kanada.

In Deutschland wurden seit 1970 Famulaturen in Allgemeinpraxen geschaffen und seit 1979 der Pflichtkurs im Studium eingeführt, damit der Student sich über Aufgaben und Arbeitsweise des Hausarztes informieren kann. Im Rahmen der bundesweit organisierten Ausbildungsrichtlinien für Medizin wurden die Inhalte des sog. Gegenstandkatalogs erarbeitet, die der Student während seines Studiums im Fach Allgemeinmedizin lernen soll. Auch hat die Deutsche Gesellschaft für Allgemeinmedizin einen umfassenden Katalog für die Weiterbildung von Assistenzärzten entwickelt.

Die bedeutende Rolle des Allgemeinarztes als Gesundheitsmanager muß endlich anerkannt werden.

Aber solange das Fach Allgemeinmedizin nicht konsequent an den Universitäten eingeführt wird und die bedeutende Rolle des Allgemeinarztes als Gesundheitsmanager und zentrale Bezugsperson für den Patienten in Deutschland nicht anerkannt wird, bleiben alle Versuche bei der Renovierung unseres Gesundheitssystems uneffektiv.

Der Hausarzt: Manager für wohnortnahe Medizin und ausländische Gäste

Der Hausarzt neuen Stils engagiert sich grundsätzlich für die Gesamtbelange des Patienten: Basisversorgung + psychosoziale Medizin + Umweltmedizin + Familienmedizin.

Der Hausarzt neuen Stils engagiert sich grundsätzlich für die Gesamtbelange des Patienten. Dies schließt neben der Basisversorgung die psychosoziale Medizin, Umweltmedizin und Familienmedizin mit ein. Aufgrund seines zukünftig umfangreichen Allgemeinwissens wäre er auch der ideale Manager für Gäste aus dem Ausland, sowohl für Prävention und Fitness als auch für krankheitsbezogene Therapie und Rehabilitation. Sein Engagement umfaßt die primär ärztlichen Funktionen und die allgemeine Krankenbehandlung, bevor er an Spezialisten weiterleitet. Hierbei muß der Hausarzt neuen Stils auch ein umfangreiches Repertoire an schmerztherapeutischem Wissen und Behandlungsmöglichkeiten anbieten können. Weiterhin ist er für die Langzeitversorgung chronisch Erkrankter zuständig, auch für die schwer Erkrankten und Todkranken. Neben fürsorglichem Engagement kommt auch ein nicht unerhebliches Maß an Seelsorge auf ihn zu.

Der Hausarzt bemüht sich nicht nur um die körperliche Wiederherstellung des Patienten im akuten Fall oder auch bei chronischen Erkrankungen bzw. Krankenhausaufenthalten, sondern er muß sich auch um die soziale Wiedereingliederung kümmern und hierbei einen Überblick und gezielten Zugriff auf Rehabilitationsprogramme haben. Zur Verhütung oder Kompensation von Dauerschäden oder auch Teilschäden sind entsprechende Vorsorgeprogramme von ihm zu aktivieren. Dies reicht bis zur Krankheitsfrüherkennung im präventiven Sinn. Lebensbedrohliche Erkrankungen, wie Tumore oder Herzerkrankungen, aber auch schlummernde Erkrankungen wie Zuckerkrankheit, Rheuma oder Nierenerkrankungen müssen von ihm, ähnlich dem Prinzip eines „Schüttelsiebs", im Rahmen einer Krankheitsfrüherkennung erkannt und entsprechende Behandlungsmaßnahmen im Netzwerk der Medizin eingeleitet werden. Hierzu zählt auch die Individualprophylaxe im Rahmen der individuellen Lebensläufe, wie beispielsweise gezielte Impfprogramme aufgrund der individuellen Immunitätslage des Patienten, genauso wie die Erkennung von Gehstörungen, Hemmung von geistiger oder körperlicher Entwicklung bis hin zur Erkennung von Parodontose und dem Einleiten von entsprechenden zahnärztlichen Maßnahmen.

Familienmedizin und Seelsorge

Bei der Langzeitbegleitung der Patienten in der familiären Umgebung führt das persönliche ärztliche Gespräch natürlich auch zur individuellen Lebensberatung bis hin zur Hilfestellung bei Lebenskonflikten und Schicksalsschlägen, die teilweise unerträgliche Situationen für den einzelnen entstehen lassen, wie z. B. durch den Tod eines geliebten Menschen. Hier kann durch frühzeitige Hilfestellung seelischen Schäden mit eventuell folgenden körperlichen Erkrankungen frühzeitig vorgebeugt werden.

Im Rahmen der Gesundheitsaufklärung ist das Engagement für den Hausarzt ein wesentlicher Aspekt zur Unterstützung einer gesunden Lebensführung und Krankheitsvorbeugung. Hierzu gehört auch die Aufklärung über moderne Diagnose- und Therapieansätze, genauso wie über Erkenntnisse aus Ökologie und Umweltmedizin. Der Hausarzt ist ein ideales Bindeglied zur Umwelt- und Arbeitsmedizin. Bei der Aufklärungsarbeit aktiviert er die besonderen Know-how-Träger des Systems, wie Fachärzte, Physiotherapeuten, Ökologen oder psychosoziale Beratungsstellen.

Ein solides, individuelles medizinisches Basiskonzept und das Wissen, wer was im Netzwerk der Medizin anbieten kann, müssen in der Ausbildung vermittelt werden.

Als letztes muß sein Wissen in der Basisausbildung an den Universitäten und durch ständig kontrollierte Weiterbildung so umfassend gesichert sein, daß er den Ansprüchen gerecht wird, gezielt als Gesundheitsmanager einsetzbar zu sein und auch den Bogen bis hin zu naturheilkundlichen Ansätzen kompetent schlagen zu können. Wichtig ist ein solides, individuelles medizinisches Basiskonzept und das Wissen, wer was im Netzwerk der Medizin sowohl wohnortnah als auch in der Bundesrepublik anbieten kann. Hierbei ist es wichtiger, daß er sein medizinisches Handwerk versteht, daß er selbstkritisch genug ist, um frühzeitig den Patienten weiterzuleiten, als daß von ihm ein Sammelsurium nicht verstandener Therapieansätze dem Patienten angeboten wird. Ein gutes naturheilkundliches oder schulmedizinisches Spezialwissen ist besser und hilft dem Patienten und damit dem Gesundheitswesen um so mehr, je umfassender es ist und je besser der Hausarzt managen kann.

Koordination ausländischer Patienten

Damit wäre er auch der ideale Koordinator für ausländische Patienten, die wir motivieren sollten, sich im deutschen Gesundheitsnetz behandeln zu lassen. In dem Wissen um Stärken und Schwächen der einzelnen Leistungsanbieter könnten nach der Basisuntersuchung und spezifischen Therapievorschlägen ausländische Patienten bei spezifischen Leistungsanbietern wie Fachärzten, Krankenhäusern, Rehabilitations- oder Kurzentren untergebracht werden. Nach Beendigung des Vorsorge-, Therapie- oder Rehabilitationsaufenthalts müßte eine Abschlußuntersuchung noch einmal vom gleichen Arzt erfolgen.

In Zukunft könnten entsprechend implementierte Internetprogramme dem hausärztlichen Gesundheitsmanager helfen, spezifisches Wissen über die einzelnen Angebotsstrukturen, seien es Krankenhäuser, ambulante Therapiezentren, Rehabiliations- oder Kurkliniken bzw. Fitnesseinrichtungen, zu bekommen, und auch die Kommunikation mit diesen wäre einfach möglich. Befunde, Bilder und Therapiepläne könnten so auf kurzem Wege ausgetauscht werden.

Hausarzt oder Facharzt

Das Gesundheitssystem der Zukunft zeichnet sich durch größeres Einzelwissen der Spezialdisziplinen und des Generalisten (Hausarzt) aus. Vorausgesetzt, daß sich organbezogene Zentren bilden, in denen Spezialisten verschiedener Disziplinen im Team zusammenarbeiten, wie beispielsweise in einem Wirbelsäulenzentrum mit Orthopäden, Neurochirurgen, Radiologen oder Mikrotherapeuten, würde der Hausarzt vor und nach der Therapie weitere Maßnahmen bzw. die Betreuung des Patienten übernehmen. Das Angebot regelt die Nachfrage. Unser kapitalistisches System ist mit Ausnahme der Medizin so organisiert. Bezogen auf die Frage, ob jeder Patient in Zukunft vor der spezifischen Therapie zum Hausarzt gehen muß, lautet die Antwort: Freiheit dem Anbieter. Je besser dieser ist, um so eher wird er vom Patienten angenommen. Also je fürsorglicher und effektiver der Hausarzt oder das fachärztliche Angebot ist, um so mehr Patientenakzeptanz wird erlangt.

Vom Grundsatz her sollte der Hausarzt allerdings jeden Patienten nach einer fachspezifischen Therapie (z. B. nach der Tumor- oder spezifischen Schmerztherapie) sehen, den Behandlungserfolg dokumentieren und, wenn nötig, weitere Schritte koordinieren.

Allerorts Schwerpunktzentren.

Ansonsten sollte es allerorts Schwerpunktzentren mit Therapeuten verschiedener Fachdisziplinen für die Behandlung von Volkskrankheiten geben, z. B. für Erkrankungen der Wirbelsäule, des Herzens, der Gelenke, spezifischer Tumore, also beispielsweise Brustkrebs- oder Prostatazentren. Auch sollte der Sportmediziner ganz anders als bisher einbezogen werden. Er müßte aufgrund zunehmender sport- und fitnessbedingter Erkrankungen von Profis, Freizeit- und Breitensportlern für die Spezialtherapie und vor allen Dingen auch für die Aufklärung und Vorsorge und für die sportmedizinische Rehabilitation zur Verfügung stehen.

So entstehen Managementprozesse (s. auch Abb. 17.1):

- **im System (Workflow Management):**
  Hausarzt (Basisversorgung) → Facharzt → Sportmediziner → ambulante Operationen/Tagesklinik → Krankenhaus sowie Vorsorge- und Rehabilitationsmedizin.
- **im Heilungsprozess (Disease Management):**
  Diagnose (Herzinfarkt, Tumor usw.): Labor, Bildgebung usw. → Therapie (Konservativ, Mikrotherapie, OP usw.) → Rehabilitation → Vorsorge vor Wiedererkrankung → Fitness.
- **im Gesunderhaltungsprozess (Care Management):**
  Geburt → Vorsorge vor Volkserkrankungen → akute Erkrankung → Rehablilitation, Kur, Fitness in jedem Lebensalter → Tod.

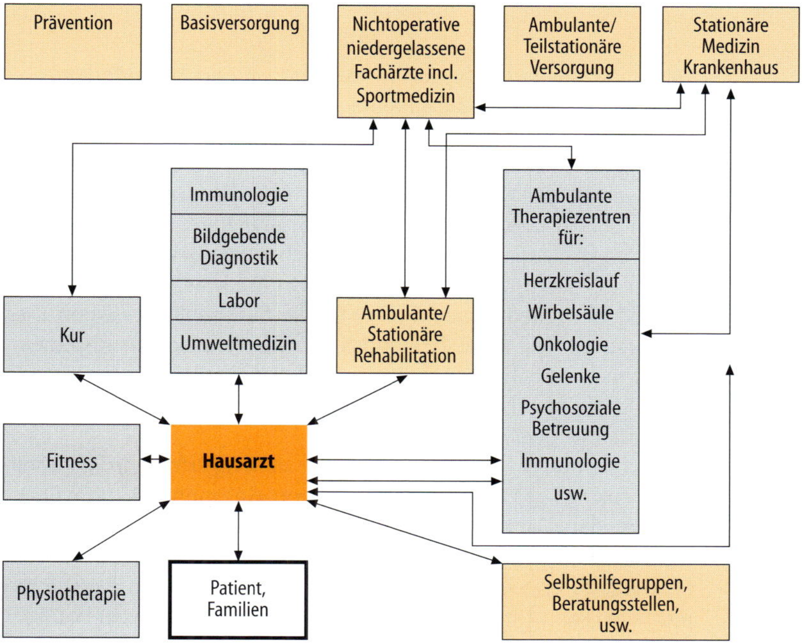

Abb. 17.1. Das zukünftige Netzwerk der Medizin

Um die Kreativität sowie Effektivität und Effizienz des Systems zu entwickeln, muß auch in Zukunft die Arztwahl und die Anzahl von Arztbesuchen oder Therapien als freie Entscheidung dem Patienten überlassen bleiben.

Fazit

Das Gesundheitssystem der Bundesrepublik benötigt dringend Gesundheitsmanager für die Allgemeinmedizin sowie für spezifische Leistungsangebote an ausländische Patienten. Diese Position kann nicht von Nichtmedizinern, wie beispielsweise Kassenvertretern, übernommen werden. Die Rolle als Gesundheitsmanager müßte der Hausarzt neuen Stils in Zukunft kompetent übernehmen. Zum heutigen Zeitpunkt ist er allerdings noch nicht ausreichend dafür vorbereitet. Gerade der Hausarzt muß den rasanten Wissenszuwachs in der Medizin laufend erarbeiten. Hierzu muß er fundiert ausgebildet werden. Dies bedeutet ein fest zu etablierendes Lehrstuhlkonzept für Allgemeinmediziner an allen Universitäten, um den Ansprüchen einer breiten ambulanten Medizin und einem Gesundheitsmanagement wie in den Niederlanden Rechnung zu tragen.

Weiterhin muß eine konsequente Weiterbildung erfolgen. Hierzu sollte der zukünftige Hausarzt als einziger vom Gesundheitssystem finanziert werden. Die Kranken- und Sozialversicherungen sind aufgefordert, hierfür umfangreiche Etats zur Verfügung zu stellen und es dem Hausarzt zu ermöglichen, daß er ohne große Auflagen Assistenten einstellen kann. Nur durch diese Teamorientiertheit kann der Hausarzt neuen Stils in der Lage sein, den Anforderungen einer wohnortnahen Medizin und eines Managements von ausländischen Patienten gerecht zu werden und dazu beitragen, daß der Gesundheitsstand der Bevölkerung höher, die Ausgaben im Gesundheitssystem niedriger und neue Einnahmemöglichkeiten durch ausländische Patienten machbar werden. Ihn ohne eine fundierte Ausbildung zum „Lotsen" zu machen, wie in den neuen Gesetzesentwürfen vorgesehen, wäre unverantwortlich und würde die Kosten im Gesundheitssystem durch weitere Chronifizierung von Erkrankungen weiter ansteigen lassen.

Forderung

- Finanzierung der Fort- und Weiterbildung von Hausärzten durch das System.
- Sondervergütung für die „Sprechstunde", Medizin und Hausbesuche.
- Managementfunktionen aufgrund von Wissensdefiziten erst in einigen Jahren qualifiziert möglich, daher Beibehaltung des alten Systems für weitere 3 Jahre.
- Sofortige Niederlassungsfreiheit und freie Weiterveräußerung der Hausarztpraxis ohne Einschränkung.
- Kein Aufkauf von Hausarztpraxen durch Krankenkassen oder kassenärztliche Vereinigungen.
- Kein „Sterbenlassen" von Hausarztpraxen.
- Aufbau von organbezogenen Diagnose- und Therapiezentren in allen Großstädten und Regionen.
- Sportmedizin integrieren.
- Lehrstühle für Allgemeinmedizin an allen Universitäten einrichten.
- Forschungsförderung für hausärztliche Medizin und Familientherapie.
- Forschungsprojekte für problemorientierte Medizin (Disease Management).

Literatur

Häussler S (1969) Die Weiterbildung zum Arzt für Allgemeinmedizin. Hippokrates, Stuttgart, S 53

Heissler A (1928) „Dennoch Landarzt". Verlag der ärztlichen Rundschau, München

Lieck E (1928) Der Arzt und seine Sendung. Lehmann, München

Satir V (1975) Selbstwert und Kommunikation: Familientherapie für Berater und zur Selbsthilfe. Pfeiffer, München

Sturm E (1983) Renaissance des Hausarztes. Springer-Verlag, Berlin, Heidelberg, New York, Tokio

Uexküll T van, Wesiack W (1979) Realität – soziale Wirklichkeit – und der diagnostisch-therapeutische Zirkel. In: Uexküll T van (Hrsg) Lehrbuch der Psychosomatischen Medizin. Urban & Schwarzenberg, München, S 72–91

Weizsäcker V von (1948) Grundfragen medizinischer Anthropologie. Frische, Tübingen

18 Zukunftsmarkt Nr. 1: Medizin und Medizintechnik (Health Care)

Der Schlüssel für Wohlstand und viele Zukunftsarbeitsplätze liegt in der Medizin.

Zum Thema

Eine der größten Wachstumsbranchen ist der Medizin- und der Medizintechnikmarkt. Mit der Entwicklung verbesserter Diagnose- und Behandlungsmöglichkeiten, aber auch durch neue Felder, wie Immunologie, Umweltmedizin und Umweltmedizintechnik, ist ein entscheidender technologischer Schub für die Wirtschaft verbunden. Die Medizintechnik ist in den letzten Jahren zunehmend weltweit zu einem führenden und stark expandierenden Marktsegment geworden. Der freie Austausch von Kapital, Gütern und Dienstleistungen sowie freie Personalfluktuation geben dem internationalen Wettbewerb seit Jahren kräftige Impulse, insbesondere auch im Bereich der Medizin und Medizintechnik. Dies wird besonders auch durch den Euro im neugeschaffenen „Euroland" weiter forciert.

Insgesamt gilt: ohne Innovation in Diagnose und Therapie keine Innovation in Medizintechnik und umgekehrt.

Der internationale Endoskopiemarkt wird zu über 80 % von hauptsächlich einer japanischen Firma dominiert, obwohl die Endoskopietechnik in Deutschland entwickelt wurde.

Es existiert ein Milliardennachfragevolumen für Medical-Produkte auf dem Krankenhausinvestitions- und dem ambulanten Medizinmarkt. Bedeutende Marktveränderungen wurden und werden besonders in der Zukunft vor allen Dingen durch moderne Diagnose- und Operationsverfahren entstehen. In den Jahren 1991/1992 wurde für 1994 eine Verdoppelung des gesamten internationalen Endoskopiemarkts – heute mehrere Milliarden DM Umsatz – prognostiziert. Dieser wird heute zu über 80 % von hauptsächlich einer japanischen Firma dominiert, obwohl die Endoskopietechnik in Deutschland entwickelt wurde (s. auch Kap. 11).

Die technologischen Felder, die Absatzmärkte und Arbeitsplätze nach sich ziehen, können nur aus den Entwicklungen der Medizin selbst definiert werden und ergeben sich aus einer inhaltlichen und praxisnahen Auseinandersetzung.

Hier teilt sich die Endoskopie das Schicksal mit vielen deutschen Innovationen aus anderen Gebieten, wie z. B. die Fotokopie- oder Telefaxentwicklung. Heute werden viele Technologien, die bei uns entstanden sind, reimportiert. Neue Entwicklungen, neue Arbeitsplätze und neue Absatzmärkte auf dem Gebiet der Medizin und Medizintechnik können nur dann eröffnet werden, wenn dies die medizinische Praxis zuläßt, entsprechende Netzwerke aufgebaut sind und auch entsprechende Abrechnungsmodalitäten in den Gesundheitssystemen vorhanden sind.

Besondere Qualität und Wachstumschancen dort, wo Gesundheitsnetzwerke mit Hochtechnologie zusammengebracht werden.

Ein steigender Bedarf an innovativen Produkten und Dienstleitungen von hoher Qualität zur Heilung vor allen Dingen von Volkskrankheiten gefordert. In Deutschland wurden in den letzten Jahren ca. eine halbe Billion DM jährlich im Gesundheitssektor ausgegeben (s. auch Tabelle 18.1), allerdings auch mit „versicherungsfremden“ Leistungen z. B. aus der Renten- und Arbeitslosenversicherung (54 Mrd DM, WAMS 1996) oder aber das Mutterschaftsgeld.

Tabelle 18.1. Ausgaben für Gesundheit. (Quelle: Statistisches Bundesamt)				
Gegenstand der Nachweisung Deutschland	Einheit	1994	1995	1996
Ausgaben für Gesundheit	Mill. DM	469187	506629	525646
Vorbeugende und betreuende Maßnahmen	Mill. DM	34793	42080	44309
Behandlung	Mill. DM	275761	291188	310346
Ambulante Behandlung	Mill. DM	83564	86565	90934
Stationäre Behandlung	Mill. DM	105909	111536	120233
Stationäre Kurbehandlung	Mill. DM	10977	11300	11426
Arzneien, Heil- und Hilfsmittel	Mill. DM	59970	64475	69098
Zahnersatz	Mill. DM	15341	17312	18655
Krankheitsfolgekosten, darunter:	Mill. DM	129149	139501	137287
Berufliche und soziale Rehabilitation	Mill. DM	19129	20294	21772
Entgeldfortzahlung	Mill. DM	49428	55267	52331
Sonstige Einkommensleistungen im Krankheitsfall	Mill. DM	22269	22798	22268
Berufs- und Erwerbsunfähigkeitsrenten	Mill. DM	35596	37796	37054
Ausbildung und Forschung	Mill. DM	8185	8555	8760
Nicht aufteilbare Angaben	Mill. DM	21295	25305	24944

Demgegenüber stehen fast 2 Billionen DM (ohne Sozialleistungen und prozentual deutlich weniger Versicherten) in Amerika und bis zum Jahr 2000 ein geschätzter 25%iger Anstieg der weltweiten Gesundheitsausgaben auf 200–250 Billionen DM (Health Care NRW 1997). Besondere Wachstumschancen werden sich ergeben, wo medizinischer Fortschritt von kompetenten regionalen Gesundheitsnetzwerken im Gesundheitswesen mit Hochtechnologiefeldern in Verbindung gebracht wird.

Von 1970–1995: 300% Zunahme der Gesundheitsberufe in Deutschland.

Die revolutionäre Umgestaltung der Medizin ist durch den Einsatz des Computers, der Mikroelektronik, der Informationstechnik, neuer Werkstoffe sowie durch Optik, Biotechnologie

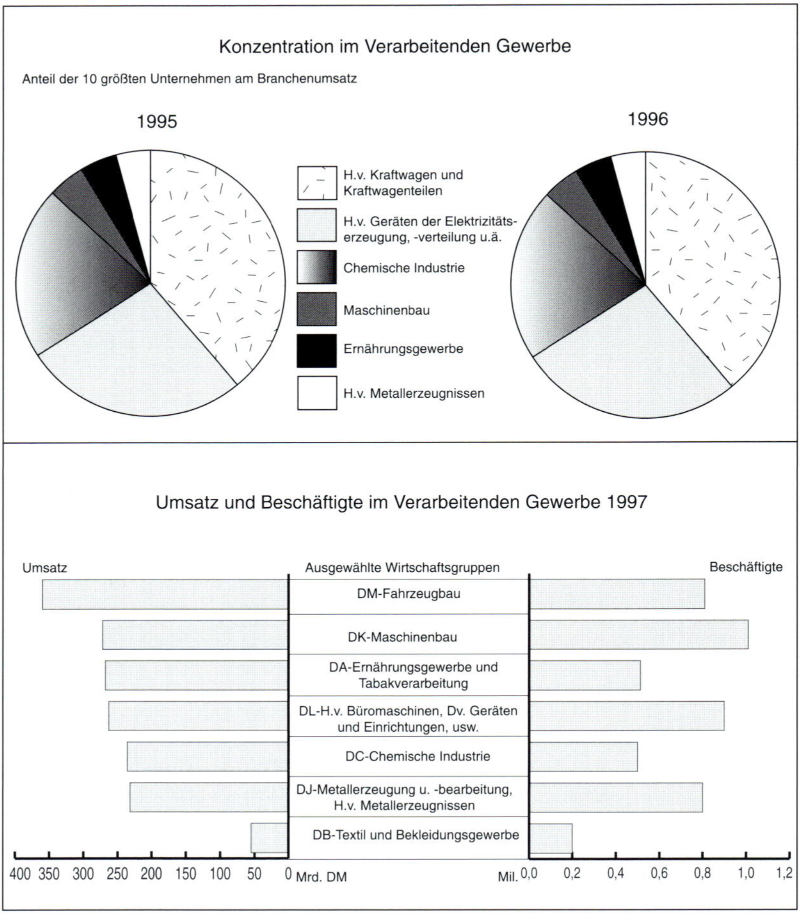

Abb. 18.1. Bundesrepublik Deutschland – produzierendes Gewerbe (Quelle: Statistisches Bundesamt)

und Weiterentwicklung der pharmazeutisch-chemischen Industrie gekennzeichnet. Die Zahl der Gesundheitsberufe in Deutschland nahm von 1970–1995 um 300 % zu – eine ähnliche Entwicklung wie in den USA (OECD 1998); in England seit 1980 keine Zunahme. Weiterhin wurden in Deutschland im gleichen Zeitraum, in dem sich der Anstieg der Gesundheitsausgaben annähernd parallel zum Bruttosozialprodukt (BSP) entwickelte, 34 % der neuen Arbeitsplätze direkt in der Medizin geschaffen.

Andere Branchen im Vergleich: Einzelhandel + 16 %, Maschinenbau + 10 %, Chemie + 3 %, Bergbau – 33 %. Heute sind mehr als 12 % direkt oder indirekt im Umfeld des Gesundheitswesens tätig (Fiedler 1997): 1995 insgesamt 3,1 Mio. Menschen direkt und 1,1 Mio. Menschen indirekt.

Gesundheitsbranche ist einer der größten Arbeitgeber der BRD.

Damit zählt die Gesundheitsbranche zu den größten Arbeitgebern in der Bundesrepublik Deutschland. Im stationären Sektor der Krankenhäuser allein sind mit ca. 1,3 Mio. Arbeitnehmern mehr Mitarbeiter als in der Automobilindustrie bei Daimler-Chrysler, BMW und VW, mit zusammen ca. 700 000 Arbeitnehmern, beschäftigt (s. auch Abb. 18.1).

Arbeitsmarkt Gesundheitswesen

In vielen Städten und Gemeinden sind die Krankenhäuser trotz wirtschaftlicher Restriktion und Stellenabbaus nach wie vor die bedeutendsten Arbeitgeber. Die Mitarbeiter im stationären Bereich waren 1996 in 2.269 Krankenhäusern mit ca. 594 000 Betten sowie in ca. 1 400 Vorsorge- und Rehabilitationseinrichtungen mit ca. 190 000 Betten (114 312 Erwerbstätige) beschäftigt (s. auch Tabelle 18.12) und behandeln pro Jahr ca. 17 Mio. Patienten (1996) (Japan hat fast doppelt soviel Betten pro 1 000 Einwohner wie wir [16,2] und die USA haben etwa halb soviel [4,1]). Im Jahr 1997 waren innerhalb dieser Strukturen sowie im ambulanten Bereich ca. 280 000 Ärzte und Ärztinnen tätig, davon 115 000 selbständig. Die Pflegeberufe stellten 1995 1,1 Mio. (48 %), die unterstützenden Berufe 503 000 (22 %), die nichtärztlichen Berufe 169 000 (7,4 %) und die akademischen Berufe 375 000 (16 %)

Tabelle 18.2. Personal des Gesundheitswesens. (Quelle: Statistisches Bundesamt Deutschland)

Posten	Anzahl 1994	Anzahl 1995	Anzahl 1996	Anzahl 1997	Anzahl 1998
Berufstätige Ärzte/Ärztinnen	267186	273880	279335	282737	287032
Niedergelassen tätig	109346	110949	112660	114995	116800
Männer	173129	176527	179107	180722	182542
Frauen	94057	97353	100228	102015	104490
Zahnärzte/-ärztinnen	59211	60616	61404	62024	62277
Frauen	20291	20878	21292	21778	22684
Apotheker/-innen	43822	44696	45534	47139	47322
Frauen	26581	27421	28181	29252	29536
Apotheken	21541	21753	21912	22058	22141
Personal in Krankenhäusern[a]	1256256	1278202	1269221	1240116	noch
Ärztliches Personal	110482	113211	115143	115734	nicht
Pflegepersonal	436583	450185	449546	441647	vorhand.

[a] Ohne Bundeswehrkrankenhäuser, einschließlich Vorsorge- oder Rehabilitationseinrichtungen

Beschäftigte (Statistisches Bundesamt 1998). Japan hat seit 1990 seine Beschäftigtenzahl mehr als verdoppelt und Schweden hat über ein Drittel Beschäftigte im Gesundheitswesen mehr als wir (1995: 39 (Schweden) zu 28,5 (Deutschland) Beschäftigte pro 1000 Einwohner; OECD 1998).

Mehr als ¾ aller Beschäftigten sind Frauen.

Im Gesundheitswesen waren 1995 lediglich 56,7 % direkt in Gesundheitsdienstberufen tätig. Der verbleibende Teil von 1,7 Mio. ist auf 800 weitere Berufe verteilt, wobei ca. 600 000 Beschäftigte auf Kaufleute und Verwaltung entfielen. Gesundheitshandwerker, Ernährungsberufe etc. als Fertigungsberufsgruppen machten bis 1995 noch 385 000 Beschäftigte und in Sozial-/Bildungsberufen 218 000 Beschäftigte aus. Die pharmazeutische Industrie zählte zu diesem Zeitpunkt 121 000 Mitarbeiter und in der elektromedizinischen Industrie waren 69 000 Personen beschäftigt. Insgesamt waren 1996 ca. 1,3 Mio. Mitarbeiter in Krankenhäusern tätig (1997: ca. 30 000 weniger), das Krankenpflegepersonal machte etwa 450 000 aus (1997: knapp 442 000). Es gab 1997 ca. 22 000 Apotheken mit ca. 47 000 Beschäftigten und ca. 62 000 niedergelassene Zahnärzte (Tab. 18.2).

Keine Zerstörung von Arbeitsplätzen im Gesundheitswesen.

Anstatt diese Arbeitsplätze zu zerstören, ist es notwendig, die gesamte Infrastruktur mit neuen Inhalten zu füllen, Abläufe zu optimieren und damit das Netzwerk Medizin in Deutschland so attraktiv wie möglich zu gestalten. Dies ist nicht nur Voraussetzung für eine medizinische Versorgung auf höchstem Niveau sondern auch eine Notwendigkeit, um ausländische Patienten optimal behandeln zu können (siehe auch Kap. 21 Medizintourismus) und den Medizinproduktemarkt so effektiv wie möglich zu unterstützen. Neue Technologien im Bereich der Geräte, Instrumente, bildgebenden Verfahren, aber auch in der Telekommunikation benötigen diese Infrastruktur in Deutschland.

Deutscher Medizinproduktemarkt – weltweit an dritter Stelle

Medizinproduktemarkt benötigt medizinische Versorgung auf höchstem Niveau.

Die noch kleine Branche Medizintechnik hat mit die größten Wachstumsraten in ca. 1300 Unternehmen mit ca. 120 000 Beschäftigten und ca. 12 Mrd. DM Umsatz (Bayern Innovativ 1999). Kleine und mittelständische Unternehmen haben hier mit innovativen Produkten bei ausreichend Kapital, flexibler Infrastruktur und guten Vertriebsstrukturen eine Zukunft. Deutschland ist Weltspitze in der Produktion elektromedizinischer Geräte.

Medizintechnik – weltweit

Die weltweite Wachstumsrate im Medizintechnikbereich steigt ständig an; 1993 lag sie noch bei 7 % pro Jahr im Unterschied zum allgemeinen Weltwirtschaftswachstum von 1,2 % im gleichen Zeitraum. Gründe für das weiterhin positive Wachstum weltweit sind neben demographischen Faktoren wie Bevölkerungswachstum und längere Lebenserwartung, die Verbesserung des Gesundheitswesens und kon-

Tabelle 18.3. Ausfuhr elektromedizinischer Geräte und Anlagen aus der Bundesrepublik Deutschland nimmt zu. (Quelle:Deutsche Außenhandelsstatistik)

	1984		1997		1998		% Veränderungen 1997/98	% Veränderungen 1984/98
	Mio. DM	%	Mio. DM	%	Mio. DM	%		
Europa	987	43,8	3293	55,3	3684	56,1	+11,9	+273,3
darunter EU	(600)	(26,6)	(2118)	(35,6)	(2276)	34,6)	(+7,5)	(+279,3)
Amerika	777	34,4	1452	24,4	1763	26,4	+21,4	+126,9
Asien	361	16	1004	16,9	938	14,3	–6,6	+159,8
Afrika	97	4,3	135	2,2	134	2	–0,7	+38,1
Australien	34	1,5	73	1,2	79	1,2	+8,2	+132,4
Gesamt	2256	100	5957	100	6571	100	+10,3	+191,3

Tabelle 18.4. Aufteilung des Weltmarkts für Medizinprodukte (150 Mrd DM) (Quelle: Health Care NRW, 1997)

Region	Anteil [Mrd. DM]	Anteil [%]
USA	60	40
Europa Davon Deutschland	47 20	31 13,3
Japan	27	18
Rest der Welt	16	11

tinuierliche technologische Entwicklungen. Der Trend von 6–7% Wachstumsraten pro Jahr wird weiterhin bis 2003 prognostiziert (Wieselhuter et al. 1997).

Der größte Medizinproduktemarkt in Europa ist Deutschland.

Der größte Markt für Medizinprodukte in Europa ist mit Abstand in Deutschland zu finden. Er ist doppelt so groß wie in Frankreich und 4mal so groß wie in Großbritannien. Weltweit rangiert er hinter USA und Japan an dritter Stelle.

Das Nachfragevolumen an nationalen und internationalen Medical-Produkten in Deutschland wird auf über 20 Mrd. DM (1995) geschätzt, bei einem innerdeutschen Produktionsvolumen von 24,1 Mrd. DM. Medizinprodukte wurden 1995 für 12,2 Mrd. DM exportiert (6,57 Mrd. DM elektromedizinische Geräte 1998), bei einem Import von 8,3 Mrd. DM (nach Angaben des Bundesfachverbands Medizinprodukteindustrie (BVMed) (s. auch Tabelle 18.3.).

Der Weltmarkt für Medizinprodukte wird auf rund 150 Mrd. DM jährlich geschätzt. Er teilt sich auf wie in Tabelle 18.4 dargestellt.

Weiterer Abbau der Beschäftigten durch irrationale Gesundheitspolitik.

Die größte Sparte bildet in Deutschland die elektromedizinische Industrie mit 39,3% des Umsatzes, gefolgt von orthopädiemechanischen Erzeugnissen (1994: 28,2%). Eine der Stärken der deutschen Medizintechnik ist die seit langer Zeit hohe Exportquote. Die Ausfuhrquote für elektromedizinische Produkte liegt bei 60–70% (für medizinische Geräte insgesamt 8,1 Mrd.

Tabelle 18.5. Elektromedizinische Industrie: Beschäftigte und Umsätze nehmen seit 1992 ab. (Quelle: Umsatzstatistik des Fachverbandes Elektromedizinische Technik, Produktionsbericht des ZVEI)

Posten	1976	1978	1980	1982	1984	1986	1988
Umsatz [Mio. DM]	2152	2115	2405	2834	3532	4812	4668
Davon Inland	1187	1181	1263	1254	1588	1780	1912
Davon Ausland	965	934	1142	1580	1944	3032	2756
Beschäftigte (Monatsdurchschnitt)	19500	19540	18570	20190	21530	25540	25580

[a] Ab 1991 inkl. „neuer Bundesländer".

[b] Ab 1995 sind die Zahlen aufgrund der Umstellung der amtlichen Produktionsstatistik nur eingeschränkt vergleichbar.

[c] Ergebnisse lagen nicht vor

DM in 1994; OECD), für Arzneimittel 1995 bei 35,7% (16,1 Mrd. DM); dies bedeutet einen Exportüberschuß von 5,3 Mrd. DM (Gesundheitsbericht für Deutschland 1998). Allerdings nehmen z. Z. der Umsatz der Elektromedizin (Inland: –26%) und auch die Beschäftigten (–24%) in dieser Branche mit internationaler Spitzenposition, u. a. aufgrund irrationaler Argumente der Gesundheitspolitik, seit 1992 ab (Tabelle 18.5).

Weltweit liegen die höchsten Wachstumspotentiale in folgenden medizintechnischen Produktbereichen: nichtaktive und aktive Implantate, Behindertentechnik, Kathetersonden, Mikroimplantate sowie elektromedizinische Geräte. In 1994 wurden therapeutische Hilfsmittel im Wert von ca. 1.9 Mrd. DM exportiert (Japan exportierte in derselben Zeit 6,1 Mrd. DM und USA 2,2 Mrd. DM; OECD).

Mehr als 80% der elektromedizinischen Geräte und Anlagen weltweit kommen aus den USA, aus Japan und Europa, wobei Europa gegenüber den USA an Boden verliert (s. auch Tabelle 18.6).

Die bedeutendsten europäischen Marktanteile, verglichen mit den USA und Japan, liegen in den Bereichen: Labordiagnostik (Vitro Diagnostic), Instrumentarien (Disposable Devices), optische Systeme sowie Elektromedizin.

1990	1992[a]	1994	1995[b]	1996	1997	1998	Veränderung 1998/97 [%]	Zuwachs 1998/92
5087	6428	6029	5920	6079	5100	5545	+8,7	−13,7
2056	3142	2582	2450	2451	2310	2320	+0,4	−26,2
3031	3286	3447	3470	3628	2790	3225	+15,6	− 1,9
24380	**27040**	[c]	26763	19730	20140	**20660**	+2,6	−23,6

Tabelle 18.6. Einfuhr elektromedizinischer Geräte und Anlagen in die Bundesrepublik Deutschland. (Quelle: Deutsche Außenhandelsstatistik)

Region	1984		1994		1998		Veränderung 1998/84
	[Mio. DM]	[%]	[Mio. DM]	[%]	[Mio. DM]	[%]	[%]
USA	226,5	21,7	491,3	25	944,9	30,9	+317,2
Japan	144,9	13,9	465	23,6	607,6	19,9	+319,3
Europa	600,5	57,6	824,8	41,9	1011,7	33	+ 68,5
Übrige	70,7	6,8	186,6	9,5	497,7	16,2	+604,0
Gesamt	1042,6	100	1967,9	100	3061,9	100	+193,7

Internationale Wettbewerbsposition – Produktion und Absatz in Europa

In Deutschland werden 82 % aller abgesetzten medizinischen Waren für Europa produziert.

Die Marktposition der Medizintechnik in der Industrie in Europa unter Produktionsgesichtspunkten ist gegenüber den USA stark. Durch lokale europäische Produktionen werden 75 % des europäischen Medizintechnikmarkts bedient. In Deutschland, im größten und am schnellsten wachsenden Markt in Europa, werden sogar 82 % aller abgesetzten Waren in Europa produziert. Der Anteil an in den USA hergestellten Produkten, die in Europa verkauft werden, beträgt in Europa nur 17 % und Deutschland sogar

Tabelle 18.7. Prozentuale Elektromedizinische Umsätze halbieren sich. (Quelle: Statistisches Bundesamt, ZVEI-Fachverband Elektromedizinische Technik)

Posten	1976	1986	1988	1990	1992[a]	1996	1998
BSP [Mrd. DM]	1123,8	1936,1	2108	2448,6	3094,5	3515,3	3758,1
Ausgaben für die Gesundheit [Mrd. DM]	146,3	247,6	275,1	303,7	429,1	525,6	[b]
Elektromedizinische Umsätze [% der Ausgaben für Gesundheit]	0,81	0,72	0,7	0,68	0,75	0,47	[b]
Elektromedizinische Umsätze [% vom BSP]	0,11	0,09	0,09	0,08	0,1	0,07	0,06

[a] Ab 1991 inkl. „neuer Bundesländer".
[b] Ergebnisse lagen noch nicht vor

nur 12 % (die europäische Produktion umfaßt alle in Europa produzierten Waren, unabhängig ob die Firmen in europäischem oder ausländischem Besitz sind).

„Exportsteigerung in die USA" muß die Devise sein.

Deutschland und Frankreich sind wert- und anteilmäßig der größte Markt der europäischen Medizinprodukteindustrie, mit derzeit etwa 1000 Arzneimittel- und 750 Medizintechnikfirmen. Allerdings haben europäische Hersteller in den USA z. Z. eine eher schwache Position. Sie sind dort nur mit 7 % vertreten. Dies ist um so bedauerlicher, wenn man bedenkt, daß die USA der größte Importmarkt für medizinische Geräte sind (OECD 1998).

Von allen elektromedizinischen Importen nach Deutschland haben die USA mit 31 % (945 Mio. DM, 1998) den größten Anteil (insgesamt eine Steigerung um 317 % seit 1984), gefolgt von Japan mit 20 % (608 Mio. DM). Insgesamt haben sich allerdings die prozentualen Ausgaben für elektromedizinische Geräte in Deutschland von 1976–1998, bezogen auf das Bruttosozialprodukt, fast halbiert (von 0,11 % im Jahr 1976 auf 0,06 % im Jahr 1998). In gleicher Weise reduzierten sich auch

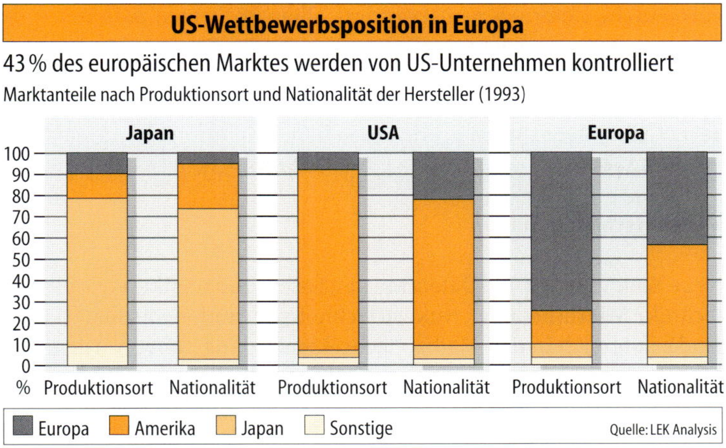

Abb. 18.2. US-Wettbewerbsposition in Europa

die Ausgaben für elektromedizinische Geräte, bezogen auf die Gesundheitsausgaben, von 0,81 % (1976) auf 0,47 % (1996) (s. auch Tabelle 18.7).

US-Hersteller in Europa

Die Amerikaner haben Europa und speziell Deutschland als Investitions- und Exportmarkt entdeckt, weil hier im Gegensatz zu Amerika die (TÜV-) Auflagen für Medical-Produkte gering sind. In Amerika verhindern FDA-Auflagen (FDA: Federal Drug Administration) sowohl das schnelle Plazieren von Medical-Produkten auf dem Markt als auch deren Anwendung in der Medizin.

Mehr als 75 % des europäischen Medizintechnikmarkts werden durch lokale Produktionen abgedeckt. Von diesen Produktionen werden bereits 20 % von den US-Firmen kontrolliert. Ergänzt man die Produktionszahl um US-Importe (17 % des EU-Markts), werden sogar 43 % des europäischen Medizintechnikmarkts von US-Unternehmen kontrolliert (s. auch Abb. 18.2). US-Firmen haben bereits zahlreiche europäische Unternehmen akquiriert, allein 48 Firmen zwischen 1991 und 1995. Aufgrund der schwierigen Genehmigungssituation in Amerika (FDA-Anforderungen) werden neben der Produktion auch immer mehr Forschungs- und Entwicklungsprojekte nach Europa verlagert. Viele Unternehmen produzieren bereits in Europa.

Medizintechnik in Europa

Neue Technologien wie Datentransfer, Laser- und Optikmikrosystemtechnik, Mikrotherapie, Nukleartechnologie und neue Materialien sind erfolgreich in den Medizintechnikmarkt eingeführt worden und führen zu vielen Verbesserungen im Gesundheitswesen. Bildvernetzung, Telemedizin und Kommunikationstechnik bieten Potentiale zur Rationalisierung, Qualitätssicherung und Optimierung des Ressourceneinsatzes. Repräsentativen Umfragen zufolge wird der medizintechnische Fortschritt von der Bevölkerung sehr positiv bewertet und das Vorhandensein moderner Geräte und Systeme in Kliniken, Krankenhäusern und beim niedergelassenen Arzt erhöht den Patientenzuspruch.

Medizintechnik in Europa – internationale Wettbewerbsposition

240 000 Beschäftigte in europäischer Medizinindustrie.

Der EU-Markt ist, gemessen an seinem Produktionsanteil auf dem Weltmarkt, besonders wettbewerbsstark in den Segmenten Imaging, anästhetische (anaesthetics) und augenärztliche Produkte (optics). Diese Bereiche sind auch stark forschungs- und entwicklungsintensiv.

Bei der zweiten Gruppe, Behindertentechnik, chirurgische Instrumente (surgical instruments), Implantate (non active implants), elektromedizinische Geräte (electromedical) und Labordiagnostik (in vitro diagnostic), liegt die EU knapp hinter den USA, bezüglich ihrer internationalen Konkurrenzfähigkeit. Im dritten Bereich, Elektroimplantate, Krankenhaussoftware, medizinische Verbrauchsgüter, ist die Wettbewerbsposition der europäischen Produzenten schlechter, insbesondere im Vergleich zu den USA (s. auch Tabelle 18.8).

Tabelle 18.8. Medizintechnik in Europa – internationale Wettbewerbsposition 1993. (Quelle: LEK Analysis)

Medizinprodukte	EU [Mio. ECU]	USA [Mio. ECU]	Japan [Mio. ECU]	Gesamt [Mio. ECU]	Wachstums-rate [%]	RMA[a]
Zahnmedizin	2,231	1,295	910,000	4,436	9	1,70
Anästhesie	1,029	680,000	156,000	1,865	5	1,50
Bildgebung	3,779	3,085	3,048	9,912	1	1,20
Augenheilkunde	3,378	3,100	1,120	7,598	2	1,10
Hilfsmittel bei Behinderungen	1,031	1,130	276,000	2,437	12	0,90
Implantate	966,000	1,466	197,000	2,629	10	0,70
Chirurgische Instrumente	1,608	2,563	112,000	4,283	4	0,60
Elektrotherapie	3,431	5,386	2,853	11,670	9	0,60
Labordiagnostik	3,690	5,900	2,495	12,085	5	0,60
Einmalartikel	3,445	8,096	847,000	12,388	5	0,40
Krankenhaus-ausstattung	911,000	2,103	1,439	4,453	5	0,40
Aktive Implantate	460,000	1,031	243,000	1,734	8	0,40
Total	25,959	35,835	13,696	75,490	6	0,72

[a] Relativer Marktanteil (EU-Produktion dividiert durch US-Produktion)

Die Konkurrenzfähigkeit europäischer Unternehmen wird stark vom deutschen Markt bestimmt. Der Anteil der deutschen Produktion beträgt 42 % der gesamten europäischen Produktionen, mehr als Frankreich, Italien, Holland und Großbritannien zusammen.

Ist die deutsche Wettbewerbsposition schwach (z. B. non active, implantable devices), ist auch die europäische Position meist schwach; ist sie stark, begünstigt dies auch die gesamte europäische Position. In den wettbewerbsfähigen Segmenten sind auch in Deutschland mehre-

Tabelle 18.9. Internationale Wettbewerbsposition -- Produktion und Absatz in Europa. Intraeuropäische Importe von medizintechnischen Geräten 1995 [Mio. ECU]. (Quelle: Eurostat)

Produkte	F	B/L	NL	D	I	GB	IRL	DK	GR	P	E	S
Med. Geräte (9018)[a], davon:	670	335	290	664	477	369	71	99	93	76	304	168
Elektrodiagnose	62	26	40	87	53	54	2	21	11	9	26	10
Nadeln, Kanülen, Katheter	125	75	60	165	50	69	8	12	16	6	47	23
Endoskope	29	8	13	31	20	14	3	3	2	1	9	6
Ultraschalltherapie	0	0	0	7	1	1	1	0	0	1	0	1
Beatmungsgeräte u. ä. (9019)[b], davon:	35	9	8	33	23	23	4	4	5	6	20	8
Ozontherapie, Beatmung	23	5	4	29	18	21	3	3	3	4	16	7
Orthopädische Geräte (9021)[c], davon:	222	95	68	241	169	109	18	41	26	16	106	76
Künstl. Gelenke	41	20	9	12	39	32	2	6	5	3	17	12
Apparate	11	8	5	14	14	10	7	6	3	1	8	16
Prothesen	41	10	22	25	23	16	2	4	2	2	26	6
Röntgenapparate u. ä. (9022)[d], davon:	236	92	159	246	104	102	4	17	16	12	57	47
Röntgengeräte	82	28	58	81	15	28	2	3	6	8	20	12
Vorrichtungen, Zubehör	123	50	78	135	76	53	1	11	8	2	25	21

[a] 9018: Instrumente, Apparate u. Geräte für med., chirurg., zahnärztl. oder tierärztl. Zwecke.
[b] 9019: Apparate u. Geräte für Mechanotherapie, Massageapparate, App. für Psychotechnik, Ozon- u. Sauerstofftherapie, Beatmungsapparate.
[c] 9021: orthopädische Apparate u. Vorrichtungen inkl. Krücken, med.-chirurg. Gürtel, Schienen, Prothesen, Hörgeräte.

re mittlere bis größere Produzenten auf dem Markt (z. B. Rodenstock und Zeiss in der Optik), während in anderen EU-Ländern häufig nur ein Hersteller dominiert (z. B. Philips Imaging in Holland). In Produktionsbereichen, in denen europäische Unternehmen weltweit kaum noch konkurrenzfähig sind, dominieren auf der einen Seite einige große US-Hersteller den Markt (BAXTER, Johnson & Johnson etc.), auf der anderen Seite drängen aufgrund des niedrigen Forschungs- und Entwicklungsaufwands zunehmend Niedriglohnländer in diese Segmente vor.

Zulassungsverfahren in Europa und speziell in Deutschland sind deutlich einfacher als in Amerika, auch wenn seit 1998 das Medizinprodukterecht nach DIN-ISO-Normen einheitlich geregelt wurden. Seit 1995 konnte das lang erwartete Ziel in Europa verwirklicht werden, das es per EU-Richtlinie ermöglichte, Waren im gesamten EU-Binnenmarkt ohne nationale Zulassungsverfahren in Verkehr bringen zu können. Die Zulassung in einem Land bedeutet zugleich auch die Zulassung innerhalb aller EU-Länder. Dies bedeutet sowohl für die Produktion als auch für den Vertrieb von Medizinprodukten eine entscheidende Erleichterung und für Ambulanzen und Krankenhäuser in den EU-Staaten eine bedeutende Hilfe, um auf dem gesamten europäischen Markt Geräte, Einrichtungen und Verbrauchsgüter zu den günstigsten Konditionen einkaufen zu können (s. auch Tabelle 18.9).

Hersteller

Der europäische Medizintechnikmarkt ist aufgrund der unterschiedlichen Produktionen, Anforderungen, Anzahl der Produkte stark aufgesplittet. Zahlreiche Spezialanbieter besitzen sehr kleine Produktreihen mit geringen Marktanteilen. Einige wenige Großunternehmen dominieren den Markt, auch auf globaler Basis. Das Marktpotential ist groß. Insgesamt gibt es ca. 5500 Hersteller von medizinischen Geräten in Europa mit ca. 240000 Beschäftigten. In den USA gibt es zum Vergleich 7700 Produzenten mit nur 282000 Beschäftigten, in Japan sind 89000 Arbeitnehmer in 2850 medizintechnischen Firmen beschäftigt.

Deutschland ist bereits stärkster Handelspartner der Länder des früheren Ostblocks.

In der Medizinprodukteindustrie sorgt auch der starke Aufbau des Gesundheitswesens in Ländern des früheren Ostblocks für eine zusätzliche und nicht unbedeutende Nachfrage. Deutschland hat sich hier bereits als stärkster Handelspartner entwickelt.

Auswirkung staatlicher Kostendämpfungsmaßnahmen

Die Kostendämpfungsmaßnahmen führen zur deutlichen Investitionsverzögerung bei Ärzten und Krankenhäusern. Die Verwaltungen müssen dann entscheiden, ob sie Rationalisierungen zu Lasten des Personals oder Materials vornehmen. Ein ausgewogenes Verhältnis von Kosten, Leistung, Qualität – aber auch Investitionen unter Marketinggesichtspunkten – wird für die Wettbewerbsfähigkeit vieler ambulanter Einrichtungen und der Krankenhäuser ausschlaggebend sein. Zur Beibehaltung einer hohen Leistungsfähigkeit spielen die medizintechnische Ausstattung und die damit verbundenen diagnostischen und therapeutischen Dienstleistungen sicherlich eine große Rolle.

Dem Gesundheitssystem muß es gelingen, hochspezialisierte Technik sowie optimierte und neue medizinische Verfahren anzubieten, um bei deren Einsatz eine deutliche Kostenoptimierung im Gesundheitswesen zu realisieren. Unter diesem Betrachtungswinkel könnten die medizintechnischen Firmen in Zukunft gute Absatzerfolge erzielen.

Zukunftspotential der Pharmazie durch lokale Therapie und Biotechnologie

Mikrotherapie: Innovationsschub durch lokal injizierbare Medikamente.

Durch hervorragende Leistung auf dem Gebiet der Entwicklung von Pharmazeutika konnte bereits der Ruf als „Apotheke der Welt" für den deutschen Standort erreicht werden. Ziel muß es sein, dies auch für die anderen Produktgruppen zu erreichen. Die pharmazeutische Industrie wird einen bedeutenden

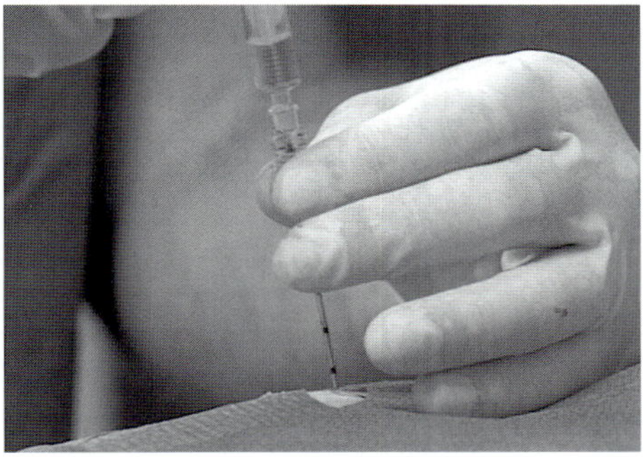

Abb. 18.3. Mikrotherapeutische Medikamenteneinbringung

neuen Innovationsschub bekommen durch die Möglichkeit, Medikamente hochpräzise lokal durch mikrotherapeutische Methoden zu plazieren, um eine hohe Konzentration am Wirkort zu erreichen und unnötige Belastungen des übrigen Körpers zu verringern. Dies gilt vor allen Dingen für die Behandlung von Volkskrankheiten, z.B. Herz-Kreislauf-Erkrankungen, mit lokaler Injektion von Medikamenten zur Gefäßsprossung, für Umgehungskreisläufe bei eingeengten Gefäßen oder die lokale Tumortherapie mit zelltötenden oder Abwehr steigernden Medikamenten wie dem Interferon. Die Behandlung von chronischen Bandscheibenvorfällen oder Narben nach Operationen, Rheumaerkrankungen oder die Schmerztherapie sind weitere wichtige Felder (s. auch Abb. 18.3).

Bezüglich der pharmazeutischen Industrie ist außerdem festzustellen, daß sich nur wenige Technologiefelder so außerordentlich dynamisch entwickeln wie die Wirkstoffindung, die Gendiagnostik und Gentherapie sowie biotechnologische Produktionsverfahren. Täglich entstehen neue Wissensvorsprünge durch die Möglichkeiten, Krankheiten zu erkennen und zu heilen. Neue Formen des Umsetzens in Produkte durch Marketing und Vertrieb müssen gesucht werden. Eine der großen Herausforderungen ist es, auch unter Marketinggesichtspunkten neue Produkte sofort und direkt auf den deutschen Markt im eigenen Gesundheitswesen zu plazieren, um sie dann auch für ausländische Märkte interessant zu machen.

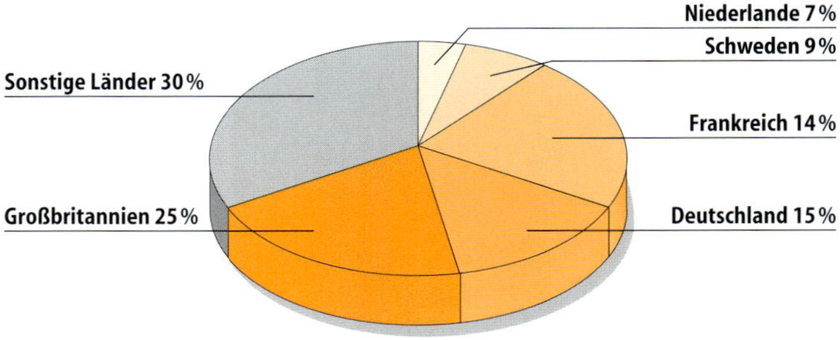

Abb. 18.4. Verteilung der europäischen Biotech-Industrie nach Ländern (Quelle: Health Care NRW)

Medikamentenentwicklung am Computer würde Tierversuche deutlich reduzieren.

Unter Kostenoptimierungsaspekten spielen die „kombinatorische Chemie" und das „Drug-Design", also das Entwickeln von neuen pharmazeutischen Produkten am Computer und nicht mehr im Labor, eine bedeutende Rolle und können die Kosten, aber auch die Entwicklungszeit für neue Medikamente und Tierversuche deutlich reduzieren. Auch Bio- und Gentechnologie zählen zu den zukünftigen Schlüsseltechnologien und ermöglichen deutliche Kostenreduktionen, vor allen Dingen dann, wenn nicht mehr enorm aufwendige Apparaturen für die Produktion gebaut werden müssen, sondern im Grunde die Produktion von pharmazeutischen Komponenten durch Organismen wie Bakterien, Viren oder Tiere ermöglicht wird.

Die Bedeutung der Pharma/Biotech-Industrie ist für den gesamten Gesundheitsmarkt ein wichtiger Schlüsselfaktor (Health Care NRW 1997). Zwischen 1990 und 1995 war ein Wachstum von 14% zu verzeichnen, mit einem heutigen Umsatz von über 350 Mrd. DM im weltweiten Pharmamarkt. Gemessen am Umsatz rangiert Deutschland an vierter Stelle mit 29,5 Mrd. DM Umsatz nach den USA (109 Mrd. DM), Europa (106 Mrd. DM) und Japan (82 Mrd. DM).

Zusammen mit den USA und Japan nimmt Deutschland eine führende Stelle auf dem Pharmamarkt ein. Prognostiziert ist eine Steigerung von 40% im Jahr 2000. Die gentechnologisch hergestellten Präparate sollen von derzeit 5% auf 15% im Jahr 2000 zunehmen. Was die

Tabelle 18.10. Unternehmenskennzahlen der Biotech-Industrie von Europa und USA im Vergleich. (Quelle:Health Care NRW)

Mrd US-$	Europa		USA	
	1996	Veränderungen zu 1995	1996	Veränderungen zu 1995
Umsatz	2,2	+17%	14,6	+15%
F+E-Ausgaben	1,9	+20%	7,9	+8%
Verlust vor Steuern	1,4	–8%	4,5	+10%
Unternehmen	716	+23%	1287	–0,2%
davon Börsennotiert	49	+75%	294	+13%
Beschäftigte	27500	+60%	118000	+9%
Kapitalzufluß	>2,0	+300%	8,028	+132%

biotechnologische Produktion anbelangt, rangiert hier Deutschland nach Großbritannien und vor Frankreich an zweiter Stelle; das entspricht in Europa einem Anteil von 15% (s. Abb. 18.4). Europa liegt zwar im Vergleich mit Amerika deutlich zurück, befindet sich aber z.Z. in einer sehr dynamischen Entwicklung.

Insgesamt verzeichnete die europäische Biotechnologie 1996 einen Zuwachs an Beschäftigten um 60% im Vergleich zu 1995. Betrachtet man die Beschäftigungsentwicklung in den USA, so ist im gleichen Zeitraum nur 9% Zuwachs zu verzeichnen. Auch der Kapitalzufluß in Europa liegt mit 300% Zuwachs im Jahr 1996 im Vergleich zu 1995 deutlich vor Amerika (+132%).

Beschäftigtenzuwachs um 60% von 1995 auf 1996.

Gleichzeitig ist auch darauf hinzuweisen, daß industrielle Forschungs- und Entwicklungsausgaben im Vergleich zu 1995 um 20% zugenommen haben (USA 8%) und 23% mehr Unternehmen von 1995–1996 auf diesem Gebiet in Europa tätig sind (USA –0,2%) (Health Care NRW 1997) (s. auch Tabelle 18.10).

Deutschlandweit steigen die Arzneimittelverordnungen. Im Durchschnitt wurden 1995 in jeder Arztpraxis für 275000 DM Medikamente verordnet. Die Selbstmedikation macht heute einen Umsatz von ca. 9 Mrd. DM aus. Im Jahr 1995 konnten die 30 umsatzstärksten Unternehmen der pharmazeutischen Branche ihre Erlöse auf Dollarbasis um 21% steigern und dabei ihren Marktanteil auf 57% ausweiten. Dies wurde auch an Kapitalmärkten mit kräftigen Kursgewinnen honoriert. Von Mitte 1995–1996 wuchs der Börsenwert dieser 30 Unternehmen um 37% auf zusammen 811 Mrd. US Dollar. Die Kritiker der Arzneimittelausgaben übersehen häufig, daß gerade der Fortschritt der Pharmaforschung dazu geführt hat, daß bisher nicht therapierbare Erkrankungen (z.B. Infektionskrankheiten, einzelne Tumore) heilbar werden. Natürlich müssen Ärzte bewußter Medikamente verschreiben. Aber zunehmende Arbeitslosigkeit, gepaart mit Perspektivelosigkeit, läßt körperliche und psychische Erkrankungen und damit medikamentöse Verordnungen inkl. Psychopharmaka zunehmen.

Deutschland: Apotheke der Welt

Im Jahr 1996 Umsatzsteigerung von 47%.

Deutsche Pharmafirmen sind pharmazeutische Exportweltmeister und rangieren vor der Schweiz, Großbritannien und den USA. Deutsch-

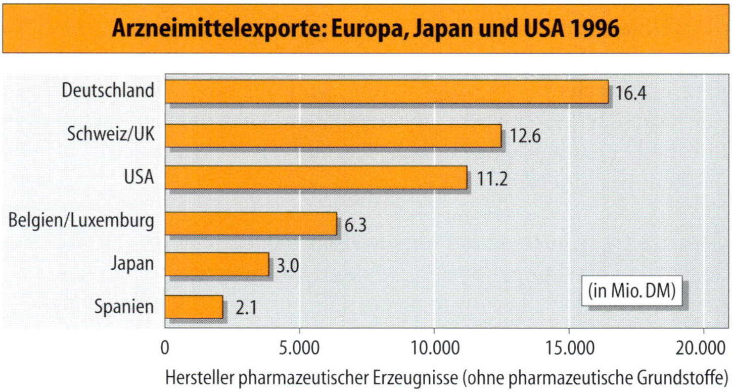

Abb. 18.5. Beispiel internationaler Arzneimittelexporte. (Quelle: Verband der Chemischen Industrie)

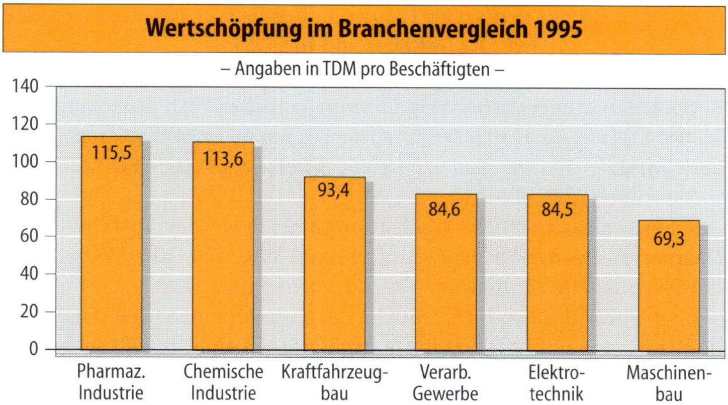

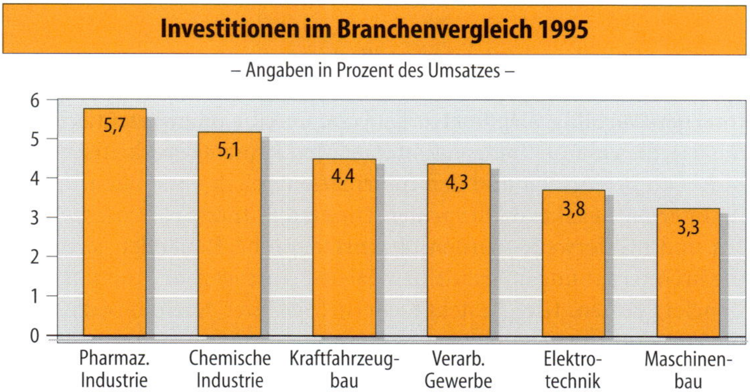

Abb. 18.6 a, b. Wertschöpfung und Investitionen im Branchenvergleich 1995. (Quelle: Statistisches Bundesamt). **a** Wertschöpfung, **b** Investitionen

land exportierte 1996 pharmazeutische Erzeugnisse inklusive Grundstoffe im Wert von 17,5 Mrd. DM (16,4 Mrd. DM ohne Grundstoffe) (s. auch Abb. 18.5). Hauptabnehmer sind die Schweiz, Japan, USA und Frankreich. Die Exportchancen nach Osteuropa und in Entwicklungsländer werden zunehmen. Im Jahr 1996 gab es eine Zunahme des Gesamtumsatzes der deutschen Pharmaindustrie von 47 %, das war eine Zunahme um 17 Mrd. DM auf über 36 Mrd. DM.

In der Wertschöpfung liegt die Biotech-Branche (115.500 DM pro Beschäftigtem) verglichen mit anderen Branchen (z. B. Maschinenbau 69.300 DM) an der Spitze. Hier wird auch am meisten investiert (5,7 % des Umsatzes im Gegensatz zu beispielsweise 4,4 % im Kraftfahrzeugbau) (s. auch Abb. 18.6 a, b).

Überdurchschnittliche Wachstumschancen werden auch im Generikamarkt (Zweitanbieterpräparate) erwartet, der vor allen Dingen für mittelständische Firmen neue Marktnischen und Chancen für Unternehmensgründungen bietet. Auch durch zunehmende Selbstmedikation (Komponentenmarkt) in Deutschland bei einer Bevölkerung, die in Gesundheitsfragen durch öffentliche Aufklärung, Medien und Internet sehr gut informiert ist, wird der Umsatz für Medikamente bei leichten Erkrankungen zunehmen.

Kritisches Vorgehen durch Internet-Werbung

Internet-Werbung verpflichtet die Ärzte und die pharmazeutische Industrie, die gesamte Information über Medikamente viel kritischer als bisher zu beleuchten und den Informationsgehalt – vor allen Dingen im Internet – exakt zu überprüfen. Die ersten „Internet-Prozesse" laufen und mittlerweile wurden pharmazeutische Hersteller verurteilt, die im Internet ungenügende bzw. falsche Aussagen zu Produkten annonciert hatten. Hier besteht sicherlich größter Nachholbedarf, um die Bevölkerung zu schützen.

Shareholder Value? – Ja! Aber nicht auf Kosten von Arbeitsplätzen

Verschlankung von Unternehmen und gleichzeitig Schaffung von innovativen Arbeitsplätzen.

Weiterhin kritisch zu bemerken ist die Konzentration von großen Arzneimittelherstellern, mit Fusionen und Unternehmensübernahmen unter dem Aspekt der Wertoptimierung von Aktien (Shareholder Value) und der damit meistens einhergehenden Arbeitsplatzvernichtung. Unter dem Aspekt „lean production", nämlich Verschlankung des Unternehmens durch Konzentration von Kompetenzen auf weniger Personal und Abbau von Arbeitsplätzen, wurden in den letzten Jahren überproportionale Börsengewinne verzeichnet, die auch 1998 nicht abreißen. Solange eingesparte Arbeitsplätze durch neue Arbeitsplätze in innovativen Feldern wieder aufgefangen werden bzw. entlassenes Personal in „Spin-offs", also neuen Formen, der pharmazeutischen Industrie oder in anderen Medizinbranchen wieder angestellt wird, wäre gegen diese Form des Optimierens von Aktienwerten wenig einzuwenden. Aber häufig genug sieht es für die Arbeitnehmer anders aus.

Boomkonzepte sind gefragt

Eine Optimierung der Arbeitsplatzvermittlung in Zusammenarbeit von Industrie, regionaler Wirtschaftsförderung, Arbeitsämtern und Verbänden müßte aber realisiert werden, um den Standort Deutschland und die Wachstumsbranche Medizin und Medizintechnik richtig zum Boomen zu bringen. Nicht die Arbeitskräfte in Deutschland sind zu teuer, sondern diejenigen Unternehmer, die den Wandel der Zeit nicht erkennen und dann einfach nur behaupten, die Löhne in Deutschland seien zu hoch. Sicherlich müssen die Lohnnebenkosten gesenkt werden. Aber die Leistungsfähigkeit eines Unternehmers zeigt sich nicht im Umsatz oder der Größe des Unternehmens, sondern vor allen Dingen in dem konstanten Erfolg und in der Erhaltung und Schaffung von Arbeitsplätzen. Dies ist nur mit tatsächlich erwirtschaftetem Gewinn möglich. Hierbei muß man sich vor allen Dingen Gedanken zur Wertschöpfung machen und die Unternehmen danach ausrichten. Vergleichende Untersuchungen von der Landesinitiative „Health Care NRW", vom November 1998, zeigen auf, daß gerade die Qualifikation des Personals, Motivation und Produktivität die Schlüsselfaktoren für den Health-Care-Standort Deutschland sind, insbesondere die Qualifikation als wichtigster Faktor für den Bereich Forschung und Entwicklung und Produktivität für den Bereich Produktion. Hochgeschätzt für die Produktion im internationalen Vergleich werden ebenfalls die Nähe zum Absatzmarkt und die gute Verkehrsstruktur sowie die Vertriebsnetze in Deutschland (s. auch Abb. 18.7, 18.8).

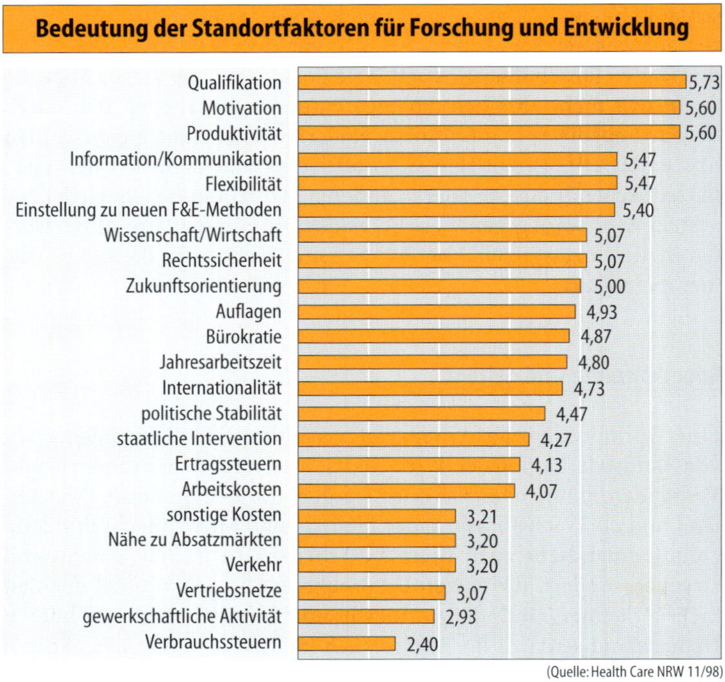

Abb. 18.7. Bedeutung der Standortfaktoren für Forschung und Entwicklung (Quelle: Health Care NRW 11/98)

Somit zeichnet sich der deutsche Standort auch für die Ansiedlung ausländischer Unternehmen aus (viele amerikanische Unternehmen produzieren bereits hier). Bei guter Wertschöpfung ist dann auch ein hoher Lohnanteil gerechtfertigt (s. auch Abb. 18.9). In einem Hochlohnland wie Deutschland, muß man kontinuierlich und gezielt die Arbeitskräfte einsetzten, das heißt, auch kontinuierliche Auslastung der Maschinen und richtige Positionierung der Mitarbeiter. Dies erfordert viel Kreativität und Zeitinvestitionen für die Mitarbeitermotivation.

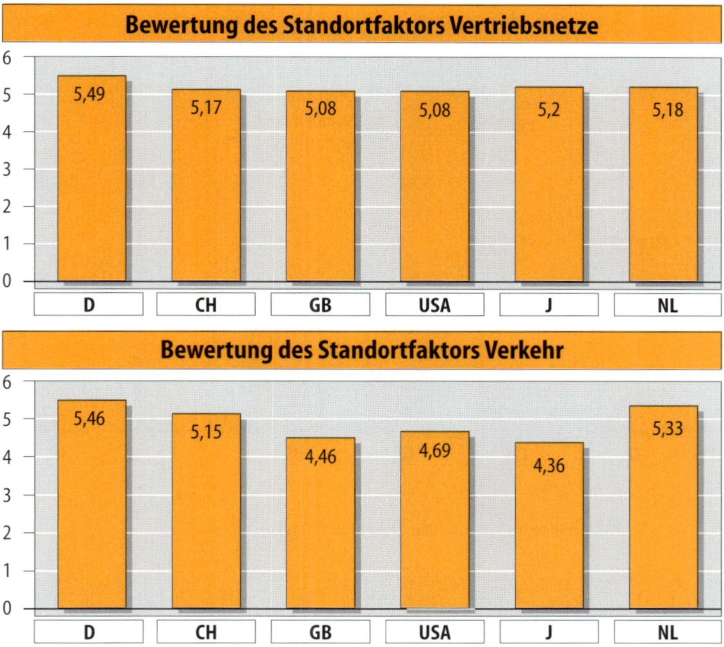

Abb. 18.8. Bewertung der Standortfaktoren Vertriebsnetze und Verkehr im internationalen Vergleich (Quelle: Health Care NRW 11/98)

Abwanderungen ins Ausland unter dem Aspekt, billiger zu produzieren, wird sich in der Regel nicht nur aus den oben genannten Gründen als Trugschluß herausstellen, da neu investiert werden muß, nicht nur in Maschinen, sondern auch in Personal, das in der gewünschten Qualifikation im allgemeinen nicht zur Verfügung steht. Dies bedeutet aber auch, daß Know-how ins Ausland transferiert werden muß über Menschen, die dann am heimischen Standort fehlen, mit den entsprechenden Folgeproblemen und neuen Investitionen. Ein weiterer negativer Aspekt ist die Unkenntnis der Infrastruktur, der kulturellen und politischen Gegebenheiten.

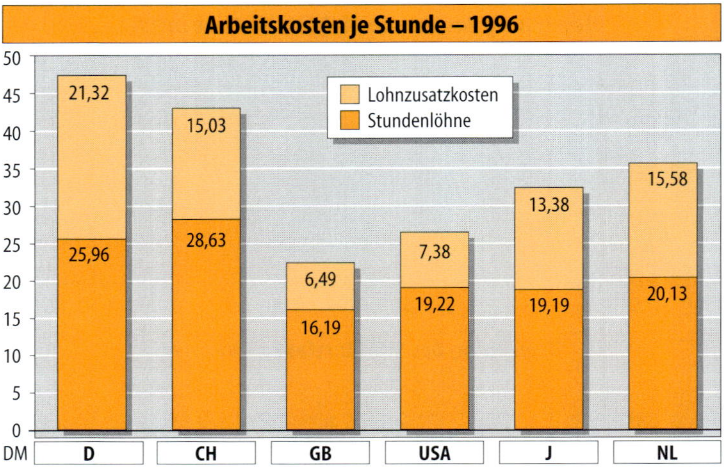

Abb. 18.9. Arbeitskosten je Stunde (1996) international

Rasante Entwicklung der Mikrostrukturtechnik

Bei Komponenten, die unter Bildsteuerung geführt oder für Systeme zur bildgebenden Kontrolle in der Zukunft genutzt werden, sind die Art des Werkstoffs, die Biokompatibilität und die Medizinproduktegesetze zu berücksichtigen. Hierbei muß man sich besonders mit dem Verhalten von Werkstoffen z.B. in Magneten, im Ultraschall oder Röntgen, aber auch mit dem Langzeitverhalten von Implantaten und Instrumenten im Spannungsfeld von Haltbarkeit, Körperverträglichkeit und allergischen/toxischen Reaktionen befassen. Wichtige Werkstoffe für den Instrumentenbau sind z. Z. antimagnetische Materialien wie Titan, Platin, Keramik und ihre Legierungen. Diese und besonders auch Werkstoffe mit superelastischen und Formgedächtniseigenschaften sind vor allen Dingen für Eingriffe in Kernspintomographen von hoher Bedeutung. Denn Materialien mit ferromagnetischen Eigenschaften, die also durch Magnete angezogen werden, können bei Behandlung einmal aufgrund der Ablenkung im Magnetfeld, aber auch durch die Störung der Bildgebung nicht benutzt werden. Weitere

Mikrotechnologien-Netzwerk NRW

Feinmechanik Feinwerktechnik	Optik	Mikroelektronik	Fuzzy-Technologie	EMV
Mechatronik	Mikrostrukturtechnik	Mikrosystemtechnik	Hybridtechnik Aufbau- und Verbindungstechnik	Plasmatechnologie Oberflächentechnologie
Analytik	integrierte Optik, Optoelektronik	Sensorik	Bilderkennung	Mikro-Medizintechnik

Abb. 18.10. Mikrotechnologie-Netzwerk NRW

wichtige Werkstoffe sind Aluminium, diverse Kunststoffe, Glas und Kohlefaser sowie Verbundwerkstoffe.

Mikrosystemnetzwerk gefordert.

Nicht übersehen werden darf ebenfalls die rasante Entwicklung der Mikrosysteme (s. auch Abb. 18.10–18.13). Sie ermöglicht erstmals die Produktion von Kleinstmaschinen und Kleinstpumpen mit „intelligenten" Sensoren, die im Nano- bis Millimeterbereich liegen. So könnten beispielsweise diese Techniken künftig bei Gefäßoperationen, Bandscheibeneingriffen oder in der Tumortherapie benötigt werden. Solche Geräte könnten unter anderem auf kleinstem Raum das mechanische Abtragen bei gleichzeitigem sensorischem Erfassen von Hindernissen bzw. lokaler Analyse von Druck, pH- oder biochemischen Reaktionen realisieren.

Lange Zeit galten die Minipumpen und -motoren als technische Spielereien. Jetzt erobern diese Winzlinge den Medizinmarkt. Zum Beispiel die „intelligente" Tablette. Sie wirkt auf Kommando und wird u. a. an der eidgenössisch-technischen Hochschule in Lausanne in der

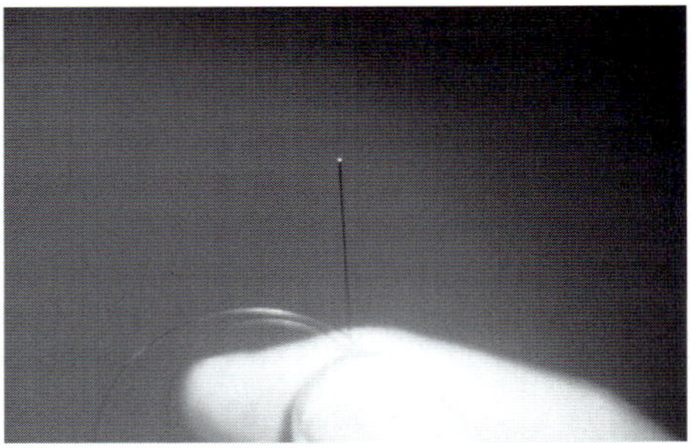

Abb. 18.11. Mikroendoskop

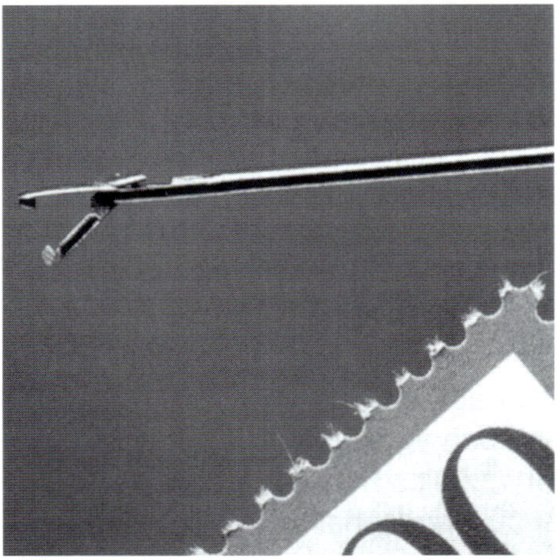

Abb. 18.12. Mikrozange (EFMT, Bochum)

Schweiz z. Z. entwickelt. Mit einem Radiosignal ist die Hightech-Pille im Verdauungskanal aufspürbar (gezielte Medikamentenabgabe wird möglich).

Oder das Mikro-U-Boot, das eine Duisburger Gruppe unter der Leitung von Dr. Götzen entwickelt hat. Eine Problematik liegt darin, daß die neuen hochkomplexen Systeme, wie die „intelligente" Tablette, präzise gesteuert werden müssen. Hierfür bieten sich hochauflösende

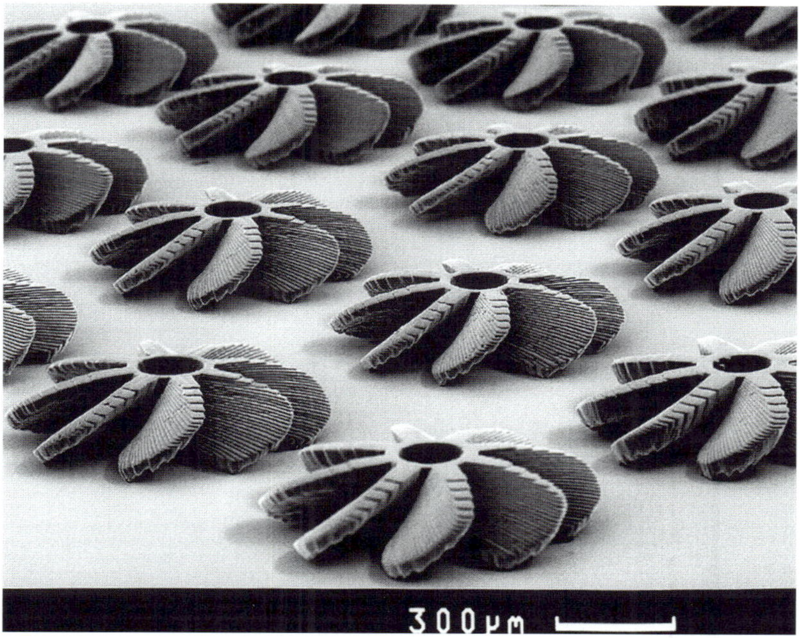

Abb. 18.13. Mikropropeller z.B. zum Antrieb von Mikromotoren, Pumpen oder zum Fräsen (Dr. Götzen, Duisburg)

Systeme an wie die Computertomographie, in Verbindung mit Steuerungselektronik in und/oder außerhalb von Instrumenten, wie z.B. dem Führen von Instrumenten oder Sondenspitzen.

Über Radiosignale oder elektrische Impulse kann die Position auf das bildgebende System übertragen werden und damit umgehend die Länge des Mikroinstruments sichtbar gemacht werden. Gleichzeitig können Funktionen, wie beispielsweise das Abgeben von Medikamenten über Funk berührungslos gesteuert werden.

Im Rahmen von Mikrostruktur- und Mikrosystemtechnik müssen aus der Medizin dringend weitere Anwendungsfelder formuliert werden. Die technischen Voraussetzungen hierzu sind vor allen Dingen in Deutschland hervorragend, es mangelt jedoch noch an vielen, klar definierten medizinischen Projekten.

Ab dem Jahr 2001 will der Dortmunder Hersteller micro PARTS mehrere Millionen Mikrodüsen als Medikamentenzerstäuber für Asthmapatienten produzieren. Für das Jahr 2002 sind durch eine Marktstudie der europäischen Kommission Umsätze von 77 Mrd. DM weltweit mit Mikrosystemen prognostiziert, die bereits heute erhältlich oder kurz vor der Markteinführung stehen. Das wirkliche Potential wird sicherlich noch unterschätzt, nicht nur konventionelle Produkte werden durch Mikrotechnik ersetzt, sondern es werden auch viele Teilkomponenten von zukünftigen Kleinstinstrumentarien, wie Katheter, und Geräten, wie Medikamentenpumpen, als Mikro- oder Nanostrukturen gefertigt.

Ein Zusammenführen von Mikrotherapie und Mikrosystemtechnik liegt auf der Hand.

Die Einbeziehung biotechnologischer Verfahren in die Entwicklung von Biohybrid-Systemen (z.B. Neuroprothesen, Implantaten, Biosensoren/Bioaktoren, bioelektronischen/piezoelektrischen Komponenten) soll zukünftig für Medizin- und Industrieanwendungen bereitgestellt werden. In diesem Rahmen ist Know-how auf dem Gebiet material- und biotechnologisch hergestellter, biokompatibler Composite-Materialien unerläßlich.

Mikroroboter aus Japan

Firmen oder Konsortien in Deutschland, die sich mit Mikrostrukturtechnik befassen, treten in direkte Konkurrenz zu Japan und den USA. Die japanische Regierung hat unter der Leitung des Ministry of Industry and Trade (MITI) Unternehmen und Hochschulprofessoren schon vor Jahren für ein ehrgeiziges Projekt begeistern können. Innerhalb von 10 Jahren sollen dort Mikroroboter entwickelt werden, die sich im menschlichen Körper bewegen können, um vor Ort mit Hilfe komplexer Technologie und Sensorik Untersuchungen, Analysen und Behandlungen von Erkrankungen vorzunehmen. Allein für diese Entwicklung eines experimentellen „Microintelligent Catheter“ wurden 300 Mio. DM vorgesehen. Über 100 Unternehmen und Forschungsinstitute hatten sich bereits 1991 beim MITI gemeldet, um an dem Projekt teilzunehmen. Zahlreiche Firmen haben den Bereich der Mikroforschung eigens deshalb ausgeweitet. Ähnlich rasante Entwicklungen sind in Amerika zu verzeichnen. Dort ist es für kleine und mittelständische Unternehmen durch sehr engagierte Fremdfinanzierung, beispielsweise durch Venture-Capital-Aktivitäten möglich, in kurzer Zeit viel Kapital für Neuentwicklungen, Produktion und Vertrieb zu akquirieren.

„Gutes Design ist Medizin"

Designentwicklung begleitend zur Produktentwicklung.

Auch Design spielt eine große Rolle im zukünftigen Medizingeschäft. Unter dem Aspekt, daß die Form oder die Farbe eines Gerätes, Instruments, eines Möbelstücks oder eines Raumes den Patienten abschrecken oder motivieren kann, bekommt die produktionsbegleitende medizinische Designentwicklung ebenfalls einen hohen Stellenwert. „Gutes Design ist Medizin", wenn es unter diesem Aspekt in die medizintechnische Entwicklung integriert ist (s. auch Abb. 18.14). Harmonische Umfeldgestaltung und bewußte Gestaltung von medizinischen Instrumentarien kann dazu beitragen, daß dem Patienten Angst vor medizinischen Eingriffen genommen wird. Unter diesem Aspekt wurde beispielsweise auch der erste offene Kernspintomograph von Prof. Dr. Leon Kaufmann aus San Francisco, entwickelt. Er realisierte einen tempelförmigen Kernspintomographen, der an

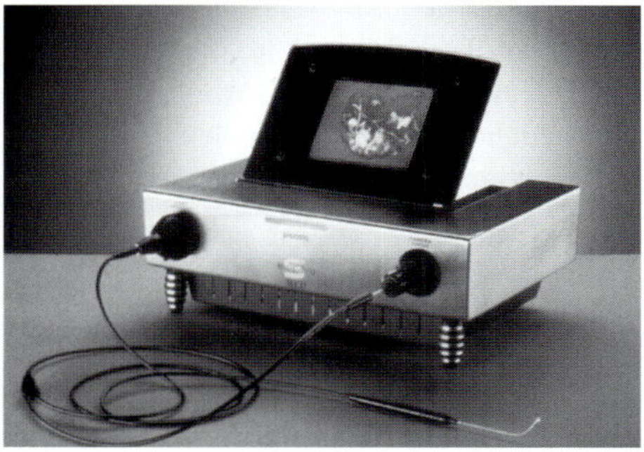

Abb. 18.14. Tragbares Endoskop (formschön und funktional)

allen 4 Seiten geöffnet werden kann und damit auch für Patienten mit Platzangst akzeptabel ist. Durch diese Entwicklung war es auch erstmals möglich, Eingriffe im offenen Kernspintomographen durchzuführen. Der erste Patienteneingriff weltweit in einem offenen Tomographen wurde 1988 von mir in diesem System realisiert. Nach heftigem Widerstand in der radiologischen Gemeinde, in der offene Systeme zunächst abgelehnt wurden, sind heute offene Kernspintomographen der Renner im medizinischen Großgeschäft. Fast jede Großgerätefirma verkauft mittlerweile offene Kernspintomographen mit viel Erfolg. Hierbei wird im Marketing an erster Stelle die Akzeptanz durch ängstliche Patienten oder Kinder, deren Eltern direkt neben dem Magneten sitzen können, hervorgehoben. Des weiteren wird auf die Behandlungsmöglichkeitenen in offenen Kernspintomographen hingewiesen.

Dringliche Änderung der Förder- und Vertriebspolitik in Deutschland

Investitionen im klassischen Bereich von F&E (Forschung & Entwicklung) sowie strategische Planung und Optimierung der Koordinierung von Forschungs- und Entwicklungsaktivitäten im Bereich Medizin und Medizintechnik in der Bundesrepublik sind dringend und baldmöglichst notwendig! Erschreckend ist, daß gemessen am Bruttoinlandsprodukt, die Ausgaben für Forschung und Entwicklung in Deutschland von 1991–1996 rückläufig sind und von 516000 Arbeitsplätzen in Hochschulen und Industrie eine Verringerung auf ca. 450000 entstanden ist (Statistisches Bundesamt 1999). In gleicher Zeit wurden in der ehemaligen DDR ein Großteil von Arbeitsplätzen in Forschung und Entwicklung vernichtet. 1997 waren in den neuen Bundesländern nur noch 27000 Personen in diesem Feld tätig, obwohl hier hohes Spezialwissen vorhanden ist.

Steuererleichterung für forschungs- und entwicklungsaktive Firmen.

Bedeutsam erscheint hierbei auch eine Änderung der öffentlichen und nichtöffentlichen Förderpraxis, die Bereitstellung von Kapital für innovative Produkte, insbesondere für junge Firmen bis hin zu Steuererleichterungen für das

F&E-Engagement. Mut zum Risiko ist von allen gefordert, nicht nur vom Unternehmer, der zunehmend jünger wird, sondern auch von der Politik, den Banken und Investoren. Kleine und mittelständische Firmen im Bereich der Medizintechnik müssen stark unterstützt werden, vor allen Dingen in den ersten 5 Jahren. Beratung und Investitionen ins Management sind gefordert. Dies gilt besonders für junge Ärzte als Jungunternehmer bzw. therapeutische Praxen. Diese sind häufig vom System allein gelassen.

Handwerk und Gesundheitstechnik: Große Zukunft

Neue Technologie – neue Produkte – neue Märkte.

Darüber hinaus sollte in Deutschland im Rahmen des Strukturwandels schnellstmöglich eine intelligente Ausnutzung von gewachsenen Strukturen realisiert werden. Im Bereich der Medizintechnik sind zusätzliche Arbeitsplätze in Forschung und Entwicklung, Produktion, Dienstleistung und medizinischer Anwendung möglich. Anstatt zuzusehen, wie beispielsweise Handwerksbetriebe vor dem Ruin stehen, ist es viel wichtiger, diesen eine neue Perspektive zu geben. „Gesundheit und Handwerk" so lautet eine Initiative, die vom Wirtschaftsministerium Nordrhein-Westfalen, der Landeshandwerkskammer, meinem Lehrstuhl und dem Entwicklungs- und Forschungszentrum für Mikrotherapie in Bochum zur Erhaltung und Schaffung neuer Arbeitsplätze initiiert wurde. Bestehendes Know-how in der technischen Fertigung für Teilkomponenten von Großgeräten, Instrumente, Feinwerktechnik, Möbelbau usw. wird aus tradierten Anwendungen in die Medizintechnik transportiert. So entstehen neue Technologien und neue Produkte für neue Märkte.

Handwerk hat ein hohes Potential in der Medizintechnik. Beispielsweise haben sich der Verbrauch und die Produktion von orthopädiemechanischen Erzeugnissen in Europa von 1990 bis heute fast verdoppelt. Insgesamt weist das Gesundheitshandwerk 18 777 Unternehmen mit 168 288 Beschäftigten auf. Der Gesamtumsatz liegt bei ca. 18,4 Mrd. DM (s. auch Tabelle 18.11).

Intelligente Produktionssysteme und Vertriebskonzepte für „on demand" und schnelle Entwicklungslinien mit hohen Qualitätsstan-

Tabelle 18.11. Ökonomische Bedeutung des Gesundheitshandwerks (Quelle: Statistisches Bundesamt)

Sparte	Anzahl		Umsatz in Mio. DM	
	Unternehmen	Beschäftigte	insgesamt	mit der GKV
Insgesamt:	18777	168288	18399	8602
– Augenoptik	7584	49175	6445	1840
– Hörgeräte-akustik	556	5794	826	531
– Orthopädie-schuhtechnik	2200	11814	1163	776
– Orthopädie-technik	1420	19853	3099	2328
– Zahntechnik	7017	81652	6865	3128

dards sichern langfristig die Zukunftschancen. Eine rasche Realisierung und Anwendung sind nur durch das Bemühen und die Offenheit aller Beteiligten möglich.

Deshalb ist für die zukünftige medizinische Produktion zu fordern, daß:

- Produkte und Herstellungsmaschinen so einfach wie möglich konzipiert sind,
- Genehmigungsbehörden wie der TÜV und ebenfalls Designer in den Gesamtprozeß von Planung, Entwicklung bis zur Produktion verantwortlich von Anfang an mit einbezogen werden,
- Produkte so schnell wie möglich durch intelligente Vertriebsstrukturen auf dem internationalen Markt verfügbar sind, nachdem sie schnell in Deutschland eingeführt und erprobt wurden,
- die Produkte, wie auch die zur Produktion benötigten Materialien, umweltgerecht und recycelbar sind.

Außerdem ist unter ökologischen Gesichtspunkten auf eine energiearme Produktion sowie einen energiearmen Betrieb zu achten.

Das Krankenhaus der Zukunft als Wirtschaftsfaktor – ein Exportschlager?

Die Entwicklung der Krankenhausmedizin ist, bezogen auf die Geschichte der Heilkunde, noch nicht sehr alt. Die Medizin entwickelte sich in allen Kulturen vorwiegend ambulant. Erst vor wenigen Jahrhunderten entstand die stationäre Behandlung und entwickelte sich aus der Gründung und dem Betreiben von Siechenheimen, in denen schwerkranke Patienten eigentlich zunächst mehr aus der Gesellschaft ausgesondert als behandelt wurden. Die Entwicklung der Medizin und damit auch der Krankenhäuser über die verschiedenen Epochen und in den verschiedenen Kulturen ist grundsätzlich nur zu verstehen, wenn man die kulturellen Gegebenheiten, die medizintheoretischen Schulen, die ideologischen Grundlagen und soziopolitischen Voraussetzungen der Gesellschaften mit den finanziellen Strukturen sowie den Leistungen der Medizin und der Medizintechnik analysiert.

Der technische Ausstattungsgrad ist enorm.

Insgesamt hat das naturwissenschaftliche Denken und Handeln auch die Therapien in den Krankenhäusern revolutioniert. Der technische Ausstattungsgrad ist heute enorm. Das Spektrum von Angebot und Nachfrage im gesamten Krankenhausbetrieb hat sich zwar ständig ausgeweitet, aber häufig genug durch strukturbedingte Fehler, aber auch durch Managementfehler zu schlechten bis mangelhaften Kosten-Nutzen-Relationen geführt. Durch ständig politisch gewollte Reformen aber kommt es heute zu deutlichem Personalabbau bei steigenden Patientenzahlen.

Zahlen, Fakten, Analysen

Im Jahr 1994 verfügte Deutschland noch über 2337 Krankenhäuser (1997: nur 2258 Häuser), davon 1997 im Westen und 340 im Osten. Von insgesamt 618176 Betten entfielen 111595 Betten auf die neuen Länder und 506581 auf die alten Bundesländer (3714 zu 17257 Intensivbetten). Im gleichen Zeitraum waren in Deutschland 267186 Ärzte beschäftigt (1997: 282737), wovon 129143 hauptamtlich in Krankenhäusern und 28697 in Forschung und Verwaltung beschäftigt waren. In freier Praxis waren 109346 tätig (s. auch Tabellen 18.12, 18.2).

Tabelle 18.12. Einrichtungen des Gesundheitswesens. (Quelle: Statistisches Bundesamt)

Gegenstand der Nachweisung Deutschland	Einheit	1993	1994	1995	1996	1997
Krankenhäuser	Anzahl	2354	2337	2325	2269	2258
– Betten	Anzahl	628658	618176	609123	593743	580425
– Stationär Behandelte	Mio.	14,38	14,62	15,0	15,23	15,51
– Verweildauer	Tage	13,2	12,7	12,1	11,4	11
– Bettenauslastung	%	82,8	82,1	81,7	80,2	80,7
– Gesamtkosten der Krankenhäuser insgesamt	Mrd. DM	92,43	96,40	101,67	97,17[b]	97,69
• je stationär behandeltem Patient[a]	DM	5883	6050	6238	6210	6139
• je Pflegetag[a]	DM	446	478	515	543	557
Vorsorge- oder Rehabilitationseinrichtungen	Anzahl	1245	1329	1373	1404	1387
– Betten	Anzahl	155631	172675	181633	189888	188869
– Behandelte	Mio.	1,63	1,76	1,89	1,91	1,57
– Verweildauer	Tage	30,9	31,2	31	30,2	27,3

[a] Bereinigte Kosten, [b] ab 1996 Netto-Gesamtkosten

1995 beschäftigten die Krankenhäuser in Deutschland mehr als 1,1 Mio. Personen, das entspricht rund 890 000 Vollzeitbeschäftigten. Zu den am stärksten besetzten Berufsgruppen gehörte das Krankenhauspflegepersonal mit 39 %, das medizinisch-technische und Funktionspersonal mit 23 %, Ärzte mit 11 % und Verwaltungskräfte mit 7 %. Die Personalintensität betrug im Mittel 1,5 Vollkräfte je Bett, sie ist für das ärztliche und pflegende Personal seit Anfang der achtziger Jahre jedoch rückläufig. Die berufliche Fluktuation ist insbesondere beim Pflegepersonal im Krankenhaus weiterhin viel zu hoch (Gesundheitsbericht 1998, S. 328).

In den Vorsorge- und Rehabilitationseinrichtungen waren im Jahr 1997 188 869 Betten in 1387 Einrichtungen vorhanden. Insgesamt waren hier 7 982 Ärzte und 97 145 Angehörige des nichtärztlichen Personals beschäftigt. Der Pflegedienst wies 21 341 Personen auf (Krankengymnasten, Masseure, Psychologen, Diätassistenten, Ergotherapeuten usw.) (Statistisches Bundesamt 1999). Von 1997 bis 1998 wurden ca. 1 000 Arztstellen, ca. 10 000 nicht ärztliche Stellen sowie ca. 1 000 Stellen beim Pflegepersonal abgebaut.

Insgesamt geben die Kassen jährlich ca. 97 Mrd. DM für die Krankenhausversorgung aus (Abb. 18.15). Im Jahr 1960 gingen 17,5 % der Leistungsabgaben in den Krankenhausbereich, 1991 hatte sich dieser Anteil auf 32,3 % fast verdoppelt. Die Pro-Kopf-Ausgaben in Westdeutschland für das Krankenhaus ergaben 1989 mit 515 DM im internationalen Vergleich deutlich weniger als in Frankreich oder Norwegen mit 815 DM oder in den USA mit 1090 DM. Vergleicht man international die Verweildauer, so sieht man, daß diese zum gleichen Zeitpunkt in den USA im Durchschnitt bei 9,2 Tagen lag, in der Bundesrepublik bei 16,2 Tagen. Vergleicht man die Pflegeleistung im internationalen Wettbewerb, so stellen wir bezüglich der Versorgung fest, daß in den USA durchschnittlich 3,2 Pflegekräfte für die Patienten vorhanden waren, in Deutschland jedoch nur 1,31 (Köck 1996).

In den USA 3,2 Pflegekräfte pro Patient und in Deutschland nur 1,3.

Die Betten in den Krankenhäusern waren 1995 zu 82,1 % ausgelastet, in den Vorsorge- und Rehabilitationseinrichtungen zu 87,4 %. Insgesamt wurden ca. 16 Mio. Patienten behandelt bei einer durchschnittlichen Verweildauer von 14,7 Tagen und einer durchschnittlichen Bettenauslastung von insgesamt 83,2 %. Der durchschnittliche allgemeine Pflegesatz betrug 1995 407,65 DM, das bedeutet eine Veränderung von 5,8 % gegenüber dem Jahr 1994. Am teuersten waren die öffentlich-rechtlichen Krankenhäuser mit einem durchschnittlichen Pflegesatz von 453,32 DM und die billigsten die privat geführten Krankenhäuser mit 333,42 DM. Augenscheinlich werden Krankenhäuser in privater Trägerschaft wesentlich effizienter geleitet als in der Regel städtische Betriebe, bei denen gelegentlich eher die Parteizugehörigkeit als kaufmännische bzw. organisatorische Kompetenz eine Rolle zu spielen scheint. Dies gilt für alle Bundesländer, wobei Hamburg mit Abstand am schlechtesten abschneidet – mit einem Pflegesatz von 649,13 DM – und Bremen mit 342,22 DM am besten, bezogen auf den durchschnittlichen allgemeinen Pflegesatz.

Qualitätssteigerung vor Kosten.

Im Jahr 1997 beliefen sich die Gesamtkosten im stationären Bereich auf 97 Mrd. DM. Hiervon waren allein 65,5 Mrd. DM Personalkosten. Für den Pflegedienst wurden hierbei 25,9 Mrd. DM und für den ärztlichen Dienst 13,8 Mrd. DM aufgewandt. Die Sachkosten im Krankenhaus lagen bei 31,3 Mrd. DM, wobei der größte Anteil auf den medizinischen Bedarf von Arznei- und Verbandmitteln sowie Labor mit 15,4 Mrd. DM entfiel. Über 4 Mrd. DM waren Instandhaltungskosten, 0,7 Mio. DM entfielen auf Ausbildungsstätten sowie 0,1 Mrd. DM auf Betriebsmittelkredite. Im Vergleich zu 1995 mit 12,1 Verweiltagen konnte die Verweildauer 1996 auf 11,4 Tage reduziert werden, bei einer Kostensteigerung von 515,20 DM aller durchschnittlichen Kosten auf 543 DM pro Tag (s. auch Abb. 18.15). Die Einsparmöglichkeiten sind ohne Arbeitsplatzverluste weitgehend ausgeschöpft.

Der akut Schwerkranke wird von unserem System „mißhandelt".

In der öffentlichen politischen Diskussion werden, bezogen auf die Krankenhäuser, hauptsächlich die Kosten kritisiert, und es wird weniger nach der Qualität der medizinischen Leistung gefragt. Unter diesem Aspekt ist verständlich, daß die Maßnahmen zur Kostenreduktion im Gesundheitswesen ständig nur von dieser Finanzperspektive aus angegangen werden. Hieran haben hauptsächlich die Politiker und Krankenkassen ein Interesse, und so diskutiert man eigentlich jeweils nur den Auslastungsgrad der belegten Betten und versucht immer weiter, die Liegezeit zu reduzieren. Das Dilemma die-

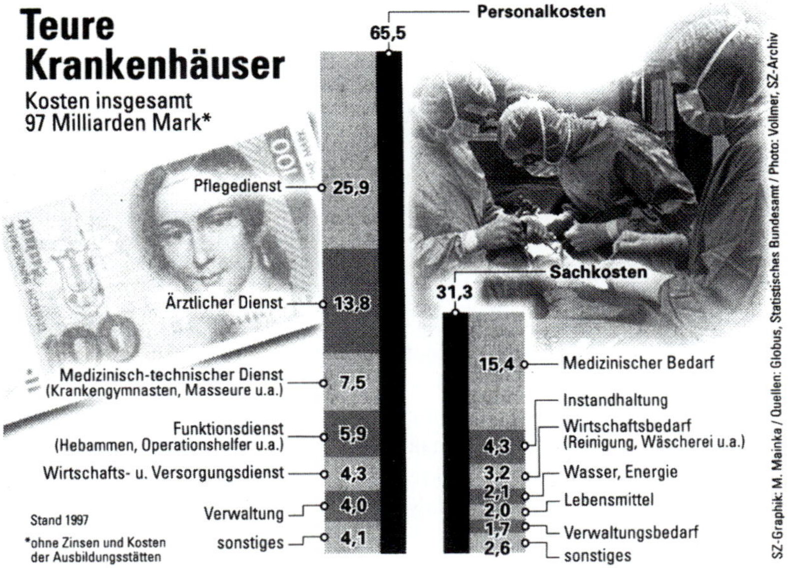

Abb. 18.15. Krankenhausausgaben 1997 (Süddeutsche Zeitung)

ses Versorgungsansatzes liegt darin begründet, daß, bei maximalem Auslastungsgrad der Betten Notfallpatienten nach Schlaganfall, Herzinfarkt, Unfall usw. aber auch Schmerzpatienten oder Krebspatienten nicht mehr kompetent behandelt werden können. Es ist leider schon tägliche Praxis geworden, daß diese Patienten häufig nicht mehr aufgenommen werden bzw. erst nach Verhandlung mit mehreren Kliniken einen Platz bekommen. Diese Zustände sind am extremsten an Wochenenden und für jeden von uns als Patient unzumutbar.

Dieser untragbare Zustand kann aber nicht dem Krankenhausmanagement angelastet werden, das sich taktisch auf das Spiel mit Bettenbelegung und Pflegesatzoptimierung konzentriert, sondern dem Gesamtsystem der medizinischen Versorgung in der Bundesrepublik.

Jo-Jo-Effekt der Kosten im Gesundheitswesen durch ständige Reformen.

Solange nicht die Qualität der medizinischen Leistung definiert und festgelegt wird, wie der Patientenfluß von Hausarzt und Facharzt ins Krankenhaus und zurück zu ambulanten Leistungserbringern zu funktionieren hat, werden wir Quartal für Quartal, Jahr für Jahr einen Jo-Jo-Effekt produzieren: Ein Auf und Ab der Kosten ohne jegliche Qualitätsoptimierung. Im Rahmen der Gesundheitsstrukturreformen wurden bisher von Regierungspolitikern innerhalb von Monaten Strukturänderungen initiiert, die kurze Zeit später wieder ad absurdum geführt werden.

Ambulantes Operieren – ein politischer Witz

Ich erinnere hierbei nur an die unsägliche Diskussion des ambulanten Operierens. Hier wurden unzählige Ärzte motiviert, sich im niedergelassenen Bereich unternehmerisch zu engagieren. Es wurde die Diskussion darum geführt, daß Hotelbetten bei erhöhtem Dienstleistungsangebot billiger seien als Krankenhäuser. Herausgekommen ist an medizinischer Qualität gar nichts, da entsprechende Vergütungen für Kollegen nicht erfolgten und zahlreiche Ärzte bzw. Arztgruppen heute vor dem Ruin stehen. Hier wurden Krankenhausleistungen gegen niedergelassene Leistungen ausgespielt, wobei nie diskutiert wurde, welche Optimierungen die Krankenhäuser vornehmen müßten, um die Qualität der operativen Leistung bzw. der Betreuung zu erhöhen und wie sich diese Konzeption im Netzwerk mit dem ambulanten Bereich darstellen könnte.

Vergleicht man die Ausstattungsstrukturen in den Krankenhäusern mit denen im niedergelassenen Bereich, so sind diese teurer aufgrund von Räumen, Personal und Technik. Auch liegen interdisziplinär gewachsene Strukturen vor, die im niedergelassenen Bereich häufig erst erarbeitet werden müssen. Dafür sind ambulante Operationen häufig im niedergelassenen Bereich schneller realisierbar und mit weniger Aufwand durchführbar – vor allen Dingen bei kleineren Eingriffen.

Das Argument, daß Hotelleistungen patientengerechter seien, stimmt allerdings nur zum Teil und ist nur dann richtig, wenn beispielsweise die Qualität des Essens, die Ausstattung der Räume und die

Freundlichkeit bzw. Kundenorientiertheit des Personals diskutiert werden. Mit der Qualität der Pflege, Fürsorge und der Qualität der medizinischen Versorgung, wie sie von einem Krankenhaus geleistet werden sollte, könnte normalerweise ein Hotel nicht mithalten.

Eine Bandscheibenoperation wird ambulant mit 722 DM und stationär mit 5.529 DM vergütet.

Hier werden fälschlicherweise Äpfel mit Birnen verglichen und politisch unzulässige Argumente vorgetragen. Natürlich kann man für 150–300 DM pro Tag im Hotel fürstlich verwöhnt werden und pro Verweiltag zwischen 50 und 350 DM einsparen. Tatsache ist jedoch, daß keine medizinischen Notfalleistungen inkl. des möglichen Intensivfalls geleistet werden können. Daher sind Kooperationen und systematische Planung bezüglich ambulanter oder stationärer Versorgung der Patienten von niedergelassenen Ärzten und Krankenhäusern notwendig sowie eine einheitliche Honorarstruktur. Nur so ist zu vermeiden, daß beide Systeme sich auf Kosten des Patienten lähmen. Hierdurch kann sichergestellt werden, daß unternehmerisch geplant und gehandelt werden kann. Politisch und unternehmerisch unklug ist es, 2 stark differenzierende Preissysteme für die gleiche Leistung zu haben, z.B. wird für eine stationäre Bandscheibenoperation 5.529 DM gezahlt und für eine ambulante 722 DM. Ein Dumpingpreis, bei dem bei weitem nicht kostendeckend und qualitativ hochwertig gearbeitet werden kann. Also sind finanzielle Mittelwege zu suchen, um die ambulante Operation zu fördern und beide Systeme in Wettbewerb zueinander zu bringen.

Das älteste Bestreben in der Medizin ist es nun mal, den Patienten so wenig wie möglich bei diagnostischen, therapeutischen und besonders bei chirurgischen Eingriffen zu beeinträchtigen. Also nimmt es nicht wunder, daß mit Hilfe von Hightech immer mehr Behandlungsverfahren minimalisiert werden: so geschehen bei der endoskopischen, interventionellen und mikrotherapeutischen Methode. Hierdurch sind zunehmend ambulante Operationen möglich, die aber unsinnigerweise kaufmännisch kaum leistbar sind, da der Erlös unter den Kosten bleibt.

Panische Angst vor Leistungsausweitung.

Die panische Angst des Systems vor der Leistungsausweitung hat auch hier wieder einmal Kapriolen geschlagen und zu

Tabelle 18.13. Ambulante Operation -- Leistungen und Ausgaben (Quelle: Statistisches Bundesamt)

Fachgebiet	Ambulante Operationen		
	Leistungen	Honorarforderung	
	in 1000	in Mio. DM	in % der Gesamthonorarforderung
Insgesamt	5537,2	592,0	1,470
– Gynäkologie, Geburtshilfe	380,4	33,7	0,084
– Augenheilkunde	692,5	156,1	0,387
– HNO-Heilkunde	891,7	58,3	0,145
– Urologie	22,96	16,4	0,041
– Chirurgie, Orthopädie	3331,5	324,0	0,804
– Strahlendiagnostik	11,5	3,5	0,009

Politischer Wille, gepaart mit Unwissen um medizinische Belange bei den Verantwortlichen sowie kaufmännische Macht der Verteiler, führt immer wieder in die Sackgasse.

Eine Wasserhahnreparatur im Haushalt kostet mehr als eine ambulante Operation.

einer medizinisch nicht vertretbaren Mehrbelastung des Patienten durch Verhinderung von ambulanten Operationen geführt!

Im Jahr 1995 wurden lediglich 0,17 % aller vertragsärztlichen Leistungen durch ambulante Chirurgie abgerechnet. Ambulante Operationen begründen 1,47 % der Gesamthonorarforderungen (über 5,5 Mrd. Operationsziffern mit einem Punktwert von 0,10 DM) (Statistisches Bundesamt 1998) (s. auch Tabelle 18.13).

Bei insgesamt 5,5 Mio. Eingriffen (592,0 Mio. DM) wurden im Schnitt 100 DM für ambulante Operationsleistungen erstattet.

Bei zusätzlichen Kosten für Miete, Personal, Ausstattung, Medikamente und Geräte ist dies ein unzumutbarer Zustand. Unternehmerisch kann der Verlust nur durch mehr Patientenbehandlungen pro Zeiteinheit aufgefangen werden. Damit drohen schlechtere Behandlungsergebnisse, Zunahme von Komplikationen, Chronifizierung, schlimmstenfalls die Wiederholung des Eingriffs oder größere Operationen.

Alte Verluste der niedergelassenen Ärzte sollten vom System kompensiert werden.

Wenn dies wirklich nicht gewollt war, müßte nun ein Vielfaches von 592 Mio. DM für ambulante Operationen zur Verfügung gestellt werden, um alte Verluste der niedergelassenen Ärzte auszugleichen und diese unzumutbaren Zustände für die Zukunft durch optimale Vernetzung und Preisgestaltung zu vermeiden.

Die Frage nach der Qualität der medizinischen Leistungen in Krankenhäusern betrifft neben der technischen und medizinischen Versorgung sicherlich auch den Dienstleistungsaspekt. Hier könnte sehr viel vom Dienstleistungssektor der Hotels, Restaurants und der Tourismusbranche gelernt werden. Vor allen Dingen private Häuser haben mit einer Umstrukturierung begonnen.

Fürsorgliche und liebevolle Medizin

Anstatt die stationäre und ambulante Medizin politisch gegeneinander auszuspielen, wie es in den letzten Jahren im Rahmen der Gesundheitsstrukturdiskussion ständig geschehen ist, sollte lieber die Diskussion um das Netzwerk der Medizin geführt werden. Nach wie vor wird, anstatt einer solidarischen Diskussion miteinander, der politische Kampf zwischen den Parteien und den betroffenen Institutionen und Berufsgruppen geführt: Dies alles auf dem Rücken der Patienten und hier vor allen Dingen auf dem Rücken der Notfallpatienten und der chronisch Kranken. Sowohl der Notfallpatient als auch derchronisch Kranke (Diabetes-, Rheuma-, Schmerz- oder Tumorpatient) bedarf häufig der Versorgung im Krankenhaus. Neben einer effektiven medizinischen Versorgung steht hier vor allen Dingen die pflegerische Versorgung im Vordergrund. Schmerzen, Angst vor dem Tod, chronisches Leiden, aber auch Überforderung der Familien bei der Versorgung, erfordern ein hochgradiges Engagement von Fürsorge im gesamten stationären Alltag. Dies wird in der Regel nie diskutiert und fällt bei der nüchternen Betrachtung von Kosten-Nutzen-Relationen und der Diskussion von Einsparungen im Gesundheitswesen nicht mehr auf. Fatalerweise wird dieses Argument auch von Krankenhausverwaltern nicht offensiv genug in die Debatte geworfen, aus Angst davor, daß Personalaufstockung im pflegerischen und ärztlichen Bereich die Folge sein müßte.

Ausgebildetes Pflegepersonal anstatt Aushilfskräfte

Die Qualität einer fürsorglichen, liebevollen Medizin, die die Ängste der Patienten gerade im Krankenhaus ernst nimmt und einen intensiven Austausch zwischen dem mehr Zeit beim Patienten verbringenden Pflegepersonal und den Ärzten abfordert, würde dazu beitragen, daß die Genesung der Patienten schneller und die Liegezeiten möglicherweise kürzer würden. Hilfe zur Selbsthilfe ist gefordert, und diese Hilfe kann nur durch hochengagiertes und qualitativ hochwertiges Personal erfolgen und nicht durch Aushilfskräfte. Engagierte Fürsorge und Zeit für den Patienten ist gefordert. Pflegepersonal und Krankenhausärzte sollten auch im Netzwerk mit den ambulant tätigen Ärzten, Therapeuten, Pflegediensteinrichtungen usw. zusammenarbeiten.

Dieser Ansatz würde die relativ starren Hierarchien in den Krankenhäusern reduzieren, wobei ein großes Hindernis neben fehlendem Personal die Arbeitszeitregelung ist. Ich plädiere nicht gegen tarifliche Regelungen, aber mir ist klar, daß mitmenschliches Engagement – vor allen Dingen im heilenden Bereich, der mehr verlangt als nur die Verabreichung eines Medikaments oder einen Eingriff vorzunehmen – weder an Wochenenden, noch an Feiertagen, noch nachts zu Ende ist und Fürsorge nicht befehlbar ist.

Nach Wilhelm Hufeland (1795) war „der Trieb, dem Leidenden zu helfen, die erste Quelle der Heilkunst … Leben für andere, nicht für sich selbst, das ist das Wesen seines Berufs. Nicht allein Ruhe, Vorteile, Bequemlichkeiten und Annehmlichkeiten des Lebens, sondern Gesundheit und Leben selbst, ja, was mehr als dies alles ist, Ehre und Ruhm muß er dem höchsten Zwecke, Rettung des Lebens und der Gesundheit anderer aufopfern."

Wenn dieser Ansatz richtig ist, so muß sich der therapeutische Beruf, sei es in der Ärzteschaft, Krankenpflege, Krankengymnastik, Massage, Ergotherapie, Kurwesen und Rehabilitation etc. von dieser Berufung tragen lassen.

Medizinisches Handeln ist kein Job, sondern eine Lebensaufgabe.

Dies spiegelt sich aber weder im berufsständischen Denken, noch in der Vergütung der Krankenkassen, noch in dem Respekt der Medien und der Politik wider. Die Debatte hierüber wird nicht geführt, und so stehen sich Berufsgruppe gegen Berufsgruppe konträr gegenüber und es werden unsägliche Diskussionen um Arbeitszeiten und Vergütungen geführt. Wenn wir unsere Kultur erhalten, bzw. weiterentwickeln wollen, brauchen wir Zeit für die Patienten, von der medizinischen Leistungserbringung über die Pflege bis zum seelsorgerischen Engagement. Jeder von uns möchte umfassend versorgt sein, und hierfür muß Geld im System zur Verfügung stehen bzw. zur Verfügung gestellt werden.

In Amerika kümmern sich auch – wie schon erwähnt – durchschnittlich 3,2 Pflegekräfte im Krankenhaus um den Kranken, und die Amerikaner finanzieren ihr Gesundheitssystem mit fast 3 Dollar pro Einwohner deutlich besser als wir Deutschen mit 1,5 Dollar.

Eine frühere Untersuchung über das Verhältnis von der Länge der Ausbildung und der Professionalität des Pflegepersonals, bezogen auf Qualität und Effizienz der Leistungen, hat gezeigt, daß nicht nur die Verweildauer im Beruf deutlich länger, sondern auch die Sterblichkeitsrate auf Intensivstationen deutlich geringer wurde (McKeown 1979). Auch schlechte Kooperation und Kommunikation von Ärzten und Pflegepersonal auf Intensivstationen führt zu doppelt so hohen Sterblichkeitsraten als auf einer Station, wo in Teamarbeit mit offener Kommunikation und flacher Hierarchie gearbeitet wird (Wennberg u. Gittelson 1982).

Wenn in der Bundesrepublik alle Beschäftigten im medizinischen Netzwerk teamorientiert arbeiten würden und ausreichendes Personal in den Leistungszentren zur Verfügung stünde, könnten tarifliche Arbeitszeiten eingehalten werden und die Patienten an jedem Tag – von montags bis sonntags – gleichwertig medizinisch und pflegerisch betreut werden.

Zur Zeit steht stationär im Bundesdurchschnitt 1 Arzt für 9 Patienten zur Verfügung. Das Problem der Mehrarbeitszeit ist nicht gelöst und deswegen die Besetzung der Nachtdienste und der Wochenenddienste nicht zu reduzieren. Der kostenneutrale Freizeitausgleich funktioniert nicht, oder die zu betreuende Station ist für die entsprechenden Stunden nicht mehr besetzt. Hierdurch entsteht erneut Mehrarbeit. Zuletzt wird auf den tariflich zustehenden Freizeitausgleich verzichtet, aber die Forderung nach mehr Patientenzuwendung bleibt bestehen. Bei gleichzeitiger Reduzierung von Assistenzarztstellen kommt man zu einer zunehmenden schizophrenen Forderung an das bestehende Krankenhaus- und Versorgungssystem.

Zeitnot führt zu falschem Handeln und Kostenexplosion

Diese schizophrene Situation führt auch zu der öffentlichen Kritik am seelenlosen Krankenhaus. Aufgrund von Übermüdung und Zeitnot werden die Gespräche im Krankenhaus zwischen Arzt und Patienten immer kürzer, technologische Diagnoseerhebungen geraten in den Vordergrund, und aufgrund der fehlenden Kommunikation zwischen Arzt und Patient, aber auch zwischen den Fachdisziplinen, häufen sich Fehldiagnosen, die auch falsche therapeutische Konzepte zur Folge haben. Dieser fatale Kreislauf führt nicht nur zu einer unzumutbaren Belastungssituation für den Patienten, sondern auch zu einer Belastung des gesamten Systems. Mehrfachuntersuchungen werden hierdurch induziert, aber auch unnötige Untersuchungen in den anderen Fachdisziplinen. Hierdurch verlängert sich der Aufenthalt der Patienten im Krankenhaus. Es kommt bei entsprechendem Kostendruck aber auch zu ungenügender Versorgung mit frühzeitigem Entlassen der Patienten aus den Krankenhäusern.

Natürlich findet dieser Prozeß auch auf umgekehrtem Wege statt. Aufgrund des erhöhten Finanzdrucks im Gesundheitswesen werden die Zeiten für das Gespräch und die umfassende Diagnostik auch in den niedergelassenen Praxen reduziert. Überfüllte Wartezimmer verhindern – hier wie in der Klinik – die notwendige Kommunikation. Unnötige oder Mehrfachuntersuchungen finden statt, und schließlich werden häufig auch Patienten ins Krankenhaus eingewiesen, die ambulant behandelbar wären oder anderswo untergebracht werden müßten, wie beispielsweise in Pflegeheimen, Rehabilitationseinrichtungen, Tagespflege usw.

Das Dilemma der modernen Medizin, – besonders durch das Gesundheitsstrukturgesetz an die maximale Grenze des Zumutbaren geführt –, ist durch Übertechnisierung, Überdiagnostik und Übermedikation geprägt und hat durch Mißverständnisse, Vorwürfe und Enttäuschungen zu maximalen Verunsicherungen geführt. Bevor wir nicht die Weichen für eine beseelte Medizin gestellt haben, ist der Weg weit, von unserem System als einem Exportschlager zu sprechen. Wir haben prinzipiell gute Voraussetzungen, unsere medizinischen Leistungen zu exportieren und auch ausländische Patienten zu versorgen. Man kann aber nichts exportieren, was nicht wirklich vorhanden ist. Hierzu sind optimierte Abläufe im gesamten medizinischen Netzwerk als auch in den einzelnen Institutionen gefordert. Definiert werden muß, wer das Management der Patientenflüsse übernimmt und wie die Angebotspalette aussieht.

Beseelte Medizin ist wieder gefordert.

Gleichzeitig sollten wir in der Lage sein, auch im Ausland entsprechende Strukturen aufzubauen. Dies reicht von Krankenhäusern bis zu medizinischen Netzwerken und Gesundheitssystemen. Bereits jetzt plant ein erfolgreicher amerikanischer Paketzusteller in Deutschland Interconti-Kliniken aufzubauen und diese weltweit zu plazieren. Wir könnten besser und schneller sein und damit viele neue Arbeitsplätze und neue Einnahmequellen garantieren.

Bevor amerikanische Unternehmen in Deutschland Klinik für Klinik aufmachen, sollten wir unser Knowhow bündeln und mit guten Marketingkonzepten auf dem internationalen Markt anbieten.

Perspektiven durch neue Operationstechnik

Weitere innovative Konzepte für neue Strukturen in den Krankenhäusern sind die Integration von Tageskliniken für leichtere Eingriffe in Kooperation mit den niedergelassenen Therapeuten sowie neue Operationstechniken. Ein Beispiel von vielen ist hierzu die moderne computergesteuerte Hüftgelenksoperation (siehe auch Kap. 19).

Rund 175 000 Hüftgelenksoperationen werden jährlich in Deutschland durchgeführt. Davon bisher allerdings nur 0,3 % mit dem ROBODOC-System. Der gesamte Implantatemarkt der Welt beläuft sich auf schätzungsweise 16 Mrd. DM (8,5 Mrd. Dollar), davon entfallen auf Gelenksimplantate 7 Mrd. DM. Der Gesamtumsatz einschließlich der Operation liegt bei ca. 40 Mrd. DM weltweit.

Roboticgestützte Navigationssysteme werden zunehmend auch in verschiedenen Organgebieten eingesetzt. Von ca. 300 000 Bypassoperationen werden ca. 3 % minimal invasiv durchgeführt, wie beispielsweise von Prof. Mohr und seinem Team an der Universität Leipzig. Geschätzte Gesamtkosten weltweit betragen ca. 60 Mrd. DM (30 Mrd. Dollar) pro Jahr. Auch in der Wirbelsäulenchirurgie, Urologie und in der Augenchirurgie, z. B. zur Mikrochirurgie an Blutgefäßen, setzt sich diese Navigationstechnik zunehmend durch.

Marketing „Med. in Germany": hohe Qualität im Netzwerk Medizin in Deutschland

Aber auch unter Marketingaspekten muß eine Optimierung mit der Erhaltung von Arbeitsplätzen im Gesundheitswesen bei gleichzeitiger Schaffung neuer Arbeitsplätze in Medizin und Medizintechnik geleistet werden. Nur wer ein eigenes funktionsfähiges System anbieten kann, auf dem Produkte – hier vor allen Dingen neue Produkte – im Markt gezielt und schnell plaziert werden können, schafft die besten Voraussetzungen für einen Vertrieb im Ausland. Dies gilt auch für neue medizinische Verfahren, wie neue Operationstechniken „made in Germany". Wenn deutsche Produkte in Deutschland eingesetzt werden, sind sie auch für jeden anderen Markt der Welt äußerst interessant. Jeder Unternehmer weiß , daß Produkte, die vor Ort nicht verkauft werden können und die damit nicht vorzeigbar sind, nie eine große Verbreitung finden werden.

Dies gilt auch für Branchen, die eigentlich nicht direkt dem Gesundheitssektor zugeordnet, aber mit diesem eng verbunden sind. Riesige Wachstumschancen haben hier Fitness- und Sportartikel, Umwelttechnik, die Ernährungsindustrie, aber auch die Baubranche in den Bereichen Architektur, Landschaftsarchitektur und Städteplanung. Ökologische Baustoffe und Pflanzen zur Umfeldgestaltung und Rekultivierung von verseuchten Gebieten sind ein weiteres Zukunftsgebiet.

Ein anderer Markt liegt im Bereich der Umwelttechnik, hier z. B. auf dem Gebiet der Sensortechnik, beispielsweise um Umweltschadstoffe zu analysieren. Auch in der Dekontamination (Entseuchung) und Sicherheitstechnik von stark belastender Industrie steckt ein großes Zukunftspotential. An dieser Stelle sei noch einmal an den wichtigen Bereich der Abschirmtechnik zur Dekontamination von Radioaktivität erinnert, wie sie beispielsweise nach der Atomkatastrophe von Tschernobyl bisher nur unzureichend genutzt wurde. Auch insgesamt werden bei Kernkraftwerken enorme Anstrengungen und Zukunftstechniken benötigt, um die Reaktoren sowie die Transportbehälter und Lagerstätten so sicher zu machen, daß die Strahlung nicht weiter über Generationen Menschenleben gefährden kann.

Med. in Germany könnte ein Selbstläufer werden.

Deutsche Konzerne verschlafen Innovationen

Wie bereits weiter oben erwähnt, ist die Telefaxtechnik ein deutsches Produkt. Der Elektrokonzern Siemens hat es erfunden, zu fast 100 % wird es von japanischen Firmen vertrieben. Eine gleiche Entwicklung ist für Kopiergeräte nachweisbar. Ist der deutsche Standort schlecht? Sind die hohen Lohnnebenkosten hieran schuld, oder gar die Zivilisationskritiker, die beispielsweise die Gentechnologie oder Atomindustrie kritisch hinterfragen?

Beleuchtet man ein anderes Beispiel, nämlich die Entwicklung in der Mikroelektronik, genauer, so wird man feststellen, daß gerade Manager aus der deutschen Großindustrie zukünftige Entwicklungen oftmals verschlafen. In der Süddeutschen Zeitung vom 14.05.1998 analysiert Christian Nürnberger in dem Artikel „Die Lizenz zum Löten. Wer hat schuld an der deutschen Misere: Womöglich die Manager?"(Nürnberger 1998), daß ausgerechnet der Chef des Computerherstellers Nixdorf, Klaus Luft, 1988 die Mikrochipentwicklung als nebensächlich ansah. Er stellte damals fest, daß Mikrochips eine Art neuer Rohstoff seien, den man nicht selbst herstellen müsse, sondern wie „Weizen oder Schweinebäuche auf dem Weltmarkt kaufen könne".

Man hätte sich nicht gigantischer irren können, denn wer keine Speicherchips bauen kann, der kann natürlich komplexere Einheiten wie Prozessoren, Motherboards, Grafikkarten, Festplatten, CD-ROM-

Nachholjagd in der Entwicklung von Mikrochips.

Laufwerke, digitale Kameras oder Displays erst recht nicht kurzfristig realisieren, sondern muß alles in Asien oder Amerika einkaufen. Arbeitsplätze und Wertschöpfungen entstehen damit in Asien und Amerika und nicht in Europa! Nicht nur in den Vorstandsetagen von Siemens und Nixdorf sind damals falsche Analysen erstellt worden, sondern auch bei AEG, Grundig, Telefunken oder AGFA, die die Japaner als „armselige Kopierer“ deklarierten und so lange nichts taten, bis Videorecorder, Fernseher, Stereoanlagen oder Kameras ausschließlich von Japan produziert und vertrieben wurden. Massenentlassungen am Standort Deutschland waren die Folge.

Analysiert man die periodischen Publikationen des Bundesministeriums für Forschung und Technologie von 1955–1995, so sieht man, daß das Wort Mikroelektronik zum ersten Mal 1977 auftaucht, 1978 gar nicht und 1979 2mal. Ab 1980 häufen sich die Nennungen, wobei die Worte Atom- und Kernenergie um ein Vielfaches häufiger zitiert wurden. Erst 1988 wachte Deutschland bezüglich der Mikroelektronik auf, setzte zu einer Aufholjagd an, und teure japanische Patente und Lizenzen wurden erworben. Spitzenpositionen im Bereich Speicherchips oder Mikroprozessoren haben wir trotzdem bis heute nicht erlangen können. Zuviel Zeit wurde im Vorfeld vertan.

Diese Analyse ist wichtig, damit wir in Zukunft aus den Fehlern lernen und speziell für den Zukunftsfaktor „Gesundheit“ am Standort Deutschland nicht die gleichen Fehler wie bisher machen. An der unsäglichen Misere „made in Germany“ sind nicht der Angestellte oder Arbeiter in den Betrieben schuld, sondern eindeutige Fehlentscheidungen in Management und Politik. Bezogen auf die vielfältigen revolutionären Entwicklungen in der Medizin am Standort Deutschland, haben Unkenntnis, industrielle und politische Fehlentscheidungen sowie hierarchische Machtstrukturen bisher verhindert, daß die innovativsten und stückzahlstärksten Produkte, wie Endoskope, Ballonkatheter, Hüftprothesen etc. zu Massenherstellungen in Deutschland führen konnten.

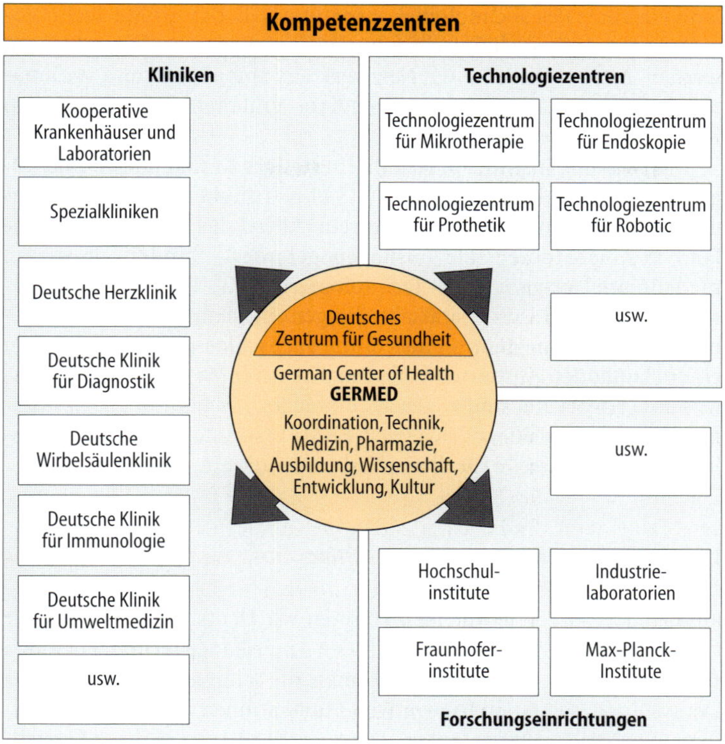

Abb. 18.16. Koordination Medizin-/Biotechnischer Forschung und Entwicklung und Aufbau von deutschen Leistungs- und Kompetenzzentren durch ein Zentrum für Gesundheit: GERMED

Nationales Zentrum für innovative Medizin und Medizintechnik: GERMED wird gefordert

Hier muß schnellstens reagiert werden. Man sollte sich ein Vorbild nehmen am MITI Japans und am NIH (National Institute of Health) in Amerika, deren Konzepte speziell auf unsere Verhältnisse anpassen und vergleichbare Institutionen einrichten. Hierbei sollte in Deutsch-

Koordination von medizin- und biotechnischer Entwicklung und neuen medizinischen Verfahren ist gefordert.

land ein zentrales Technologiekonsortium, z. B. das größte Technologiezentrum, mit medizinischen Institutionen zusammengeschlossen werden. Außerdem sollte ein Netzwerk aus ambulanter und stationärer Hochleistungsmedizin sowie medizin- und thematisch focussierte Kompetenzzentren entstehen.

Das National Institute of Health, ein riesiger Krankenhaus- und Organisationskomplex in Maryland (USA), das direkt der Regierung unterstellt ist, könnte Vorbild hierzu sein. Allerdings sind für Deutschland flexiblere dezentrale Lösungen gefordert. Bundesweit sollten medizinisch ausgerichtete Technologiezentren, Fraunhofer-Gesellschaften etc. und Universitätsabteilungen mit definierten Spezialthemen an eine solche Zentraleinrichtung angeschlossen sein und sich in einem laufenden Austausch befinden. Kreativer Wettbewerb und umfassende Förderung sind angesagt. Ein deutsches Institut für Gesundheit (German Institute of Health): GERMED könnte hierbei als zentrale Koordinationsstelle für dieses Verbundnetzwerk wirken.

Lernen von Amerika

**In den USA:
5 Mrd. Dollar in Wissenschaftsstiftung.**

Weiterhin könnten wir Deutschen auch von der Förderpolitik der Amerikaner lernen. Personen oder Institutionen, die mit neuen Erkenntnissen in innovativen Publikationen hervortreten, werden umgehend weiter gefördert. Diese werden häufig in ihren Einrichtungen mit Fremdkapital ausgestattet bzw. es werden auf kürzerem Wege mit Investoren oder Banken Firmen gegründet, die die wissenschaftlichen Erkenntnisse möglichst schnell in Produkte umsetzen sollen. Hieran sind die Wissenschaftler meistens selbst beteiligt. Groß angelegte Förderprogramme, wie das der regierungsnahen National Science Foundation in Washington (Stiftungsvolumen schätzungsweise 5 Mrd. Dollar), stellen riesige Etats bereit, um ausschließlich amerikanische Wissenschaftler schnell in innovativen Feldern zu fördern. Ein extrem agiles Managementsystem mit hoch differenzierten Personen untersucht nonstop den wissenschaftlichen Weltmarkt, um neue Themen für neue Produkte auszumachen. Mein Freund Gilbert Devey aus Washington, ein 78 Jahre alter Mann, war jahrzehntelang „Mister Biomedical Technique" in Amerika als einer der Köpfe der National

Science Foundation. Er hat noch heute wesentlichen Einfluß in der amerikanischen Medizin und Medizintechnik. Von ihm habe ich viel lernen können.

Neuentwicklungen aus Deutschland werden durch das Ausland vermarktet

Viele Neuentwicklungen in der minimal invasiven Therapie, z. B. die Endoskopie, die Ballondilatation oder die Mikrotherapie, kommen aus Deutschland. Sie sind verbunden mit Namen wie dem des Nobelpreisträgers Forßmann, Grüntzig, Semm, Bueß, Erbel und anderen Pionieren, die teilweise unter großen strukturellen Schwierigkeiten und Problemen Enormes geleistet haben und teilweise noch leisten. Deutschland ist jedoch nicht in der Lage, diese Innovationen kurz- oder mittelfristig in medizinische Konzepte zu integrieren oder zu vermarkten. So werden neue Technologien ins Ausland verkauft, um sie dann teuer wieder einzuführen. Wie oben dargestellt, dominiert heute die japanische Firma Olympus den weltweiten Endoskopiemarkt zu ca. 80 Prozent, mit einem mehrere Milliarden DM umfassenden Umsatz, obwohl diese Technologie in deutschen Laboratorien entstanden ist (Grönemeyer 1998).

Reimport von deutschen Entwicklungen: ein Skandal.

Eklatante Fehler bei der Marktanalyse, beim Marketing und beim Vertrieb haben in diesem Fall, der beispielhaft steht für andere, die deutsche Wirtschaft Investitionen und Arbeitsplätze, deutsche Unternehmen potentiell hohe Gewinne, den Staat mögliche Steuereinnahmen und die Wissenschaft Forschungs- und Hochschulförderungen gekostet. Und dies nicht nur einmalig, sondern über mehrere Produktgenerationen hinweg (Grönemeyer 1997).

Stärkung der eigenen Potentiale

Hieraus ist zu folgern, daß Deutschland, bezogen auf den Vertrieb von Zukunftstechnologien, noch viel zu lernen hat. Schnellste Änderungen sind notwendig. Die Verlagerung von Produktionsstätten ins Ausland, um billigere Arbeitsplätze auszunutzen, wird die Misere des „made in Germany“ nicht stoppen, im Gegenteil. Mein Plädoyer ist deshalb eine umfassende Stärkung der eigenen Potentiale in Handwerk, Technik, Industrie und Hochschulen im Bereich der Medizintechnik und Medizin, unter Ausnutzung der uns eigenen Kreativität. Wir benötigen dringend eine MITI-ähnliche Institution sowie visionäre und mutige Manager und Vertriebsleute mit neuen Konzepten für Produkte „Med. in Germany“ (siehe S. 297 GERMED).

Kooperation von Hochschulen und Industrie in den USA: Was können wir lernen?

Kalifornien: Lebensfreude und Arbeitswille.

Kooperationen von Hochschulen und Industrie sind in den USA vorbildlich. Ein Beispiel von extremer Effizienz ist in Kalifornien zu finden. Seit 1988 bin ich mehrmals im Jahr zu Forschungsaufenthalten an der University of California in San Francisco gewesen und habe viele persönliche und wissenschaftliche Freundschaften geschlossen. Manches im Lebens- und Arbeitsstil sowie der Arbeitsorganisation ist anders, vieles erscheint ähnlich. Nur der Enthusiasmus, die Lebensfreude und der ausgeprägte Wille zum Erfolg sind vorbildlich und unterscheiden sich vollständig von unserem Land. Die Mentalität der Menschen zwischen San Francisco, Los Angeles und San Diego ist beeindruckend: eine engagierte multikulturelle Gesellschaft, deren wirtschaftliche Köpfe und Intelligenz stark geprägt ist von Asiaten, Indern, Europäern und „Hispaniels“ – so nennt man die von Spaniern abstammenden Südamerikaner in den USA. Beeindruckend auch das Silicon Valley, das südlich von San Francisco beginnt und an der privaten Universität Stanford seinen Ursprung hat.

Von der Garage zum Großbetrieb – Kreativität und Venture Capital in den USA machen's möglich

Viel könnten wir aus der Geschichte und Konzeption dieser Universität und der Hightech-Firmen, die aus dieser Universität hervorgegangen sind, für die Forschungsorganisation und -finanzierung sowie für die effektive Kooperation zwischen Hochschulen und Industrie in Deutschland lernen; besonders auch, wie Firmengründungen unterstützt werden und wie aus innovativen Ideen kleine und mittlere Betriebe groß werden können. Zu diesem Thema hat Prof. Dr. Hans N. Weller von der Europa-Universität Vladrina aus Frankfurt a. d. Oder am 23.4.1998 in Potsdam einen eindrucksvollen Vortrag gehalten, der im folgenden skizzenhaft mit eigenen Kommentaren wiedergegeben ist (Weller 1998):

In einer Region mit 2 Mio. Einwohnern existieren heute im Silicon Valley ca. 6000 Hightech-Firmen wie Hewlett Packard, Netscape, Intel, Yahoo oder Sun mit einem Jahresumsatz von ca. 364 Mrd. DM (ca. 200 Mrd. Dollar) und einem erwirtschafteten Bruttoinlandsprodukt von etwa 118 Mrd. DM (ca. 65 Mrd. Dollar). Nur 1% der amerikanischen Bevölkerung lebt im Silicon Valley. Hier finden sich 11% aller amerikanischen Hightech-Arbeitsplätze mit einem Zuwachs von 50 000 neuen Arbeitsplätzen im Jahr 1996. Pro Person liegt der Durchschnittsverdienst bei etwa 78 300 DM (43 000 Dollar): Das bedeutet einen Anstieg um 5% von 1995–1996. Im Vergleich dazu liegt der Gesamtdurchschnittsverdienst in den USA bei 28 000 Dollar.

Fast 1 Billion DM (450 Mrd. Dollar) ist der Marktwert aller an der Börse gehandelten Unternehmen im Silicon Valley. Dies entspricht in etwa dem gesamten französischen Aktienmarkt. Allein die Firma Intel erzielte 1996 eine Kapitalisierung an der Börse von ca. 211 Mrd. DM (116 Mrd. Dollar). Dies ist mehr als Chrysler, Ford und General Motors, also die „Big Players" der amerikanischen Automobilindustrie, realisieren konnten, wobei anzumerken ist, daß die Automobilindustrie einen 20mal so hohen Umsatz und soviel Beschäftigte wie Intel hat.

Silicon Valley ist ein Paradebeispiel für die erfolgreiche Kooperation von Wissenschaft und Industrie. Wir können viel daraus lernen und sollten hier zumindest die Prinzipien aus diesem Beispiel ableiten und für uns weiterentwickeln.

Statt Neid – kreativer Wettstreit in Deutschland

Hochachtung vor dem Erfolg in USA.

Der hohe wirtschaftliche Erfolg Amerikas und besonders des Silicon Valley hat mehrere entscheidende Gründe. Der erste wesentliche

Grund, ist die amerikanische Mentalität, nämlich, unbedingt Gewinne erzielen zu wollen bzw. maximalen Erfolg zu realisieren. Kooperation und Kompetition, also zusammenarbeiten und wettstreiten, das ist eine Devise, die wir erst erlernen müssen. Bei uns ist der Neid ausgeprägter als die Anerkennung für die Leistung der anderen. Von daher sind wir in der Regel nicht in der Lage, mit einem erfolgreichen Menschen, einer erfolgreichen Institution oder Firma unbedingt zusammenzuarbeiten; im Gegenteil, hier wird häufig versucht, den Erfolg zu mindern bzw. erfolgreiche Personen zu diskreditieren. In Amerika ist das anders. Hier ist der erfolgreiche Mensch Vorbild, und man möchte so schnell wie möglich Gleiches leisten bzw. möglichst schnell noch weiter kommen. Man könnte dieses Verhalten auch mit „solidarischer Konkurrenz" bezeichnen, und hierfür wird alles in Kauf genommen. Maximale Arbeitszeit, genauso wie häufig genug auch schlechte Bezahlung, wobei ein hohes Interesse besteht, baldmöglichst Gesellschaftsanteile einer Firma zu zeichnen bzw. Provisionen zu verdienen.

Der zweite wesentliche Aspekt ist die Netzwerkfähigkeit. Auch hier wird unter dem Aspekt der Kooperation versucht, frühzeitig möglichst viel Know-how für ein Produkt bzw. eine Produktlinie zu binden. Man glaubt an die Vielfalt. Hierbei wird nicht nur aus einem zentralen Produkt, wie dem elektronischen Chip, eine Vielzahl von Anwendungsmöglichkeiten definiert, um hieraus Firmen der unterschiedlichsten Art zu realisieren, sondern es entstehen auch Institutionen oder Firmen in unendlicher Vielfalt von Größe und Struktur. Unter dem Motto „Wenn der eine es nicht schafft, schafft es der andere" wird hierbei gearbeitet. Wobei der Austausch von Ideen und Erfahrung dazu genutzt wird, eher erfolgreich zu sein als der andere. Jeder kann mitmachen und jeder, der sich engagiert, ist erwünscht.

Asiatischen Einwanderern gehören 2000 Firmen.

Der Erfolg vieler Firmen geht auf das Engagement von Personen aus vielen verschiedenen Kulturkreisen zurück. Die multikulturelle Gesellschaft Amerikas ermöglicht hier einen gigantischen Erfolg. Viele Firmengründer kommen aus dem Ausland, 1/3 aller Ingenieure sind im Ausland geboren. Aus Indien kommen jährlich ca. 15000 Softwareingenieure. Bald 2000 Firmen gehören Besitzern, die aus Asien eingewandert sind. Hier wird deutlich, welcher Segen einem Land entstehen kann, wenn man sich für andere Kulturen öffnet und die multikulturelle Gesellschaft realisieren läßt. Dies ist allein aus mathematischen Gründen vernünftig, denn kein Land der Erde, außer Indien und China, die fast 2/5 der Erdbevölkerung repräsentieren, kann so viele hochkarätige menschliche Leistungen oder auch Genies erzeugen.

Auch der fruchtbare Wettstreit zwischen privaten und staatlichen Universitäten hinsichtlich Einfallsreichtums und Know-how-Schaffung hat zu enormen Entwicklungssprüngen geführt und die Unterschiede zwischen beiden Systemen zunehmend relativiert.

Durch Patenteinkünfte 4 Mio. DM für Universität.

Ausgehend von der privaten Universität Stanford konnte der Siegeszug der fruchtbaren Kooperation zwischen Wissenschaft und Industrie entstehen. Hier begann es mit den beiden Studenten Hewlett und Packard, die ihr an der Hochschule erworbenes Wissen in einer Garage weiterentwickelt haben, und dies mit wenig Geld, das ihnen von einem Professor geliehen wurde. Aus dieser Idee heraus entwickelten sich die universitätsnahen Laboratorien, die am Anfang unentgeltlich für weitere Forschungsarbeit zur Verfügung gestellt wurden. Amerikanisches Prinzip ist und war es, daß der Finanzgeber bzw. die Institution, die strukturell hilft, am zukünftigen Erfolg mit beteiligt wird. So verlangte die Universität von Anfang an für die Bereitstellung der Labors bzw. für zur Verfügung gestellte Forschungsgelder einen Rückfluß aus den Einkünften von Patenten oder wirtschaftlichen Erfolgen von Firmengründungen. Allein aus den Patenteinkünften konnte die Universität Stanford 30 Jahre lang rund 4 Mio. DM verdienen.

Effizienter Know-how-Austausch zwischen Hochschulen und Industrie

Berufsbegleitend: Doktortitel.

Aus den Hochschulen Kaliforniens sind viele erfolgreiche Unternehmer aufgrund dieses Prinzips erwachsen. Aber das Prinzip geht noch weiter, da die Firmen auch wiederum konsequent den Universitäten verbunden sind und sich hier weiterhin engagieren, sei es durch finanzielle Unterstützung wie beispielsweise von Stiftungslehrstühlen oder aber auch persönlich, indem Firmenmitarbeiter Lehrverpflichtungen bzw. zeitlich begrenzte Professuren übernehmen. Also ein dynamisches Wechselspiel des ideellen Austauschs von Know-how zwischen Universitäten und Unternehmen. Diese integrative wechselseitige Unterstützung wird noch weiter stabilisiert durch Programme zur wissenschaftlichen Weiterbildung von technologischen und unternehmerischen Führungskräften. Hierbei können berufsbegleitend weiterführende akademische Grade an den kalifornischen Hochschulen erworben werden.

Die Kooperation zwischen Industrie und Wissenschaft geht teilweise so weit, daß die Universitäten hochqualifiziertes Personal den Firmen unentgeltlich zur Verfügung stellen und dafür mit Mitteln zur Ausstattung und Modernisierung von Instituten gesponsert werden. Also alles in allem ein sehr durchlässiges System, das auf den unbedingten wissenschaftlichen und wirtschaftlichen Erfolg ausgerichtet ist. Hieraus ist auch zu erklären, daß wissenschaftliche Innovationen sofort auf industrielle Umsetzung untersucht werden und schon kleinste wissenschaftliche Erfolge dazu führen, daß Institute mit Kapital für weitere Forschung ausgestattet werden und aus den Basiserkenntnissen heraus sofort versucht wird, industrielle Erfolge zu erzielen und Firmen zu gründen.

Venture Capital für den Erfolg in der BRD

Der rasante wissenschaftliche und wirtschaftliche Erfolg des Silicon Valley hätte jedoch nicht in diesem Ausmaß realisiert werden können, wenn nicht große Finanzvolumina zur Verfügung stehen würden.

Von 10 Investitionen 2 Börsen-Highflyer: z. B. Yahoo.

Vom in der Welt verfügbaren Venture Capital kommt 1/6 aus Kalifornien und wird im wesentlichen im Silicon Valley investiert, allein in den letzten 4 Jahren ca. 10 Mrd. DM (5,5 Mrd. Dollar). „Wer nichts wagt, der nichts gewinnt“, unter diesem Motto wird in innovative Firmen und vor allen Dingen ins Management investiert. Beim 2-6-2-Prinzip wird davon ausgegangen, daß von 10 Investitionen insgesamt 2 Konkurse, 6 normale Firmen und 2 „Superrenner“ an der Börse realisiert werden. Nichts brauchte Deutschland mehr, als gleiche

Risikobereitschaft von Firmen und Banken, um die Kreativität und Leistungsfähigkeit von deutschen kleinen und mittleren Unternehmen zu unterstützen und konkurrenzfähige Produkte schnellstens zu ermöglichen.

Bezogen auf das Gesundheitssystem ist zu wünschen, daß diese Investitionen nicht nur in technische oder pharmazeutische Produkte, sondern auch in Hochschulen, Krankenhäuser, Rehabilitations- oder Kurkliniken und andere medizinische Leistungserbringer sowie die Touristikbranche zur Vermarktung des medizinischen Know-hows im Ausland, schnellstmöglich erfolgen. Hierbei sollten auch einzelne herausragende Persönlichkeiten aus Medizin, Naturwissenschaft und Technik maximal gefördert werden.

Devise: 20 % aller Berufstätigen für das Gesundheitswesen

Verdopplung der Anzahl der bereits im Gesundheitswesen Beschäftigten in den nächsten 10 Jahren.

„Verdopplung der Anzahl der bereits im Gesundheitswesen Beschäftigten in den nächsten 10 Jahren." Dies müßte die Devise in Deutschland sein und das Netzwerk Medizin und Medizintechnik unter dieser Prämisse sofort aktiv von Industrie, Politik, Krankenkassen und Verbänden unterstützt werden. Dies erfordert aber auch eine genaue Untersuchung von zukünftigen medizinischen Verfahren und Medizinmärkten. Zukunftsträchtige Forschungsfelder müßten unter dieser Prämisse entdeckt und maximal – von einer Zentralinstitution GERMED – gefördert werden. Beleuchtet man die zukünftigen Forschungs- und Entwicklungsfelder der Medizintechnik für die Medizin und spezielle für die Chirurgie und Mikrotherapie sowie die daraus abgeleiteten Märkte, so bekommen folgende Bereiche in Zukunft eine hohe Bedeutung:

- Werkstoffkunde für Instrumente, Katheter, Führungsdrähte, Prothesen, Nahtmaterial usw.,
- Gerätebau für hybride Systemintegration, Modulbauweise und Größenreduzierung,

- Mechatronik im Instrumenten- und Gerätebau (Sportmedizin, Fitneß, Rehabilitation usw.),
- Mikrostruktur- und Mikrosystemtechnik für komplexe Komponenten sowie Analyse- und Behandlungswerkzeuge,
- Optik- und Lasertechnik für Endoskopie, Bild- und Energieübertragung, Analytik und Monitoring,
- Sensortechnik für Implantate (z. B. Hör-/Sehhilfen), Analyseverfahren, Steuerungstechnik und Umwelttechnik,
- Hard- und Softwareentwicklung für Bildgebung, Netzwerktechnologie, Steuerungstechnik, Instrumenten- und Gerätebau, Schulung und „virtual reality“,
- Telemedizin, Telematik, Datentransfer (Bild, Text, Ton, EKG, EEG etc.), Videokonferenzen, Telepräsenz, Teletraining, Hard- und Softwareprodukte, Netzwerk und Archivierung,
- Pharmazeutik für lokal wirksame Medikamente sowie Immuntherapie und Fitnessnahrung,
- medizinisches Design für patienten- und anwenderfreundliche Möbel- und Gerätegestaltung.

Kristallisationskern für die Zukunft der Medizintechnik ist z. Z. allerdings die Weiterentwicklung von bildgesteuerten Operations- und pharmakologischen Therapieverfahren in Zukunftsoperationsräumen. Somit bietet es sich an, in Deutschland große Forschungs- und Entwicklungskonzentration in diesem Bereich zu schaffen, zumal wesentliche Innovationen im letzten Jahrhundert – und gerade auch heute noch – aus Deutschland kommen. Hierbei müßte neben der Integration von verschiedenen Groß- und Kleinsystemen im Sinne von Makrosystemtechnik, z. B. in der Bildgebung (hybride Integration von CT, Endoskopie, Ultraschall usw.), ein Schwergewicht auf die Instrumentenentwicklung mit neuen Materialien und/oder komplexer Einbindung von Elektronik, Sensorik bzw. Mirkostrukturtechnik gelegt werden.

Fazit

- Das Gesundheitswesen ist die Boombranche der Zukunft.
- Die Gesundheitsbranche ist die beschäftigungsstärkste Branche überhaupt.
- Von den Erwerbstätigen bundesweit sind heute ca. 12% im Gesundheitswesen beschäftigt (ca. 4,2 Mio.).
- Zukünftige Arbeitsplatzpolitik muß Medizin und Medizintechnik als 2 Seiten einer Medaille gemeinsam im Auge haben.
- Vorrangiges Ziel: Kosten- und Qualitätsoptimierung auf der einen Seite sowie Erschließung neuer Märkte für medizinische Versorgung und Medical-Produkte auf der anderen.
- Ziel: Umsatzverdoppelung im In- und Ausland in den nächsten 10 Jahren.
- Produkte, die im Inland nicht eingesetzt werden, können im Ausland schlecht bis gar nicht vermarktet werden.
- Optimierung der Kooperationen von ambulanter und stationärer Versorgung.
- Optimierung der Krankenhausversorgung.
- Stärkung des ambulanten Operierens.
- Abrechnungsziffern für ambulante und stationäre Versorgung müssen angeglichen werden, um Wettbewerb und Qualität zu erhöhen.
- Neue Perspektive für das Gesundheitshandwerk durch NRW-Initiative „Gesundheit und Handwerk".
- Statt Schließung von Handwerksbetrieben öffentlich geförderte Analyse des Betriebs-Know-hows für neue Felder im medizintechnischen Bereich.
- Schaffung neuer medizinorientierter Handwerksberufe.
- Der Standort Deutschland ist viel besser als in der öffentlichen Meinung dargestellt.
- Er zeichnet sich aus durch hohe Qualitäten der Arbeitsplätze, gute Verkehrsinfrastruktur und Vertriebswege, daher produzieren zunehmend amerikanische Unternehmen in Deutschland.
- Medizintechnik ist Schlüsseltechnik für neue Arbeitsplätze und neue Märkte.
- Deutsche Unternehmen verschlafen häufig Innovationen.
- Lernen von Amerika, speziell vom Silicon Valley, ist angesagt.

Forderungen

- Oberstes Ziel: 20% aller Beschäftigten Deutschlands in 10 Jahren im Gesundheitswesen.
- Hierzu: Schaffung eines nationalen Zentrums für innovative Medizin und Medizin- und Biotechnik: GERMED.
- Maximale Förderung im Bereich innovativer medizinischer Verfahren in Operationstechnik, Bildgebung, Immunologie, Umweltmedizin, Prävention, Rehabilitation und Fitness.
- Maximale Förderung der Forschung und Entwicklung im Bereich der Medizin und Biotechnik, die mit diesen Gebieten zusammenhängen.
- Änderung der Steuergesetze für Firmen, die im Bereich Forschung und Entwicklung investieren.
- Bundesinitiative „Handwerk für das Gesundheitswesen".
- Marketing Offensive „Med. in Germany", um medizinische Produkte im In- und Ausland zu vermarkten.
- Koordinierung einer europäischen Plattform „Future Medicine", um europäische Medizin und Medizintechnik gegenüber den USA und Japan stark zu machen.
- Vernetzung der ambulanten und stationären Versorgung mit Förderung von ambulanten Operationseinheiten als selbständige oder kooperative Einheiten mit den Krankenhäusern.
- Angleichung der Preise für ambulantes und stationäres Operieren.

Literatur

Bayern Innovativ (1999) Presseerklärung 30.09.99, Ingolstadt
Fiedler E (1997) Der Beitrag des Gesundheitswesens zur Wohlfahrt der Gesellschaft. In: Ministerium für Arbeit, Gesundheit und Soziales (Hrsg) Standortfaktor Gesundheit. Düsseldorf, S 201–230
Gesundheitsbericht für Deutschland (1998)
Grönemeyer DHW (1997) Mikro-Therapie und High-Tech für eine sanfte und ökologische Medizin. Das Krankenhaus 6: 326–334
Grönemeyer DHW (1998) Humanität, Ökologie und Medizin. München
Health Care NRW (1997)
Hufeland CW (1795)
Köck C (1996) Das Gesundheitssystem in der Krise: Herausforderung zum Wandel für System und Organisation. In: Wagner PH, Köck C (Hrsg) Management in Gesundheitsorganisationen. Ueberreuter, Wien, S 17–72
McKeown T (1979) The role of medicine. Princeton NJ
Nürnberger C (1998) Die Lizenz zum Löten. Wer hat schuld an der deutschen Misere: Womöglich die Manager? Süddeutsche Zeitung, 14.05.1998
OECD (1998)
Statistisches Bundesamt (1998) Gesundheitsbericht für Deutschland, Metzler-Poeschel, Stuttgart
Statistisches Bundesamt (1999) Internetrecherche
Weller HN (1998) Hochschulen und Industrie in den USA – Lehren aus Silicon Valley. Vortrag vor dem Kolloquium „Wissenschaft und Wirtschaft" der Brandenburgischen Landesrektorenkonferenz, der Vereinigung der Unternehmensverbände in Berlin und Brandenburg und der Industrie- und Handelskammer Potsdam
Welt am Sonntag (1996) 11, S. 5
Wennberg JE, Gittelson A (1982) Variations in medical care among small areas. Scientific American 4: 120–134
Wieselhuber & Partner, Roland Berger & Partner, Fraunhofer Management GmbH (1997) im Auftrag des Bayerischen Staatsministeriums für Wirtschaft, Verkehr und Technologie, Studie zur Medizintechnik in Bayern
ZVEI (1998) Produktionsbericht

Instrumentensteuerungen mit Präzisionen von 0,05 mm sind schon heute möglich.

Zum Thema
Werden zukünftig Roboter im Operationssaal agieren und der Arzt sitzt am Schreibtisch nebenan? Eine Vision, die immer wieder durch die Medizin und die Medien geistert. Mit mir sind führende Operateure weltweit der Meinung, daß Roboter nie den Arzt vom Operationstisch verdrängen werden. Roboterarme sind allerdings ein sehr gutes Unterstützungs- und Steuerungshilfsmittel, besonders im Ausführen von feinsten Bewegungen. Präzisionen von 0,05 mm sind schon heute möglich.

Planung, Simulation, Navigation – aber kein Ersatz für Chirurgen

Bisher gibt es 2 Anwendungen für roboterunterstützte Chirurgie. Das erste Projekt war das „Minerva-Projekt" an der eidgenössischen Hochschule Lausanne in der Schweiz. Hierbei handelte es sich um ein stereotaktisches Robotersystem für Gehirnoperationen. Der Chirurg bestimmt am Bildschirm eines Röntgen-Computertomographen vor dem Eingriff den Zielpunkt für seinen Eingriff, z. B. einen Bluterguß oder einen Tumor. Danach bereitet er das OP-Gebiet vor. Automatisch und präzise durchbohrt der Roboter dann die Schädeldecke und plaziert seine feinen Sonden im Ziel. Der Operateur hat vorher das Zielgebiet genau definiert, ausgemessen und mit den Daten den Computer gefüttert. Während des Eingriffs, den der Operateur am Bildschirm überwacht, ist eine Unterbrechung und Korrektur jederzeit möglich.

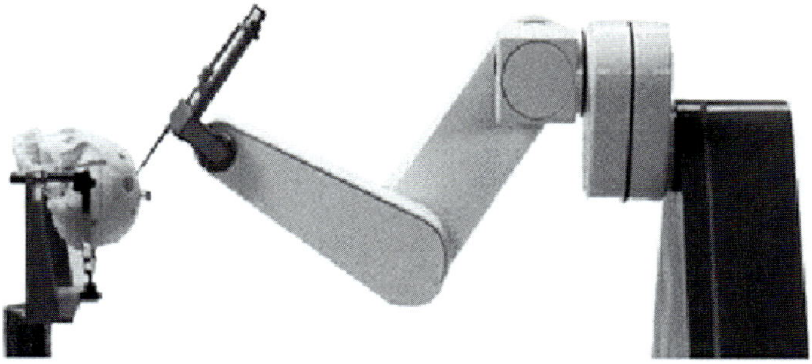

Abb. 19.1. NeuroMate: zur computergesteuerten Schädeloperation

Bisher wurden mehrere tausend Hüftgelenksoperationen mit dem Roboter in Deutschland durchgeführt.

Auch bei Hüftgelenksoperationen sind schon Roboter im Einsatz, so in der berufsgenossenschaftlichen Unfallklinik in Frankfurt am Main oder der ARTHROS-Klinik in Essen. Seit 1994 wurden 2000 Menschen in Frankfurt mit diesem Pionierprojekt „ROBODOC" zementfreie Hüftprothesen von Dr. Börner und seinem Team in den Oberschenkel eingesetzt, wie bei einem Inlay im Zahn (Die Zeit 1999) (s. auch Abb. 19.1, 19.2).

Ihrer Einpflanzung geht eine kleine Operation voraus, bei der 3 kleine Titanschrauben in Knie- und in Hüfthöhe eingesetzt werden, damit sich der Roboter orientieren kann. Daten aus der anschließend durchgeführten Computertomographie des Oberschenkels werden dann in die Planungsstation Orthodoc eingegeben. Im Computer kann der Chirurg den Eingriff exakt vorplanen und aus vielen Möglichkeiten den bestmöglichen Operationsweg bestimmen. Auch können verschiedene Prothesenmodelle virtuell am Computer ausprobiert werden. Hat sich der Operateur für eine Prothese und deren genaue Position entschieden, kommen die Daten über Kommunikationsleitungen in den Operationscomputer, der den Roboter steuert. Der Chirurg legt dann operativ die Hüfte frei und setzt die Pfanne des künstlichen Hüftgelenks ein. Dies alles in klassischer Operationsweise. Nachdem der Oberschenkel fest mit dem Roboter verbunden ist,

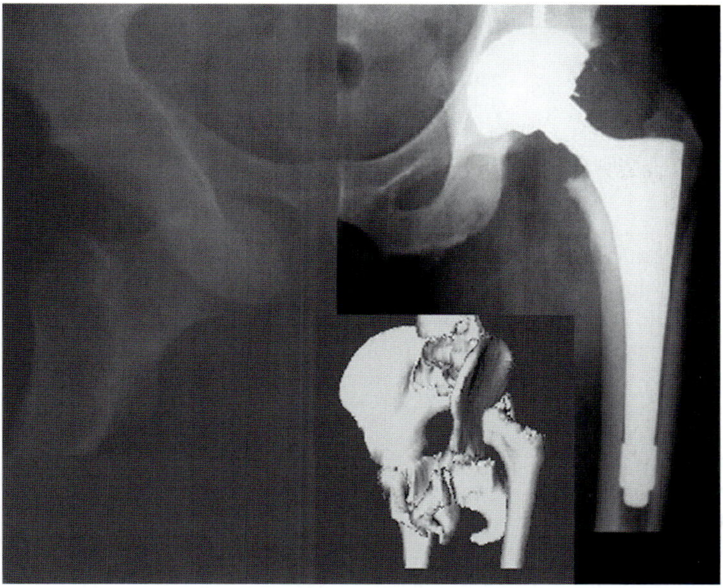

Abb. 19.2. Hüftprothese nach Implantation (*rechts*), Hüftfraktur (*links*) und 3-D-Ansicht (*unten rechts*)

erfolgt die Bohrung exakt nach dem jeweils eingegebenen Computerprogramm automatisch. Mit einer „von Hand“ nie erreichbaren Genauigkeit von 0,05 mm fräst der Roboter den Schaftsitz heraus. Der Operateur setzt dann die Prothese in die paßgenaue Höhle und näht Muskeln und Haut wieder zusammen; Patienten mit ROBODOC-Prothesen können sofort nach der Operation in ein Rehabilitationsprogramm integriert werden. Komplikationen, durch länger dauernde Bettlägerigkeit und dadurch bedingte Thrombosen, können auf diese Art und Weise vermieden werden. Patienten mit herkömmlichen zementfreien Hüftgelenksprothesen dürfen dagegen erst nach etwa 10 Wochen ihr Bein belasten.

Die Krankenkassen treiben aufgrund von unsinnigen Gesetzeslagen die Kosten nach oben.

Geschätzt wird, daß die Prothesen 20 Jahre halten, also doppelt so lange wie „normale" Prothesen. Abgerechnet wird bisher nach Fallpauschalen, wobei die Krankenkassen darauf bestehen, daß die Patienten 20 Tage in der Klinik bleiben. Das ist absurd und kostentreibend, da die Liegezeit schon heute auf die Hälfte verkürzt werden könnte.

Als wesentlich flexiblere, für ein breites Anwendungsfeld geeignete Technologie der medizinischen Robotik, ist die Freihandnavigation zu nennen. Dieses Prinzip wurde von Prof. Nolte, Biomechanikspezialist am Maurice-Müller-Institut in Bern, entwickelt. Das Prinzip dieses Verfahrens besteht darin, daß die Operationsinstrumente, wie das Skalpell oder der Bohrer, in einen Handgriff eingesteckt sind, der mit elektronischen Sensoren die Stellung der Hand und die Position der Instrumentenspitze exakt mißt. Während des Eingriffs werden die Bewegungen der an das Navigationssystem angeschlossenen und von der Hand des Arztes geführten Instrumente mit bis zu 1/10 mm Genauigkeit auf den Monitor übertragen. Mittels CT werden, ähnlich wie beim ROBODOC, vor dem Eingriff Bilder vom Operationsbereich aufgenommen. Anhand dieser Aufnahmen wird die künftige Operation am Computer simuliert, exakt geplant und das therapeutisch optimale Ergebnis gespeichert. Anhand von 3-D-Bildern kann der Arzt das zuvor geplante Ergebnis ständig mit dem tatsächlichen Operationsverlauf vergleichen. Zwei Systeme, das eine für die Wirbelsäulenversteifung, das zweite für Hüftkorrekturen, sind bisher im Einsatz. Rund 10 weitere, z.B. für Eingriffe an Schulter und Knie, sind in Entwicklung.

Ein weiteres System, das noch feiner und im Mikrometerbereich steuern kann, wurde von Dr. Urban aus Wiesbaden zusammen mit dem Fraunhofer Institut (IPA) in Stuttgart entwickelt. Auch hier werden vorher die Bilddaten aus der Computer- bzw. Kernspintomographie eingelesen. Es ist mit einem 6füßigen Hexapot-Navigationssystem aus der Robotertechnologie entstanden und unterstützt das hochpräzise Operieren im Submillimeterbereich, z.B. in der Neurochirurgie, Orthopädie, Augenheilkunde oder HNO. Die Firma Siemens hat dieses System auf ihrer Jubiläumsveranstaltung vor 2 Jahren mit viel Resonanz der Weltöffentlichkeit vorgestellt.

Fazit

- Navigationssysteme werden im Operationssaal der Zukunft vorhanden sein.
- Sie ermöglichen gute Unterstützungsarbeit für den Therapeuten, z. B. Heranführen von Instrumenten, Bohren, Fräsen etc.
- Präzise Plazierung der Instrumente in Hochrisikobereichen wie Auge, Gehirn oder Rückenmark werden möglich, ebenfalls präzise submillimetergenaue Bohrungen.
- Navigationssysteme übernehmen Teilarbeit, wesentliche Behandlungselemente werden vom Arzt erbracht.
- Ärzte können nicht durch Roboter ersetzt werden! Die Nähe zum Patienten sowie die hohe mehrdimensionale Funktionsfähigkeit der Hände und das medizinische Wissen sind wesentliche Elemente einer menschengerechten Chirurgie der Zukunft.

Forderung

- Förderung der Forschung und Entwicklung auf dem Gebiet der Navigationstechnik.
- Förderung der Zusammenarbeit von Ingenieuren mit Medizinern.
- Einrichtung von interdisziplinären Arbeitskreisen „Robotik und Neuromanipulation in der Human- und Tiermedizin" an allen medizinischen Fakultäten. Zweck: kontinuierliche wissenschaftliche und ethische Auseinandersetzung der Disziplinen Ingenieurswesen, Medizin, Geistes-, Sozial- und Naturwissenschaften mit dem Thema „Mensch-Maschinen-Kopplung".
- Keine Teleoperationen in den nächsten 10 Jahren. Es sind noch keine Technologie- und Sicherheitsstandards vorhanden. Auch ethische und rechtliche Fragen müssen noch geklärt werden.

Literatur

Börner M, Bauer A, Lahmer H (1997) Robot-assisted surgery in total hip replacement. Unfallchirurg 100: 640–645

Buckingham RA, Buckingham RO (1995) Robots in operating theatres. BMJ 311: 1479–1482

DIE ZEIT (1999) Der Chirurg, der niemals zittert, Aufl 20

Dohi T (1993) Robot technology in medicine. Advanced Robotics 7: 179–187

Frankhauser H et al. (1994) Robot for CT-guided stereotactic neurosurgery. Stereotact Funct Neurosurg 63: 93–98

Melzer A et al. (1993) Robotics-Glossary. Endosc Surg & Allied Technol 1: 151–153

Pransky J (1997) Robodoc-Surgical robot success story. Indust Robot 24: 231

Schurr MO et al. (1998) Robotics and allied technologies in endoscopic surgery. In: Szabo Z et al. (eds) Surgical Technology International VII. Universal Medical Press, San Francisco, pp 83–88

20 Telemedizin und Netzwerke vom Patienten kontrolliert – Card Enabled Network

Jörg Holstein · Dietrich Grönemeyer

Der Patient muß in Zukunft seine Daten auf Chipkarten selbst kontrollieren können.

Zum Thema
Card Enabled Network beschreibt einen Ansatz zur patientenorientierten Vernetzung im Gesundheitswesen. Der Patient soll über eine Patientenkarte den Zugang zu seiner Krankengeschichte kontrollieren können und dadurch eigenverantwortlich an seinem Behandlungsprozeß beteiligt werden. Die Arzt-Patienten-Beziehung kann so auf einer vertrauensvollen Ebene gestärkt werden. Dem Arzt wird es ermöglicht, mit Hilfe der relevanten medizinischen Daten eine schnelle und gezielte Diagnose zu erstellen.

Situation im Gesundheitswesen

Bedingt durch den Fortschritt der Entwicklung medizinisch-technischer Diagnose- und Behandlungstechniken und den zunehmenden Anteil älterer Menschen in der Gesellschaft, findet in den Gesundheitssystemen der Industrienationen eine qualitative Veränderung der medizinischen Leistungen statt. Mit dieser Leistungsveränderung können in einzelnen Versorgungsbereichen zusätzliche Kosten entstehen. In Deutschland ist der Kostenanteil der medizinischen Gesamtversorgung im Zeitraum von 1989–1998 von 10,4 % auf 9,6 % des Bruttoinlandprodukts gestiegen (Statistisches Bundesamt 1998). Zur Sicherstellung einer qualitativ hochwertigen Gesundheitsversorgung sind Optimierungen innerhalb des Gesundheitssystems erforderlich, die neue Qualitäten zu angemessenen Preisen ermöglichen.

Bei Reformen im Gesundheitswesen wird meist nicht nach der zu gewährleistenden medizinischen Qualität gefragt.

Die Bundesregierung setzt die Rahmenbedingungen für die Gesundheitsversorgung der Bevölkerung. Sie hat mit einer Vielzahl von Reformen bezüglich der Struktur und Finanzierung des Gesundheitswesens und der an ihm beteiligten Leistungserbringer reagiert. Die Reformmaßnahmen sollen Ärzte, Krankenhäuser und Krankenkassen zur wirtschaftlichen Leistungserbringung anregen. Leider wurden diese Maßnahmen der alten und bisher auch neuen Bundesregierung nur unter dem Druck durchgeführt, Kosten unter allen Umständen reduzieren zu müssen. Nach medizinischen Qualitäten, die unbedingt erzielt werden müssen, wird meistens nicht gefragt.

Kosten/Nutzen-Relationen kommen auch in den *Managed-Care-Strukturen* zum Ausdruck, die zunehmend als Instrumente zur Gewährleistung wirtschaftlicher Leistungserbringung diskutiert werden. Mit diesen Strukturen konnten in den USA, den Niederlanden und der Schweiz bereits Erfahrungen gesammelt werden. Nur unter der Prämisse, daß zunächst medizinische Qualitäten verbessert werden müssen und Kosten ein zweitrangiges Problem sind, wären Teile von Managed Care unter Berücksichtigung unserer eigenen Geschichte und gewachsenen Strukturen auch für Deutschland sinnvoll. Medizinische Vernetzung mit Hilfe von Telekommunikation könnte hierbei ein wesentlicher Faktor werden.

Informationsdefizit als Kernproblem im Gesundheitswesen

Die Beteiligten des Gesundheitswesens müssen lernen, die vorhandene Informationstechnologie besser zu nutzen.

Aufgrund der wachsenden Bedeutung von Behandlungskosten und dem gleichzeitigen Streben nach qualitativ hochwertiger Medizin nimmt die Bedeutung medizinischer Informationen, die in hohem Maße in allen Bereichen des Gesundheitswesens anfallen, weltweit weiter zu. Demgegenüber liegt der Nutzungsgrad der Informationstechnologie (IT) im Bereich der

Medizin lediglich bei einem Bruchteil dessen anderer Wirtschaftsbereiche, wie z. B. der Finanzbranche oder der Reiseveranstalter. Datenverarbeitung und Kommunikation im Gesundheitswesen bedienen sich häufig veralteter Technologien, obwohl die Entwicklung im IT-Bereich effektive und kostengünstige Alternativen ermöglicht.

Die mangelhafte Kommunikation zwischen den beteiligten Institutionen des Gesundheitswesens verursacht erhebliche unnötige Kosten: Dem Arzt fehlen die effektiven Instrumente zur raschen Informationsbeschaffung und Ergebniskontrolle in der Diagnose und Therapie von Patienten. Der verbesserte Zugriff auf medizinische Daten bietet beträchtliche Einsparpotentiale und kann gleichzeitig die Qualität der medizinischen Versorgung steigern, indem Outcome- und Cost-Benefit-Analysen (Ergebnis- und Kosten/Nutzenanalysen) sowie Maßnahmen des Qualitätsmanagements gefördert werden. Hierfür ist sicherzustellen, daß während des gesamten Behandlungsprozesses von der Prävention und Diagnostik über die Therapie und Rehabilitation bis hin zur Sekundärprävention die Versorgung aller Beteiligten mit den relevanten Informationen gewährleistet ist (Roland Berger und Partner GmbH 1997; Schmidt u. Grönemeyer 1997).

Aufbau einer informationstechnischen Gesundheitsplattform

Es ist Aufgabe und Chance einer verantwortungsvollen Gesundheitspolitik, dieses Informationsdefizit zu beseitigen und dadurch eine gezielte Verbesserung der medizinischen Abläufe nach dem heutigen Stand des Wissens einzuleiten. Es muß Ziel sein, die Schmerz- und Leidensphase des Patienten auf seinem Weg zur Genesung durch optimale Diagnostik- und Therapiebedingungen so kurz wie möglich zu halten (s. auch Abb. 20.1).

Es gilt das höchste Gut des Patienten zu schützen: seine Gesundheit.

Daher besteht die Verpflichtung, den Patienten möglichst schonend und gezielt zu untersuchen, möglichst schnell eine gesicherte Diagnose zu erstellen und das höchste Rechtsgut des Patienten – seine Gesundheit – durch Therapie und Rehabilitation möglichst kurzfristig wiederherzustellen sowie durch Vorsorge vor erneuter Erkrankung zu bewahren.

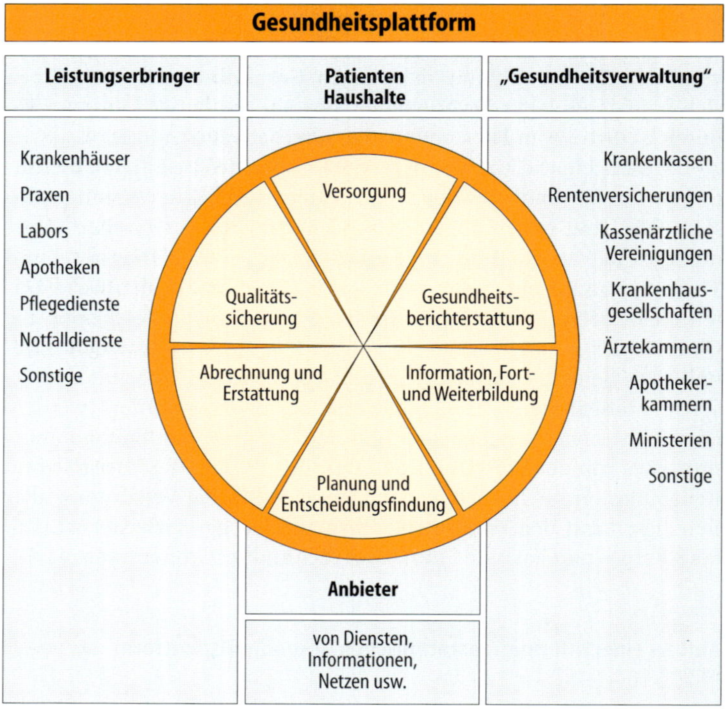

Abb. 20.1. „Gesundheitsplattform": Teilnehmer und Funktionen

Vermeidung von Doppel- oder Dreifachuntersuchungen führt zu Einsparungen in Milliardenhöhe.

Wenn diese Zielsetzung mit dem Patienten als zentraler Person der ärztlichen Bemühungen realisiert wird, ergeben sich zwangsläufig neben dem Nutzen für den Patienten zusätzliche Vorteile: Aus der Vermeidung von Doppel- bzw. Zusatzuntersuchungen können finanzielle Einsparungen in Milliardenhöhe für das belastete Gesundheitssystem resultieren (Klement 1997). Durch die Chance der kürzeren Liege- und Heilungszeiten ergibt sich potentiell eine reduzierte Arbeitsunfähigkeitsdauer mit Kostenvorteilen für das Gesundheitswesen (und die Wirtschaft, sprich die Gesellschaft). Gleichzeitig müßte mit reduzierter Arbeitsunfähigkeitsdauer eine Senkung der Lohnnebenkosten festzustellen sein (Schmidt u. Grönemeyer 1997).

Die Roland-Berger-Studie zur „Telematik im Gesundheitswesen – Perspektiven der Telemedizin in Deutschland“, die im Auftrag des Bundesministeriums für Bildung, Wissenschaft, Forschung und Technologie in Zusammenarbeit mit dem Bundesministerium für Gesundheit erstellt wurde, empfiehlt daher, eine einheitliche informationstechnische Gesundheitsplattform für alle Teilnehmer im Gesundheitswesen als Grundlage für künftige Telematikanwendungen aufzubauen. Insbesondere ist sie als Grundlage für eine elektronische Patientenakte anzusehen, die am Behandlungsprozeß orientiert die relevanten Patienteninformationen bereitstellen soll (Roland Berger und Partner GmbH 1997).

Gesundheitsnetze stellen einen wesentlichen Baustein für den Aufbau einer informationstechnischen Gesundheitsplattform dar. Sie eröffnen viele Möglichkeiten zur Verbesserung der medizinischen Versorgungsqualität und einer kosteneffizienten Behandlung. Sie bergen allerdings auch eine Vielzahl von Risiken, insbesondere für den Patienten.

Transparenz durch Vernetzung

Der Mensch, nicht die Technologie, steht im Mittelpunkt des Handelns.

Gesundheitsnetze, die einen sicheren Zugang zu allen relevanten Patienteninformationen ermöglichen, können sehr effizient eine schnelle patientensichere Diagnose und Dokumentation fördern. Aber schon in den Anfängen zum Aufbau einer Gesundheitsplattform ist ein verantwortungsvolles Handeln von großer Wichtigkeit, um nicht den in vielen Beiträgen beschriebenen „gläsernen Patienten“ zu erhalten. Die Gefahren, die sich hinter einer weitgehenden Transparenz des Patienten verbergen, sind sicherlich allen Beteiligten bewußt. Der Mensch, nicht die Technologie, steht im Mittelpunkt der medizinischen Versorgung – die Technologie ist vielmehr das Mittel zum Zweck. Und genau deshalb muß alles Machbare getan werden, um die auch im Grundgesetz verankerte informationelle Selbstbestimmung des Menschen bzw. Patienten zu wahren.

Der Patient muß seine Rechte bei Datenmißbrauch kennen und sofort handeln können.

Nicht *der* Patient soll transparent werden, sondern *dem* Patienten soll transparent werden, was mit ihm geschieht und wer seine Krankengeschichte bzw. Auszüge daraus bekommt. Er muß bei Datenmißbrauch auch seine Rechte und Schutzmechanismen kennen.

Der Datenschutz, aber auch die Datensicherheit für die Patienteninformationen muß jederzeit gewährleistet sein. Das bedeutet sowohl den Schutz vor Mißbrauch als auch die Integrität und Verfügbarkeit der erhobenen medizinischen Daten.

Vor dem Hintergrund der Transparenz gewinnt auch der Aspekt der Patienteninformation, der bei den Online-Aktivitäten eine große Rolle spielt, eine besondere Bedeutung. Erhält der Patient gezielten Zugang zu medizinischen Online-Diensten wie HOS – Multimedica oder Servern von Selbsthilfegruppen, so bekommt er damit die Möglichkeit, sich sehr bewußt mit seinem Leiden auseinanderzusetzen. Ferner kann er sich vor allem über diagnostische Verfahren und mögliche Therapien informieren. Eine weitgehende Einbeziehung des Patienten in sämtliche Aktivitäten, die schließlich den Patienten betreffen, ist ein bedeutender Schritt hin zum aufgeklärten Patienten.

Durch die weitgehende Einbeziehung verkommt der aufgeklärte Patient nicht zum „*Objekt*", sondern er stellt vielmehr das „*Subjekt*" dar. Er soll sich informieren können, um sich dann so aktiv wie möglich an seinem Behandlungsprozeß beteiligen und diesen damit abkürzen zu können.

Durch die digitale Schlüsselgewalt verkommt der aufgeklärte Patient nicht zum „Objekt", sondern wird zum „Subjekt".

Um nun eine Entwicklung in die richtige Richtung voranzubringen, ist ein verantwortungsvoller Umgang mit den neuen Möglichkeiten gefragt, damit das vorhandene Potential im Sinne aller positiv umgesetzt werden kann. Die Versorgungsqualität sollte dabei immer im Vordergrund der Bestrebungen stehen (Eimeren 1997; Köhler et al. 1996; Schmidt u. Grönemeyer 1997).

Karten im Gesundheitswesen

Die Verwendung von Kartentechnologien im Zusammenhang mit Gesundheitsnetzen wird als zweiter bedeutender Baustein beim Aufbau einer Gesundheitsplattform diskutiert. Bestes Beispiel für den administrativen Einsatz von Gesundheitskarten ist die bereits vor über 5 Jahren eingeführte Versichertenkarte für den Patienten. Für die Leistungserbringer werden die sog. „Health Professional Cards“ eingeführt, mit denen sie sich an einem EDV-System identifizieren oder Dokumente digital signieren können. Neben diesen rein administrativen Karten werden künftig medizinische Patientenkarten von besonderer Bedeutung sein, denn sie ermöglichen einerseits ein sehr hohes Maß an Sicherheit und eignen sich andererseits hervorragend als Träger für Patientendaten (Broek u. Sikkel 1997; Sembritzki 1997).

Kartentechnologien

Zur besseren Einordnung soll ein kurzer Überblick über den Entwicklungsstand von Kartentechnologien gegeben werden. Magnetkarten, jedermann von EC- und Kreditkarte bekannt, sind im Gesundheitswesen nicht von Bedeutung. Ihre Rolle übernehmen hier die Chipkarten, bei denen reine Speicherchipkarten von Prozessor- und Kryptoprozessorchipkarten unterschieden werden. Moderne Chipkarten bieten im Gegensatz zu Magnetkarten ein sehr hohes Sicherheitsniveau, verfügen aber ebenso nur über eine relativ geringe Speicherkapazität.

Chipkarten mit Kryptoprozessor können bereits heute für die Realisierung symmetrischer und asymmetrischer Verschlüsselungsverfahren sowie zur Erzeugung und Überprüfung digitaler Signaturen verwendet werden.

Die Grenze der Speicherkapazität bei Chipkarten ist mittlerweile bei 64 MB angelangt und bereits mit kleinen optischen Speicherkarten, ähnlich einer CD, konkurrenzfähig. Die Speicherung von Multimediadaten ist damit bereits technisch möglich. Kombinationen aus Chipkarten und optischen Speicherkarten, sog. Optical Memory Chip Cards konnten sich nicht gegen den massiven Erfolg reiner Chipkarten durchsetzen. Die Daten auf dem optischen Speicher können nur in

Verbindung mit dem Prozessorchip derselben Karte verschlüsselt gespeichert und entschlüsselt gelesen werden.

Neueste Entwicklungen haben die Java Smart Cards hervorgebracht. Sie versprechen neue Möglichkeiten für die Integration von Kartentechnologien und dem Internet. Die Programmierung der Java Smart Card mit der Internet- Programmiersprache Java ermöglicht das Betreiben mehrerer firewallgeschützter Anwendungen (ein optimaler Schutz für die Patienten) auf einer einzigen Karte mit direktem Zugriff auf verteilte Datenbestände im Internet oder einem Intranet. Diese Leistungsfähigkeit wird durch leistungsstarke RISC-Prozessoren erreicht, die mehr Rechenleistung in der Karte unterbringen als der durchschnittliche PC vor 10 Jahren hatte (Donnerhacke 1998; Hampshire 1998).

Bisherige Kartenprojekte

Eine Vielzahl von nationalen und internationalen Kartenprojekten steht für das hohe Interesse an diesen Technologien, um den informationstechnischen Anforderungen der Medizin gerecht zu werden. Die sich abzeichnende Entwicklung hinsichtlich administrativer und medizinischer Karten soll anhand einiger Beispiele kurz dargestellt werden.

Versichertenkarte = administrative Speicherchipkarte.

Der Einsatz der Versichertenkarte als administrative Speicherchipkarte ist natürlich über das eigentliche Projektstadium längst hinaus. Aber auch deren Ablösung wird bereits diskutiert, was sich wohl auf vielfältige Probleme zurückführen läßt, die nicht zuletzt durch häufigen Mißbrauch entstehen. Gemeinsam mit Frankreich und Italien werden die deutschen Aktivitäten bezüglich der Versichertenkarte in dem Projekt *„Netlink“* zusammengeführt.

Bei den medizinischen Patientenkarten konzentrieren sich die aktuellen Projekte in der Regel auf spezielle Erkrankungen und damit auf einen eingeschränkten Nutzerkreis, wie z. B. die *„DIABCARD“*, bei der es um die Versorgung von Diabetespatienten geht. Die Einschränkung auf einen bestimmten Nutzerkreis ist zumindest zum jetzigen Zeitpunkt u. a. darin begründet, daß ein international einheitlicher

Datensatz für eine umfassende elektronische Patientenakte noch nicht verabschiedet wurde. Dies ist natürlich eine zwingende Voraussetzung für einen durchgängigen und erkrankungsunabhängigen Einsatz medizinischer Patientenkarten.

Das Kartenprojekt „*Die Gesundheitskarte*“ von IBM und Bayer, das mit dem inhaltlichen Schwerpunkt „Mutterpaß“ für werdende Mütter in Leverkusen starten sollte, basierte technisch auf einer Optical Memory Chip Card, wurde allerdings bereits vor dem eigentlichen Start wieder eingestellt. *„Die Gesundheitskarte“ sollte dem Patienten gehören und langfristig seine elektronische Patientenakte werden.* Die im Vergleich zu den reinen Chipkartenlesegeräten sehr teuren Hybridkartenleser sind sicherlich ein Grund für das Scheitern der Initiative, obwohl zum damaligen Zeitpunkt der optische Speicher viele zusätzliche Möglichkeiten insbesondere in bezug auf die Speicherung multimedialer Daten eröffnete.

Bei den internationalen Projekten zur „*Health Professional Card*“ werden administrative Kryptoprozessorchipkarten eingesetzt. Wie bereits beschrieben geht es hier darum, den Health Professional – also den Arzt oder medizinischen Dienstleister – eindeutig zu identifizieren und ihm eine digitale Signierung von ihm erstellter Daten zu ermöglichen.

Die verschiedensten Kartenanwendungen verlangen mittelfristig nach einem multifunktionalen Kartenterminal, das möglichst alle Karten unabhängig von der Anwendung lesen und beschreiben kann. Eine Konzentration entwickelt sich hier bei den verschiedenen Chipkarten – optische Karten, Magnetkarten und Hybridkarten bleiben bei den häufig internationalen Aktivitäten weitestgehend außer Betracht. Bemühungen um eine Harmonisierung der verschiedenen nationalen Aktivitäten und das Zusammentragen der Ergebnisse sind von größerer Bedeutung. Die technische Interoperabilität wie auch eine inhaltliche Normierung (Notfalldatensatz, Patientendatensatz) steht hier im Vordergrund, aber auch die Sicherheit und Vertrauenswürdigkeit von Patienten, und Health-Professional-Karten sind ein wichtiges Thema (Arbeitskreis „Multifunktionale Kartenterminals“ 1995; Broek u. Sikkel 1997; Pernice u. Doaré 1997).

Gesundheitskarten kontrollieren Netzwerke – Card Enabled Network

Nutzung von Informationstechnologien zur Unterstützung des Behandlungsprozesses.

Card Enabled Network beschreibt den patientenorientierten Zugriff auf vernetzte Datenbestände mittels Gesundheitskarten. Die Patientenorientierung, die sich in der informationellen Selbstbestimmung des Patienten, also dem bewußten und eigenverantwortlichen Auseinandersetzen mit seinen Patientendaten, widerspiegelt, ist beim Card Enabled Network die Hauptausrichtung. Hierzu gehören die Aspekte Datensicherheit und Datenschutz, Vertrauenswürdigkeit sowie das Selbstverständnis, den Patienten in den gesamten Behandlungsprozeß einzubeziehen. In der so wichtigen Arzt-Patienten-Beziehung soll sich mit Hilfe geeigneter Strukturen die Nutzung von Informationstechnologien zur Unterstützung des Behandlungsprozesses im vertrauensvollen Umgang miteinander etablieren. Dazu ist besonders wichtig, daß der Patient selbst entscheiden kann, wer Einblick in seine Krankengeschichte bekommen kann. Er erhält sozusagen den „Schlüssel“ zu seinen medizinischen Daten (s. auch Abb. 20.2).

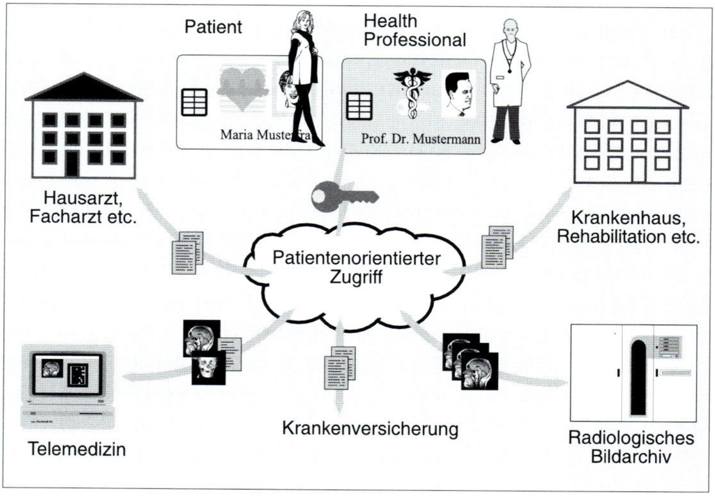

Abb. 20.2. Card Enabled Network

Servermodell

Schaffung einer bundesweit einheitlichen EDV-Landschaft.

Bei den aktuellen Bestrebungen zum Aufbau einer informationstechnischen Gesundheitsplattform werden von den verschiedenen Akteuren im Gesundheitswesen für den ersten Schritt 2 Konzepte diskutiert, das sog. Servermodell und das Kartenmodell. Zur schrittweisen Schaffung einer bundesweit einheitlichen EDV-Landschaft wird hier vorgeschlagen, zunächst für die Verordnung von Rezepten eine flächendeckende Infrastruktur aufzubauen. Ziel ist es hierbei, möglichst viele Beteiligte im Gesundheitswesen mit der notwendigen Ausrüstung auszustatten, die langfristig telematische Anwendungen ermöglicht, ohne die bestehenden Strukturen zu zerstören. Das Servermodell sieht die Einrichtung von zentralen Rechenzentren zur Verwaltung der Rezeptverordnungen vor. Die betroffenen Gesundheitsdienstleister sollen dann, über Telekommunikationseinrichtungen mit den Rechenzentren verbunden, die Verordnungen zentral abwickeln (Roland Berger und Partner GmbH 1997; Sembritzki 1997).

Den Ablauf kann man sich folgendermaßen vorstellen:

Der Patient wird bei einem Arzt, beispielsweise bei seinem Hausarzt, vorstellig und dort behandelt. Die für die weitere Behandlung relevanten Patientendaten, z. B. Diagnose, Überweisung oder Rezeptverordnung, werden anschließend vom Arzt nach entsprechender Autorisierung mittels Health Professional Card digital signiert und zum zentralen Rechenzentrum übermittelt. Wird der Patient bei einem anderen Arzt, möglicherweise einem Facharzt, zur weiteren Behandlung vorstellig, so werden hier wiederum nach entsprechender Autorisierung die vorher eingespeisten Daten über den Patienten abgerufen und können so den Therapieerfolg fördern. Sämtliche Sicherheitsmaßnahmen (Ausgabe und Verwaltung von Gesundheitskarten für den Patienten und den Health Professional, Verwaltung von Schlüsseln zur Datenverschlüsselung, etc.) werden selbstverständlich von sog. Trustzentren (Sicherheitszentren) kontrolliert (Donnerhacke 1998).

Die Patientenkarte hat bei diesem Konzept rein administrative Aufgaben (Identifizierung etc.), die möglicherweise auch von der aktuellen Versichertenkarte übernommen werden können.

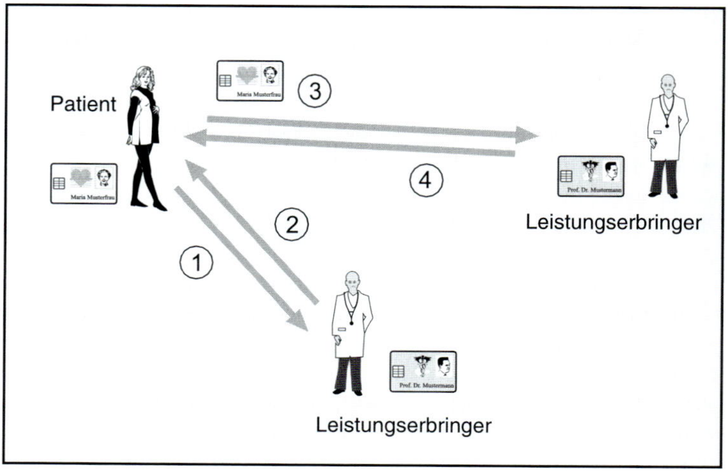

Abb. 20.3. Kartenmodell

Kartenmodell

Beim Kartenmodell für das elektronische Rezept sind medizinische Patientenkarten als Datenträger für die Rezeptverordnungen vorgesehen. Statt in zentralen Rechenzentren werden die einzelnen Rezeptdaten auf der jeweiligen Patientenkarte gespeichert, die somit unmittelbar das Papierrezept ersetzt.

Überträgt man dieses Modell auf die Verwaltung einer elektronischen Patientenakte, ergibt sich folgendes Szenario (Abb. 20.3):

Der Zugriff der Gesundheitsdienstleister auf Patientendaten wird realisiert durch einen autorisierten Zugriff.

Der Patient wird bei einem Arzt vorstellig und dort behandelt. Die relevanten Behandlungsdaten des Patienten werden daraufhin durch den autorisierten Arzt digital signiert auf der Patientenkarte gespeichert. Muß nun ein anderer Gesundheitsdienstleister im Behandlungsprozeß (Arzt, Apotheker etc.) auf die Patientendaten zugreifen, so geschieht dies über einen autorisierten Zugriff auf die Patientenkarte. Trustzentren regeln auch hier die Ausgabe und Verwaltung der Patientenkarte und der Health Professional Card. Ein bedeutender Unterschied zum Servermodell besteht darin, daß nicht mehr administrative, sondern medizinische Patientenkarten zum Einsatz kommen.

Bewertung: Der Patient muß seine Daten steuern

Eine kostenmäßige Bewertung der beiden Modelle wäre aus den eingangs beschriebenen Gründen nur sehr spekulativ. Sicherlich eröffnet jedes Modell gewisse Einsparungspotentiale, die allerdings den jeweiligen Investitions- und Betriebskosten gegenübergestellt werden müssen. Die entscheidenden Vorteile beider Konzepte gegenüber dem heutigen System liegen sicherlich bei der Verfügbarkeit relevanter Patienteninformationen, was unmittelbar zur Verbesserung der medizinischen Versorgungsqualität genutzt werden kann. Mittels einer durchgängig vernetzten Datenverarbeitung, wie beim Servermodell, wird dieser Aspekt möglicherweise sogar noch stärker unterstützt.

Der Aufbau eines zentralen Archivs bei optimalen Sicherheitsvorkehrungen ist ohne Gesetzesänderung nicht möglich.

Grundsätzlich ist eine zentrale Sammlung von Patientendaten im deutschen Gesundheitswesen nicht zulässig. Gemäß dem Gutachten von Dr. Dr. Ch. Dierks in der Roland-Berger-Studie ist jedoch die zentrale Abwicklung von Rezeptverordnungen mit geltendem Datenschutzrecht vereinbar, was darin begründet ist, daß ein Rezept nach Einlösung und Abrechnung wieder gelöscht wird und somit keine „Sammlung“ stattfindet (Roland Berger und Partner GmbH 1997). Die Übertragung des Servermodells auf eine elektronische Patientenakte setzt natürlich voraus, daß die Patienteninformationen gesammelt werden, denn nur dadurch kann die gesamte Krankengeschichte eines Patienten nachvollziehbar werden. Ohne Gesetzesänderung ist also auch bei optimalen Sicherheitsvorkehrungen der Aufbau eines zentralen Archivs für elektronische Patientenakten nicht möglich.

Der große Vorteil von serverbasierter Datenspeicherung besteht darin, daß die geringen Datenkapazitäten von Patientenkarten (zumindest für die favorisierten Chipkarten) nicht gelten. Die Bereitstellung von sehr großen Datenbeständen mit maximaler Verfügbarkeit ist heutzutage technisch realisierbar, allerdings auch mit sehr hohem Aufwand und sehr hohen Kosten verbunden. Betrachtet man beispielsweise radiologische Einrichtungen, so erkennt man einen Trend hin zur filmlosen, d. h. rein digitalen, Langzeitarchivierung von radiologischem Bildmaterial, dezentral innerhalb der Institutionen. Hierbei wird es künftig von Bedeutung sein, ob diese digitalen Daten online oder offline verfügbar sind, d. h. ob sie direkt abgerufen werden können oder ob sie zuerst in ein Online-System eingespielt werden müssen.

Das Kartenmodell bietet ein sehr hohes Potential zum Aufbau einer individuellen und patientenorientierten Gesundheitsplattform. Sämtliche Abläufe werden für den Patienten wesentlich transparenter, wenn er über *seine* Patientendaten auf seiner Karte eigenverantwortlich verfügen kann. Wichtig ist hierbei der Blick auf das Geschehen aus der Sicht des Patienten. Denn vom rein informationstechnischen Standpunkt aus könnte ein vernetztes serverbasiertes System ein ebenso hohes Sicherheitsniveau liefern wie eine kartenbasierte Lösung. Für den Patienten ist es weniger transparent und damit weniger vertrauenswürdig, wenn seine sämtlichen medizinischen Daten scheinbar unkontrollierbar durch die Netze „schwirren" können.

Bezüglich der Verfügbarkeit von Patienteninformationen ist von Bedeutung, daß der Verlust einer medizinischen Patientenkarte ohne eine vollständige Datensicherung ein nicht vertretbares Risiko darstellt. Bei dem Kartenmodell müßte hierfür eine Lösung gefunden werden. Der entsprechende Vorteil durch die äußerst dezentrale Struktur ergibt sich im Umkehrschluß aus der reduzierten Abhängigkeit von zentralen Systemen. Der Ausfall von dezentralen Subsystemen reduziert nicht die Verfügbarkeit und Leistungsfähigkeit des Gesamtsystems.

Bei der Speicherung medizinischer Daten auf Patientenkarten ergeben sich noch wesentliche Probleme in der Ablauforganisation, die es zu lösen gilt. Bei den extrem arbeitsteiligen Abläufen und komplexen Informationsstrukturen ist es nahezu unmöglich, zu gewährleisten, daß die für einen Patienten erstellten Behandlungsdaten zeitgleich mit seinem Arztbesuch auf seiner Patientenkarte gespeichert werden können. In der radiologischen Diagnostik beispielsweise werden Befunde häufig erst einige Zeit nach der eigentlichen Untersuchung fertiggestellt. Dies ist häufig auch gar nicht anders machbar, da oftmals eine zweite Meinung für den endgültigen Befund eingeholt wird.

Perspektive: Hausarzt ist Treuhänder des Patienten

Die persönliche und unverwechselbare Identifikationskarte ist der *Schlüssel* zum Netzwerk.

Um die Vorteile beider Konzepte zu vereinigen und deren Probleme zu lösen, sollte als Gesundheitsplattform langfristig ein vernetztes System mit dezentraler serverbasierter Datenspeicherung beim dokumentationspflichtigen Leistungserbringer angestrebt werden. Zusätzlich können die für die Krankengeschichte besonders relevanten Informationen auf einer Karte patientennah gespeichert werden. Aufgrund der technischen Begrenzung von heutigen Chipkartentechnologien ist es nicht möglich, multimediale Daten in ausreichendem Maße auf einer solchen Karte unterzubringen, die wesentlichen Auszüge aus der Krankengeschichte hingegen schon. Eine Lösung hierfür wäre, die komplexen Daten, wie z.B. Computertomographien, möglichst digital beim Leistungserbringer zu archivieren und über Telekommunikationseinrichtungen unter strikter Verwendung von Kommunikationsstandards bereitzustellen. Die Patientenkarte, auf der auch der radiologische Befund gespeichert würde, könnte über einen Adress-Pointer auf den Archivort der Bilddaten verweisen, um so einen bedarfsorientierten Abruf beim Leistungserbringer zu ermöglichen. Sollte ein Verweis auf digitale Daten nicht möglich sein, so würde bereits die Angabe des behandelnden Arztes deutliche organisatorische Vorteile bringen.

Lösung der Probleme: Hausarzt mit der Funktion eines „Treuhänders".

Zur Lösung der beschriebenen Datensicherungs- und ablauforganisatorischen Probleme könnte der Hausarzt die Funktion eines „Treuhänders" übernehmen und so die Belange seiner Patienten vertreten und deren zentrale Anlaufstelle sein. Entsprechend vom Patienten autorisiert, kann der Hausarzt die elementaren Patientendaten der Krankengeschichte, die auch auf der Karte gespeichert sind, in seiner EDV sichern sowie im Sinne des Patienten verwalten und beispielsweise im Notfall weitergeben. So

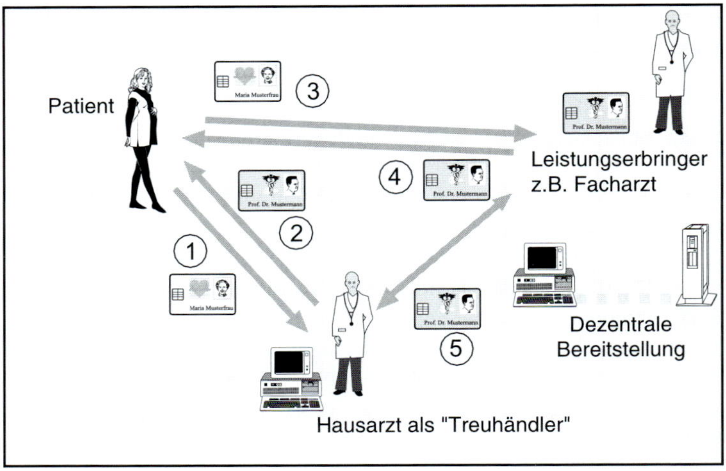

Abb. 20.4. Dezentrales Modell

könnte z.B. auch der radiologische Befund, mit dem Verweis auf den Archivort der Bilddaten, auf elektronischem Wege zum Hausarzt geschickt werden (Hampshire 1998), der diesen dann beim nächsten Besuch des Patienten auf dessen Karte schreibt (Donnerhacke 1998; Eimeren 1997) (s. auch Abb. 20.4).

Dezentrale Serverstruktur und Kartenlösung: Optimale Lösung?

Eine solche Kartenlösung mit ergänzender dezentraler Serverstruktur würde die Vorteile des Servermodells, also der Umgang mit großen Datenbeständen sowie deren Verfügbarkeit, mit den Vorteilen eines reinen Kartenmodells, sprich der Patientenorientierung, der Vertrauenswürdigkeit durch Transparenz für den Patienten sowie der minimalen Abhängigkeit von zentralen Strukturen, in optimaler Form vereinigen. Das Recht des Patienten auf informationelle Selbstbestimmung würde maximal gewahrt und der Behandlungsprozeß im therapeutischen Netzwerk patientenbezogen optimiert.

Fazit und Forderungen

- Digitale Netzwerke optimieren Diagnose und Therapie und verkürzen Wege.
- Kartengesteuerte Netzwerke ermöglichen dezentrales Management von Patientendaten und sollten eingeführt werden.
- Der Patient muß seine Daten selbst kontrollieren können und hat daher Schlüsselgewalt.
- Der Hausarzt ist hierbei Treuhänder des Patienten.
- Maximaler Schutz des Patienten muß sofort realisiert werden.
- Schaffung von unabhängigen Schiedsstellen bei Datenmißbrauch in jeder Stadt.

Literatur

Arbeitskreis „Multifunktionale Kartenterminals" der Arbeitsgemeinschaft „Karten im Gesundheitswesen"(1995) Multifunktionale Kartenterminals MKT für das Gesundheitswesen und andere Anwendungsgebiete. Köln

Broek L van den, Sikkel AJ (eds) (1997) Health Cards '97. IOS Press, Amsterdam

Donnerhacke L (1998) Schlüsselmeister – Zertifizierungsstellen auf dem Prüfstand. Business Online, Heft 3

Eimeren W van (1997) Medical telematics, health cards and future trends in health care organisation. In: Broek L van den, Sikkel AJ (eds) Health Cards '97. IOS Press, Amsterdam

Hampshire N (1998) Java Smart Cards drängen auf den Markt. European Sources & News ESN, Heft 1

Klement B (1997) Medizinische Patientenkarten – Zukunftsvision oder realistische Perspektive? Der Kassenarzt, Heft 24

Köhler CO et al. (1996) Multimediales Patienteninformierungssystem – der erste Schritt auf dem Weg zu CAPS (Computer Aided Patient Support). In: Deutsche Gesellschaft für Kommunikationsforschung e. V. Gesundheit und Medien, Homomedia, 3. Kongreß und Ausstellung, Köln

Pernice A, Doaré H (1997) Health Cards: An overview of the current key international issues. In: Broek L van den, Sikkel AJ (eds) Health Cards '97. IOS Press, Amsterdam

Roland Berger und Partner GmbH (1997) Telematik im Gesundheitswesen – Perspektiven der Telemedizin in Deutschland. (Im Auftrag für das Bundes-

ministerium für Bildung, Wissenschaft, Forschung und Technologie in Zusammenarbeit mit dem Bundesministerium für Gesundheit), München
Schmidt B, Grönemeyer DHW (1997) Chances and risks in telemedicine. High Care '97, Bochum
Sembritzki J (1997) German Patient Cards – From administrative to medical data – Harmonization and Standards. In: Broek L van den, Sikkel AJ (eds) Health Cards '97. IOS Press, Amsterdam
Statistisches Bundesamt (1997) Gesundheitswesen, Ausgaben für Gesundheit, Wiesbaden, http://www.statistik-bund.de

21 Medizintourismus: Med. in Germany

Clemens Grosche · Peter Vieregge

Unsere medizinischen Einrichtungen könnten von ausländischen Patienten mit genutzt werden – auch zum Schutz von Arbeitsplätzen

Zum Thema
Bis vor kurzem gab es einige Branchen in Deutschland, in denen ein harter Druck zur Veränderung fehlte, weil eine Konkurrenzsituation und damit der Wettbewerb kaum in dem Maße vorhanden war wie in der sog. „freien" Wirtschaft.

Ehemalige Quasimonopolisten geraten aber plötzlich durch veränderte Rahmenbedingungen unter Druck. Strommonopole fallen und ausländische Energiehandelsagenturen treten auf den Plan, mit dem Ziel, den deutschen Markt mit Hilfe von „Kundenorientierung" aufzurollen. Städte treten um die Gunst unternehmerischer Investoren global in Wettbewerb und führen bei ihren lokalen Betrieben „Kundenzufriedenheitsanalysen" durch, um sich als „Servicedienstleister" auf die Anforderungen der Unternehmen an Standortfaktoren besser einstellen zu können. Die ehemals staatliche Telefongesellschaft wirbt gegen die neue Konkurrenz mit immer neuen Spartarifen und Kundenserviceangeboten. Und im Gesundheitsmarkt treten Kliniken auf, die scheinbar keine Patienten mehr haben, sondern Gäste. Pressetitel wie: *„Kurorte müssen sich mehr um ihre Gäste bemühen"* (Ärzte-Zeitung 1997) verweisen auf den neuen Trend.

Servicequalität und Gästezufriedenheit werden auch in diesem Marktsegment entscheidende Erfolgsfaktoren im Wettbewerb der Anbieter sein.
Gemeinsam ist diesen Entwicklungen die Reaktion der betroffenen Anbieter. Nach einer ersten Phase: „Es wird sich schon nicht so viel verändern", fressen die ersten Schnellen die Langsamen. Spätestens dann rücken die Themenfelder Kundenorientierung, Marketing und Kosteneinsparung in den Mittelpunkt.

Medizintouristik nach Deutschland

Während das Thema „Kostensenkung" im Gesundheitsmarkt schon länger Relevanz hat, gewinnen Marketing und Gästeorientierung erst in letzter Zeit verstärkt Bedeutung, um eine hohe Auslastung sicherzustellen. Der Veränderungsdruck auf das deutsche Gesundheitssystem hat interne und externe Gründe. Einerseits ist das derzeitige System immer schwerer zu finanzieren, andererseits bildet das System selbst einen Standortfaktor, der im globalen Wettbewerb steht. Die eingeleiteten Maßnahmen, die das System anpassen sollen, hatten für die Anbieter von Gesundheitsleistungen schwerwiegende Folgen (Handelsblatt 10.03.1998).

Strategien für veränderte Gesundheitsmärkte aus Sicht der Anbieter

Für *Anbieter* wie Kurorte, Gesundheitsregionen oder Klinikverbände gibt es im Prinzip – neben der Schließung von Einrichtungen – *4 strategische Alternativen*:

1. Spezialisierung und Profilierung im medizinischen Bereich,
2. Neupositionierung im Bereich Wellness/Fitness,

3. Ausbau des touristischen Segments sowie
4. Erschließung von Synergien zwischen den 3 oben genannten Angebotssegmenten.

Grundsätzlich sehen die Entwicklungsbedingungen in diesen Segmenten positiv aus. Gesundheitsleistungen werden bei steigendem Einkommen vermehrt nachgefragt, und weitere Einkommenssteigerungen sind in Europa und vor allem bei vielen Schwellenländern zu erwarten. Auch die demographische Entwicklung spricht eher für eine wachsende Nachfrage. Im Jahr 2025 wird bekanntermaßen die Zahl der Menschen, die über 65 Jahre alt sind, einen Anteil von 10 % an der Weltbevölkerung haben (6,6 % 1997). Dies bedeutet einen Zuwachs von 410 Mio. älteren Menschen. Die Lebenserwartung wird auf 73 Jahre steigen (World Health Report 1998). Die Kur als Prävention und Rehabilitation, gepaart mit medizinischen Spitzenleistungen, findet hier interessante Marktsegmente.

Die Entwicklung der Modethemen Gesundheit, Lebensqualität, Freizeit, Ökoernährung, Fitness und Sport, Wellness, Beauty usw. weist darauf hin, daß Kunden bereit sind, private Mittel aufzuwenden, um Gesundheit „einzukaufen". Der Wettbewerb um private Mittel mit verwandten Branchen, wie dem Tourismus, nimmt zu, aber auch die Kooperationspotentiale steigen. Die Überwindung der typischen Abkopplung von Kliniken und Tourismusstandorten ist als Chance zu begreifen.

In der Tourismuswirtschaft waren 1997 nach Schätzungen des Deutschen Fremdenverkehrs-Verbandes (DFV) 2 Mio. Menschen beschäftigt, die einen Umsatz von 183 Mrd. DM erzielten. Am Volkseinkommen ist die Tourismuswirtschaft mit rund 6 % beteiligt. Das heißt, daß diese Branche, die weltweit ein starkes Wachstum verzeichnet, interessante Potentiale für Anbieter birgt, die aus der Gesundheitsbranche partiell herauswachsen wollen.

Deutsche Anbieter müssen internationale Märkte erschließen

Die deutschen Anbieter von Gesundheitsleistungen haben die internationalen Quellmärkte in den Bereichen Medizin, Wellness und Tourismus noch nicht systematisch erschlossen. Im Jahr 1996 verzeichnete Deutschland 6,5 Mio. Übernachtungen von Ausländern im Kur- und Erholungsbereich; dies entspricht 2,4 % aller Übernachtungen in Hotels, Herbergen usw. in Deutschland (Statistisches Bundesamt). Wichtige Quellmärkte für Gesundheitstouristen, die sich durch den Anteil gesundheitsorientierter Reisen an allen Privatreisen nach Deutschland auszeichnen, sind Belgien (4,1 %), die Tschechische Republik (3,1 %), die Niederlande (1,4 %), Österreich (1,3 %), die Schweiz (1,1 %), Polen (1 %) und Dänemark (0,7 %) (European Travel Monitor). Europäische Gäste haben ein Potential von rund 140 000 Gesundheitsreisen pro Jahr nach Deutschland. Aus Übersee ist mit einem Potential von 23 000 Reisen zu rechnen. USA, Japan, asiatische und arabische Märkte machen dabei über 70 % des Marktpotentials aus (DZT-Studie 1997).

Um sich als *Anbieter* einen *Teil dieses Potentials zu erschließen*, ist eine deutliche Profilierung von Gesundheitsleistungen notwendig, die vor einem sich verändernden Konkurrenz- und Marktumfeld zu sehen ist:

- Im preiswerteren Marktsegment profilieren sich Gesundheitsstandorte in Europa mit Angeboten wie Zahnersatzleistungen in Spanien (z. B. Nerja) oder Kurangeboten im östlichen Europa (z. B. Karlsbad in Tschechien). Mit dem Festzuschuß beim Zahnersatz kann der Patient im Ausland ggf. auskommen. Die nationalen Versorgungssysteme geraten so unter Druck.
- Im gehobenen (privaten) Marktsegment profilieren sich ebenfalls Standorte und Anbietergruppen, teilweise durch Abkommen mit ausländischen Krankenkassen, wie z. B. der Hirslanden-Gruppe in der Schweiz.
- Durch die Änderung der Bundespflegesatzverordnung ist es inländischen Anbietern seit Januar 1998 möglich, Mehreinnahmen und Zusatzgewinne durch die Behandlung von ausländischen Patienten zu erzielen, die außerhalb des Budgets kalkuliert sind und nicht auf das vereinbarte Budget angerechnet werden. Das heißt, daß jetzt viele deutsche Anbieter im Ausland versuchen werden, sich zu profilieren.
- In Asien und Osteuropa und anderen aufstrebenden Regionen ist durch steigende Einkommen eine wohlhabende Schicht entstanden, die in anderen Ländern, wie z. B. den USA, Israel und der

Schweiz, schon als Kunde für den Gesundheitssektor gewonnen werden konnte.

Zum Beispiel: Kliniken für arabische Gäste

Diese Tendenzen verdeutlichen, daß die *„Nähe zum Gesundheitskunden und Patienten“* und das Wissen um seine Bedürfnisse entscheidende Erfolgsfaktoren sein werden, wie sie es in anderen Branchen bereits sind. Marktprofilierung bedeutet z.B. die Planung eines Krankenhauses oder einer Rehabilitationsklinik speziell für arabische Gäste, deren religiöse und kulturelle Anforderungen als Servicebestandteile in das Leistungsbündel mit einfließen müssen. Erste Erfahrungen mit ausländischen Gästen zeigen, daß sie sehr spezifische Anforderungen haben, von denen die Mitarbeiter der Gesundheitsanbieter nicht überrascht werden dürfen. Die Gründung des „Kuratoriums zur Förderung der deutschen Medizin im Ausland“ durch die Deutsche Krankenhausgesellschaft und anderer Träger sowie die Integration von Gesundheitsprodukten in das Marketing der Deutschen Zentrale für Tourismus zeigen beispielhaft, daß man sich um die Vermarktung im Ausland aktiv kümmert. Doch vor jeder Vermarktung steht das „Binnenmarketing“, d.h. die Definition eines Entwicklungszieles, die Festlegung der Qualitätsstandards, Zielgruppen- und Marktforschung und die Bündelung eines Produkts bis hin zu seiner Buchbarkeit.

Marketinginstrumente für den internationalen Gesundheitstourismus

Für einige Beteiligte aus der Gesundheitsbranche ist Marketing inhaltlich gleichzusetzen mit der Produktion von Broschüren, um z.B. das Krankenhaus „zu verkaufen“. Marketing beinhaltet aber einen wesentlich breiteren Ansatz, der eigentlich das marktorientierte Management meint, mit dem Ziel, die strategischen Erfolgsfaktoren so gut wie möglich am Markt zur Geltung zu bringen.

Marktorientiertes Management setzt voraus, daß man seine Erfolgsfaktoren kennt, was im Gesundheitssystem kaum der Fall sein dürfte, da hier eher eine „Binnenorientierung“ vorherrscht. Das heißt, die Leistungserstellung ist auf den Produzenten, z. B. den Arzt, ausgerichtet und nicht auf den Kunden. Für die Umorientierung des Gesundheitsmarketing bieten sich folgende Instrumente an:

- Kundenzufriedenheitsanalysen (Betriebsebene),
- Leitbildkonzepte (Betriebsebene/Regionalebene),
- Marketingplattform Gesundheit: „Med. in Germany" (Bundesebene).

Patientenzufriedenheitsanalyse

Kundenzufriedenheitsanalysen stammen aus der Industrie, in der es im Business-to-Business-Bereich sehr enge und umsatzintensive Kundenbeziehungen gibt. Nur wer dort genau die Wünsche und deren Veränderung kennt, hat eine Chance, seine Produkte und seinen Service an diesen Anforderungen auszurichten und sich so von der Konkurrenz zu unterscheiden. Wichtigster Ansatz der Kundenzufriedenheitsanalysen sind qualitative Tiefeninterviews und die Einbeziehung und Schulung der eigenen Mitarbeiter während des Prozesses.

Im qualitativen Bereich werden *Antworten* zu folgenden Fragen erhoben:
- Welche konkreten Verbesserungen sollten bei einem bestimmten Qualitätsmerkmal umgesetzt werden?
- Welche Stärken sind zu erkennen?
- Was macht die Konkurrenz besser?

Im quantitativen Bereich werden *Werte* zu folgenden Fragen erhoben (Notenskala):
- Wie schätzt der Kunde die Erfüllung seiner Anforderungen ein?
- Wie schätzt er die Wichtigkeit verschiedener Qualitätsmerkmale der Servicekette ein?
- Wie schätzt er die Veränderung der Leistungen im Zeitverlauf ein?
- Wie schätzt er die Leistungsfähigkeit der Konkurrenz im Vergleich zu eigenen Produkten ein?

Die bisher durchgeführten Projekte mit diesem Instrument hatten eines gemeinsam: Vor dem Projekt glauben die Dienstleister exakt voraussagen zu können, welche Einschätzungen die Kunden abgeben werden. Die Einschätzungen aus Sicht der Kunden führt dann meist zu Überraschungen. Für die Neuorientierung von Anbietern im Gesundheitsmarkt bietet dieses Instrument die Möglichkeit, auf den Gast zuzugehen und mögliche Neuprodukte mit dem „Ohr am Markt" zu entwickeln. Außerdem bietet diese Vorgehensweise die Chance, ein Controllingsystem aufzubauen, um Maßnahmen zu überprüfen, die die Zufriedenheit der Patienten und Gesundheitskunden erhöhen sollen.

Beispiel: Ein wesentliches Qualitätsmerkmal für Dienstleister ist die telefonische Erreichbarkeit. Testtelefonate im Bereich der öffentlichen Kliniken haben ergeben, daß es dort zu wesentlichen Qualitätsmängeln kommt:

- erst beim 10. Klingeln wird abgehoben,
- die Verbindungen sind wegen alter Hausanlagen schlecht,
- das Personal wirkt unfreundlich,
- die Auskunftskompetenz ist teilweise niedrig,
- der Telefonhörer wird abgelegt (man kann den Gesprächen der Empfangsdamen folgen) usw.

Bei den erfolgreichen Kliniken meldet sich ein „Gästeempfang", man wird freundlich begrüßt und kompetent verbunden.

Die telefonische Kontaktaufnahme ist die Visitenkarte des Dienstleisters, die den ersten Eindruck beim Kunden erzeugt. Leider gibt es keine zweite Chance für die Verbesserung eines ersten Eindrucks, womit Kliniken, die eine „schlechte" Visitenkarte abgeben, die eindeutigen Verlierer im Wettbewerb werden könnten. Sie erhalten gar nicht erst die Möglichkeit, ihre medizinischen Stärken auszuspielen.

Leitbildkonzepte

Deutschland besitzt unstreitig eine Spitzenstellung in der Medizin. Die deutschen Gesundheitsdienste, einschließlich des gesamten Kur-

und Reha-Wesens, genießen weltweit einen hervorragenden Ruf. Es gilt jetzt, diese Reputation aktiv zu vermarkten.

Die aktive Vermarktung von Gesundheitsleistungen ist bisher zu schwach. Es stellt sich also die Aufgabe, ein Leitkonzept zu entwickeln, das die Kräfte bündelt und eine professionell gestaltete Organisation mit dem Marketing von Gesundheitsleistungen betraut. Beides, die Organisation und die Vermarktungsleistungen, müssen finanziert, entwickelt und getestet werden, damit die „kritische Masse" für einen durchschlagenden Erfolg sichergestellt werden kann. Aber keine exzellente Marketingarbeit ohne ein gutes Produkt! Das bedeutet, daß nur Spitzenleistungen eine Chance haben, „Gesundheitstouristen" zu gewinnen und zu binden.

Marketingplattform „Med. in Germany"

Kriterien und Anspruch

Bedarfsträger, d. h. Patienten und Kunden für deutsche Gesundheitsdienste findet man zuallererst in Deutschland, zusätzliche wird man im Ausland finden und gewinnen.

Dafür muß eine Marketingplattform entwickelt und „instrumentiert" werden, die ein klares Profil erhält. Die Organisation könnte z. B. von einer zentralen medizin- bzw. gesundheitsorientierten Marketinggesellschaft aufgebaut und gesteuert werden.

Erst wenn die Positionierung und Profilierung der deutschen Gesundheitsdienste professionell und kraftvoll geschieht, werden wir den internationalen „Medizintourismus" auf unser Land lenken können. Sobald die Sogwirkung einsetzt und durch persönliches Erleben bestätigt wird, entwickelt sich eine positive Spirale nach oben. Dabei löst der Haupteffekt eine Reihe weiterer positiver Nebenwirkungen für die Regionen und das Umfeld der Gesundheitseinrichtungen aus:

- Nutzung der Ressourcen und Kapazitäten im Gesundheitswesen,
- zusätzlich hereinfließende Kaufkraft für Handel und Dienstleistungen im Umfeld,
- positives Image unseres Landes im Ausland durch zufriedene Gäste und Patienten.

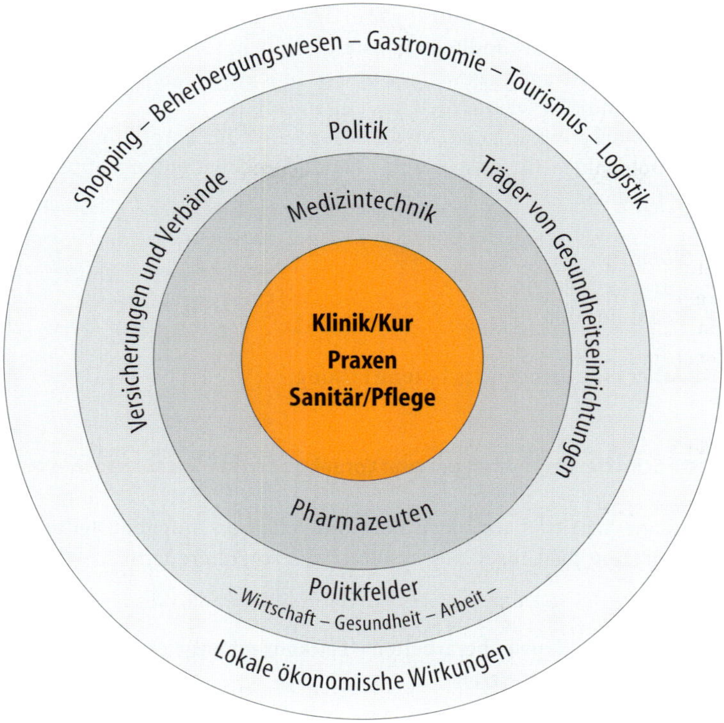

Abb. 21.1. Elemente des Dachkonzepts „Med. in Germany"

Abb. 21.1 zeigt die Wirkungen und den Nutzen für eine Reihe von Wirtschaftszweigen und Dienstleistungsbranchen im Umfeld von frequentierten Gesundheits-Einrichtungen in einer Region.

Es gibt bereits eine wachsende Zahl von ausländischen Patienten, vor allem in Universitätskliniken und Privatkliniken. Gemessen am möglichen Potential ist das wenig. Einige Kliniken, Kurorte oder Regionen beginnen in neuerer Zeit mit Aktionen. Die Wirkung von Einzelmaßnahmen kann aber nur punktuell sein oder bleibt auf bestimmte „Communities" in arabischen Ländern, Japan oder Rußland begrenzt. Damit geht wertvolle Zeit verloren.

Was in der Industrie und sogar in der Agrarwirtschaft Erfolg hatte, ist auch für die Gesundheitsdienste der einzig richtige Weg, um zusätzliche Nachfrage zu gewinnen und zu binden: Kundenorientierung, Qualität und Marketingarbeit aus einem Guß.

Ein Marketingkonzept „Med. in Germany“ für sorgfältig geplante Angebotspakete für ausgewählte Länder und Patientengruppen für die 3 Bereiche

- Vorsorge,
- kurative Medizin und
- Rehabilitation

ist daher eine dringend gebotene Lösung.

Erste Schritte, Empfehlungen zum Vorgehen

Folgende Schritte haben sich bei vergleichbaren Aufgabenstellungen bewährt, um die Umsetzung systematisch vorzubereiten:

Schritt 1: Grundlagen überarbeiten – Leitkonzept entwickeln – Realisierung strukturieren

Ein wesentlicher Bestandteil dieser Phase ist die Identifikation und Analyse bereits existierender Angebote für internationale Gesundheitstouristen. Diese Zielgruppe ist in den meisten Gesundheitsregionen schon vorhanden, ihr Verhaltensprofil und ihre Erwartungen an das Produkt werden aber kaum systematisch aufgenommen und analysiert, da es sich um teilweise „zufällige“ Kontakte handelt. Dieser Gruppe kommt aber eine wesentliche Bedeutung als Testgruppe zu, die in die kundenorientierte Entwicklung von Produkten mit einbezogen werden muß.

Schritt 2: Gründung einer Projektgesellschaft als Arbeitsinstrument für die Initiative

- Trägerverein/Förderverein als Träger,
- Sicherstellung der Finanzierung der Projektentwicklung,
- Gründung der Projektgesellschaft als Vorläufer der späteren Marketingplattform.

Schritt 3: Angebot und Vermarktung – Entwicklung von Leistungsprogramm und Marketingstrategie

Marketingkonzept (Leistungskomplexe und Selektion, Leistungsarchitektur).

Zur Erstellung des Marketingkonzeptes sollten folgende Punkte besondere Beachtung finden:

- Einbeziehung von ausländischen Gaststudenten, Gastassistenten bzw. -professoren in die Informationserhebung,
- Durchführung von Kundenzufriedenheitsanalysen an Patienten aus interessanten Quellregionen, die bereits aktuelle Gäste sind,
- Positionierung des Angebots,
- Potentialanalyse in den relevanten Märkten,
- Profilierung (Alleinstellungsmerkmale, Auftritt, Identität, Botschaften),
- Erfassung und Einbindung der Verstärker / überregionale Vernetzung (Gesundheitsprofil von Regionen!) / strategische Allianzen,
- Produktbündelung und Paketentwicklung,
- Qualitätsrichtlinien, Kriterienerfüllung, Training,
- Kommunikation,
- Dachkommunikation,
- Kommunikation der Pakete/Segmente,
- Vertrieb,
- Organisation,
- Instrumente (Patientenmarketing),
- Mittlerorganisation.

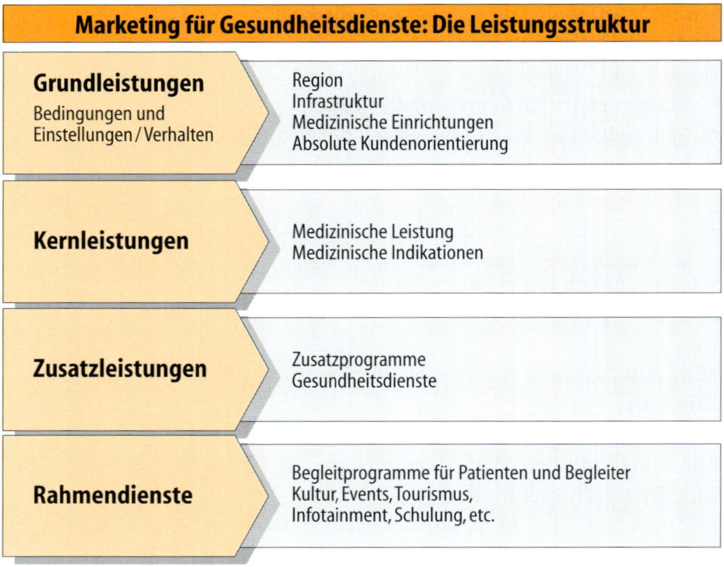
Marketing für Gesundheitsdienste: Die Leistungsstruktur
Grundleistungen
Bedingungen und Einstellungen / Verhalten
Region
Infrastruktur
Medizinische Einrichtungen
Absolute Kundenorientierung
Kernleistungen
Medizinische Leistung
Medizinische Indikationen
Zusatzleistungen
Zusatzprogramme
Gesundheitsdienste
Rahmendienste
Begleitprogramme für Patienten und Begleiter
Kultur, Events, Tourismus,
Infotainment, Schulung, etc.

Abb. 21.2. Marketing für Gesundheitsdienste: Die Leistungsstruktur

Mit der Durchführungsplanung sollen u.a. folgende zentrale Fragen beantwortet werden (s. auch Abb. 21.2):

- Welches sind die Zielgruppen, die als erstes angesprochen werden sollen?
- Welche Anforderungen haben sie an die Produktgestaltung?
- Wer kann diese Leistungen anbieten, welche Partner müssen gewonnen werden?
- Welche ergänzenden Maßnahmen müssen ergriffen werden, um die Attraktivität der Angebote sicherzustellen? (z.B. Zweisprachigkeit des Personals).

Insbesondere die Vermarktung medizinischer Spitzenleistungen in Auslandsmärkten bedarf einer den Erfordernissen der Zielgruppe angepaßten Standardisierung und Positionierung. Nur durch die Einbindung aller mit der medizinischen Grundleistung in direktem Zusammenhang stehenden Regeln und Tätigkeiten zu einer Einheit entsteht ein „Produkt".

Die genannten Schritte münden in einen detaillierten Umsetzungsplan, der zunächst für einige Regionen ausgearbeitet und getestet werden sollte. Parallel zu erfolgreich verlaufenden Tests kann die überregionale Marketingplattform ins Leben gerufen werden und die Projektentwicklungsgesellschaft beenden oder sie in der endgültigen Organisation aufgehen lassen.

Literatur

Ärzte-Zeitung (24.02.1997)
Handelsblatt (10.03.1998)
Handelsblatt (16.06.1998)
Handelsblatt (30.06.1998)
Deutscher Bäderverband (1997)
DZT-Studie (1997)
European Travel Monitor
Statistisches Bundesamt (1998) Statistisches Jahrbuch
World Health Report (1998)

22 Die Weiterentwicklung der Medizin in Wissenschaft und Ausbildung im 3. Jahrtausend

Zum Thema

Die wissenschaftliche Medizin verfügt über ein umfangreiches Wissen, das organbezogen systematisiert wurde und in Einzelfächer aufgeteilt ist. So existieren die innere Medizin, die Augenheilkunde, die operative Medizin oder Psychologie als selbständige Disziplinen mit geringer Beziehung und Kommunikation untereinander. Insgesamt kommt die Hauptperson, der Mensch, häufig zu kurz und es gibt bis heute keinen integrativen theoretischen Ansatz, der die Fachdisziplinen zusammenführt. Erkrankungen der Haut, wie beispielsweise die Neurodermitis, werden kaum in den Kontext mit Erkrankungen der Organe oder psychischen Veränderungen gebracht, obwohl allein der gesunde Menschenverstand hier schon Rückschlüsse zuläßt.

Medizinische Anthropologie

Eine ganzheitliche Wissenschaftstheorie in der Schulmedizin ist dringend notwendig, aber sicherlich sehr schwierig zu erreichen, zumal sich die Wissenschaft seit über 100 Jahren immer mehr mit Details in den unterschiedlichen Fachdisziplinen und Einzelwissenschaften auseinandergesetzt hat (Vogler 1972). Dies hat zu enormen Erfolgen in therapeutischen Ansätzen geführt, aber auch zu vielen Fehlentwicklungen und Trugschlüssen.

Nach Victor von Weizsäcker sind *Naturerkenntnis, Menschenerkenntnis und persönliche Kunstfertigkeit* sicherlich die wesentlichen Grundpfeiler der Medizin. Die Naturwissenschaft hat zu revolutionären Erkenntnissen über Prozesse der belebten und unbelebten Natur geführt. Auch die Kunstfertigkeit des therapeutischen Handelns wurde bis hin zur Entwicklung der Mikrotherapie, Labormedizin oder Navigationstechniken zur Operation auf ein extrem hohes Niveau gebracht, wobei in den letzten Jahrhunderten die Menschenerkenntnis vernachlässigt worden ist.

In Zukunft dürfen die Entwicklungen jedoch nicht dem Zufall überlassen bleiben, sondern das Wesentliche in der Medizin, nämlich das „Menschliche im Menschen" wie es schon von Weizsäcker (1948) definierte, muß erkannt, erforscht und systematisiert werden. Auf dieser Ebene muß das erforschte Wissen über den kranken Menschen integrativ in einer *übergeordneten Wissenschaftsdisziplin*, nämlich der *„medizinischen Anthropologie"* zusammengeführt werden.

Beispiel: Chinesische Medizin als medizintheoretisches System

Die medizinische Anthropologie hat in Zukunft die Aufgabe, eine ganzheitliche Medizintheorie zu entwickeln.

Wie beispielsweise in der chinesischen Medizin, die in sich ein relativ abgeschlossenes Medizinsystem und wissenschaftstheoretisches Konzept beinhaltet, muß die medizinische Anthropologie als eigenständige wissenschaftliche Disziplin in Zukunft eine ganzheitliche Medizintheorie entwickeln, die die Erkenntnisse und medizinischen Konzepte aller Fachdisziplinen mit einschließt.

Diese sollte neben den naturwissenschaftlichen Erkenntnissen und Fakten des menschlichen Organismus die Erkenntnisse der biologischen Evolution und die geistige Entwicklung des Menschen beinhalten. Dieser Ansatz einer medizinischen Anthropologie würde weiterhin das Einbinden der menschlichen Existenz im Kosmos mit den philosophischen Aspekten des Daseins umfassen. Die Gesamtschau von Körper, Seele und Geist, die die Individualität des Menschen prägt, sowie die historische und medizinische Geschichte des Individuums im Kontext der Gesellschaft und der Kulturen wäre ein weiterer wesentlicher Bestandteil. Die Entwicklung zur individuellen Persönlichkeit unter Einbeziehung des Charakters, der Familie und des sozialen Umfeldes muß aus dem traditionellen Kontext von Vorfahren und geschichtlicher Entwicklung erklärbar werden.

Gesamtverständnis für Krankheitsprozesse entwickeln.

Dies und die Einflüsse des kulturellen und ökologischen Umfelds müssen in das Gesamtverständnis für Krankheitsprozesse und die daraus ableitbaren Therapieansätze eingehen.

Die medizinische Anthropologie als eigenständige wissenschaftliche Disziplin würde integrativ diese Ansätze mit den Erkenntnissen aus Schulmedizin und Medizintheorien aus anderen Kulturen im Sinne einer medizinischen Ethnologie verbinden. Erkenntnisse zur Vorsorge, Therapie, Rehabilitation und Einflüssen der Umwelt bzw. Umweltzerstörung und der soziokulturellen Veränderungen auf die Krankheitsentstehung und die Konzepte zur Gesundung aus den unterschiedlichen Theoriesystemen müssen wissenschaftlich analysiert und in ein zukünftiges Theoriegebäude mit einbezogen werden.

„Das Ganze ist mehr als die Summe seiner Teile" wurde schon im Altertum von Hesiod formuliert. Bezogen auf die Medizin, bedeutet diese wesentliche Aussage, daß man auf einen Menschen nicht aufgrund der Summe der Einzelbestandteile wie Zellen, Nerven, Gefäßen usw. und der Eigenschaften der Organe oder Organsysteme rückschließen kann, schon gar nicht auf das Individuum! Gesundheit und Krankheit sind immer auf eine individuelle Persönlichkeit bezogen. Diese unsere eigene Persönlichkeit und damit auch unsere Krankheitsgeschichte sind einzigartig. Auch durch die Evolution von Organsystemen über die Jahrtausende und Jahrmillionen ist bei einem Evolutionssprung die neue Qualität der intellektuellen Leistungsfähigkeit, des psychologischen Persönlichkeitsprofils und der seelischen Entwicklung der gesamten Menschheit oder Tierwelt, aber auch von jedem Individuum in gar keiner Weise voraussagbar. Auch läßt die Analyse von Organen oder Zellsystemen keine Rückschlüsse auf das typisch Menschliche oder Tierische zu. Die Qualitätssprünge in der Evolution in den nächsten Jahrmillionen sind auf der Basis einer rein organbezogenen medizinischen Theorie nicht erklärbar bzw. voraussehbar.

In tiefem Respekt vor der Natur und der wunderbaren Entwicklung des Menschen und der Erhaltung des Menschlichen auch im soziokulturellen Kontext ist eine medizinische Wissenschaftstheorie, und hier vornehmlich die medizinische Anthropologie, von höchster Bedeutung. Es besteht die kulturelle, ökologische und politische Verpflichtung, unter dieser Aufgabenstellung in das nächste Jahrtausend hineinzugehen, um die menschliche Evolution in Zukunft bewußt mitgestalten zu können und nicht dem Zufall zu überlassen.

Die Gesundheitswissenschaft als zukünftige universitäre Herausforderung

Ein Überblick über die wesentlichen Bereiche für die Ausbildung und alte wie neue Berufsfelder ist in Abb. 22.1 dargestellt.

Die Weiterentwicklung der Medizin und die studentische Ausbildung im 21. Jahrhundert

Norbert Krüger

Wie muß eine zukünftige medizinische Ausbildung an der Schwelle zum 21. Jahrhundert, unter dem Blickwinkel einer zukünftigen medizinischen Wissenschaftstheorie, aussehen? Viele gesellschaftliche Teilbereiche werden gegenwärtig einer kritischen Revision auf ihre Tauglichkeit für die Zukunft unterworfen. Ein Blick auf den derzeitigen Stand der medizinischen Ausbildung macht deutlich, daß schon heute eine Inkongruenz zwischen dem universitär vermittelten Wissen und den Anforderungen an die ärztliche Praxis festzustellen ist. Die Kritik richtet sich insbesondere auf den nach wie vor additiven Stoffkanon, das mechanistisch-naturwissenschaftliche Wissenschaftsverständnis, die passiv ausgerichteten Lehr- und Lernformen, die Trennung der Ausbildung in Vorklinik und Klinik und, daraus resultierend, die Dominanz der praktischen Ausbildung im rein klinisch-stationären Umfeld. Zunehmend werden auch Defizite im Bereich der Allgemeinmedizin, der Epidemiologie, der Bevölkerungsmedizin, der Psychologie und der Gesundheitsökonomie ausgemacht.

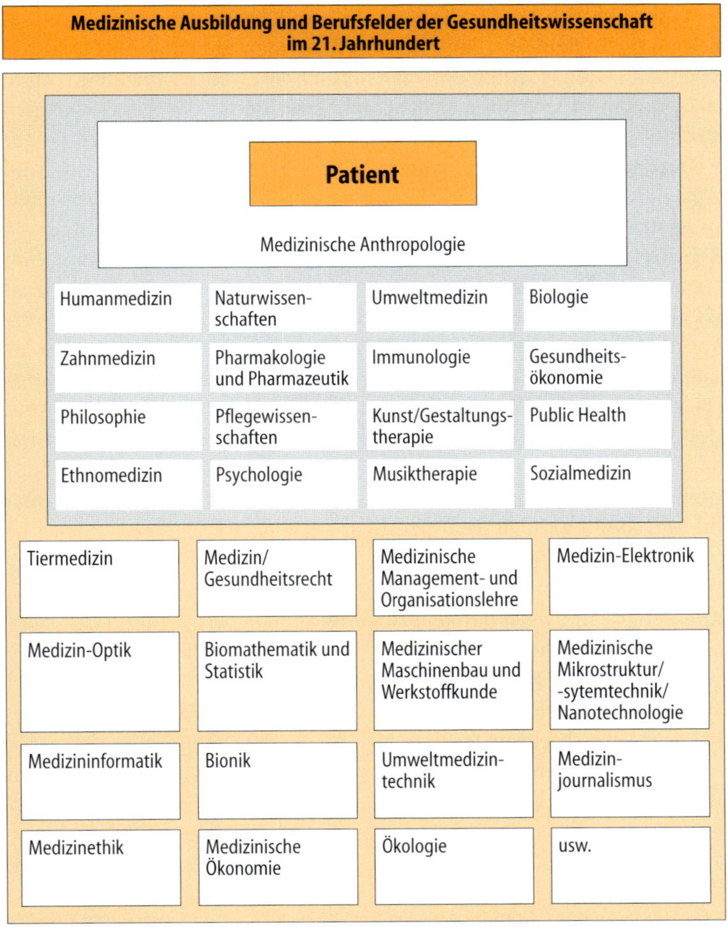

Abb. 22.1. Medizinische Ausbildung und Berufsfelder der Gesundheitswissenschaft im 21. Jahrhundert

Offensichtlich gilt für die Medizin Ähnliches wie für die Gesamtgesellschaft: Defizite werden erkannt, Reformen angemahnt, Zukunftsvisionen in Teilaspekten entworfen. Doch nur wenig ist letztendlich in den letzten Jahrzehnten geschehen. Eine Reihe der gegenwärtigen Probleme in der medizinischen Ausbildung wurden bereits vor langer Zeit offenkundig, aber nur wenige Reformuniversitäten im In- und Ausland haben – z.T entgegen dem Willen der politischen Entscheidungsträger und der wissenschaftlichen Standesvertretungen – Schritte zu einer Verbesserung der Lehre unternommen. In dieser Situation über die Ausbildung im 21. Jahrhundert nachzudenken ist so, als würde man den zweiten vor dem ersten Schritt tun. Doch unverkennbar ist, daß die jetzt ihr Studium beginnenden Medizinstudierenden ihr erstes Examen ungefähr im Jahr 2004 ablegen werden. Wissenschaftlicher Erkenntnisfortschritt, die Technologieentwicklung und der Wandel gesamtgesellschaftlicher Rahmenbedingungen werden sich nicht aufhalten lassen. Daher ist nicht der Blick zurück, sondern in die Zukunft Grundvoraussetzung für die Gestaltung adäquater Ausbildungsbedingungen und -inhalte.

Alte Defizite und neue Herausforderungen an die medizinische Ausbildung

Welche Anforderungen werden an die Mediziner des nächsten Jahrhunderts gerichtet werden?

Für die meisten angehenden Ärzte wird diese Frage auf den ersten Blick unschwer zu beantworten sein. Aus ihrem individuellen Selbstverständnis heraus ist das Heilen von Krankheiten, möglicherweise auch die Vorbeugung von Krankheiten ihr zentrales Aufgabengebiet. Dazu bedienen sie sich im Idealfall aller verfügbaren technologischen Möglichkeiten und allen existierenden Wissens. Inwieweit sie in ihren Handlungsmöglichkeiten und ihrer täglichen ärztlichen Praxis jedoch von einer Vielzahl teilweise unterschiedlicher Interessen und Einschränkungen beeinflußt werden, wird vielen Ärzten oftmals erst im Moment der persönlichen, individuellen Betroffenheit deutlich. Eine wesentliche Aufgabe wird es daher zukünftig sein, die angehenden Ärzte für die komplexen Zusammenhänge zwischen Gesundheit und Krankheit, Individualmedizin und Bevölkerungsmedizin, Hochleistungsmedizin und Primärmedizin, medizinisch Sinnvollem und volkswirtschaftlich Nötigem zu sensibilisieren.

Politisch-ökonomische Rahmenbedingungen

Die Gesundheitspolitik nimmt zunehmend Einfluß auf die Gestaltung der Gesundheitsversorgung der Bevölkerung. Eine genauere Betrachtung der Zielsetzungen zeigt im wesentlichen *5 zentrale Dimensionen zukünftiger Gesundheitspolitik:*

1. Analyse der individuellen und bevölkerungsbezogenen medizinischen Versorgung unter dem Aspekt von Leistung und Qualität *(Entwicklung von Leitlinien).*
2. Betrachtung der medizinischen „outcomes“ *(Analyse der Effektivität).*
3. Bewertung der Angemessenheit medizinischer Leistungen in Relation zum körperlichen, seelischen und sozialen Nutzen des Patienten *(Analyse der Effizienz).*
4. Stärkung der Eigenverantwortung von Versicherten im Hinblick auf die Erhaltung von Gesundheit *(Prävention)* und die Sensibilisierung für eine sinnvolle Inanspruchnahme medizinischer Leistungen.
5. Erprobung und Förderung von disziplinübergreifenden, ergebnisorientierten Vergütungs- und Versorgungsformen (z. B. Gemeinschaftspraxen, Hausarztmodelle etc.).

Gesundheitsversorgung wird hochgespielt zu einem volkswirtschaftlichen Problem.

Die gesundheitspolitischen Zielsetzungen werden die medizinische Versorgung und das ärztliche Handeln in Zukunft deutlich stärker beeinflussen als z. Z., wie an der Menge der gesundheitspolitischen (Willkür-) Entscheidungen der letzten Jahre, insbesondere auf der legislativen Ebene, deutlich abzulesen ist. Dies betrifft sowohl die stationäre als auch die ambulante Versorgung. Obwohl die Ausgaben für Gesundheit in Deutschland im internationalen Vergleich lediglich eine Mittelposition einnehmen, geistert seit Jahren das „*Gespenst der Kostenexplosion*“ durch die Gesundheitspolitik. Gesundheitsversorgung wird zunehmend zu einem zentralen volkswirtschaftlichen Problem hochgespielt.

Bisher undenkbare Therapie- und Diagnosemöglichkeiten durch die Fortschritte der Medizintechnologie.

Aufgrund der Fortschritte in der Medizintechnologie und der Pharmakologie stehen der Medizin heute und in Zukunft Möglichkeiten in Diagnose und Therapie offen, die noch bis vor wenigen Jahren undenkbar schienen. Insbesondere die Molekularbiologie, die Gentechnik sowie die bildgebenden Verfahren öffnen ungeahnte Perspektiven in bezug auf eine Optimierung und möglicherweise auch patientengerechtere Behandlung vieler Krankheitsbilder. Auf der anderen Seite sehen sich die Kostenträger aufgrund mangelnder Einnahmen kaum noch in der Lage, die Kosten für eine immer leistungsfähigere Medizin zu tragen. Rationalisierung vor Rationierung ist daher das Gebot der Stunde – mit den bekannten Auswirkungen im stationären und ambulanten Versorgungsbereich.

Wie jedoch wirken sich die politischen und ökonomischen Veränderungen auf die medizinische Versorgung bzw. die medizinische Ausbildung aus?

Ärzte spüren den ökonomischen Druck auf vielfältigste Weise. Im ambulanten Sektor erfahren niedergelassene Mediziner finanzielle Einschränkungen durch neue Honorierungssysteme (z. B. der einheitliche Bewertungsmaßstab, EBM). Im Gegenzug reagiert die Ärzteschaft mit einer Ausweitung des Leistungsumfangs oder der Beteiligung an neuen Organisationsformen (z. B. Praxisnetzwerken). Eine Minderheit versucht durch Abrechnungsmanipulationen die veränderten finanziellen Rahmenbedingungen zu umgehen. Die Veränderung der wirtschaftlichen Grundlagen steigert zudem in verstärktem Maß Konkurrenz und Wettbewerb, insbesondere im ambulanten Bereich. Bereits heute werden sich Ärzte in eigener Praxis stärker als bisher als Kleinunternehmer verstehen müssen, die – wollen sie auf dem Gesundheitsmarkt bestehen – durch intelligente Kooperationen und innovative, auch berufsgruppenübergreifende Zusammenarbeit Ressourcen sparsam und sinnvoll einsetzen müssen. Die Etablierung von Qualitätszirkeln und eine ständige Weiterbildung werden unter dem Aspekt der Wettbewerbsorientierung und der Existenzsicherung zur zwingenden Notwendigkeit.

Die medizinische Ausbildung muß diesen Gesichtspunkten Rechnung tragen.

Ärzte müssen bereits während ihres Studiums und begleitend zur wissenschaftlichen und fachdisziplinären Ausbildung auf die betriebs- und volkswirtschaftlichen Rahmenbedingungen ihres Handelns vorbereitet werden. Dazu zählt eine frühzeitige Sensibilisierung für den möglicherweise abnehmenden ökonomischen Grenznutzen der Medizintechnologie und den damit verbundenen Möglichkeiten der Patientenbehandlung sowie die Fähigkeit zur ständigen, reflektierten und patientenfreundlichen Auswahl und Balance zwischen dem medizinisch Machbaren und dem ökonomisch Vertretbaren unter dem Anspruch einer menschenwürdigen und leistungsstarken Patientenversorgung.

Die Bedeutung der primärärztlichen (hausärztlichen) Versorgung für die Ausbildung

Chronische Krankheiten entstehen als Ergebnis eines länger andauernden Prozesses degenerativer Veränderung somatischer oder psychischer Zustände und haben häufig Behinderungen zur Folge. Sie sind in der Regel nicht heilbar, jedoch in vielfältigster Form therapierbar.

Bedeutungshierarchie chronischer Krankheiten.

Die Behandlung chronischer Krankheiten gilt in Deutschland noch immer als geringwertiger als die Akutmedizin. Im medizinischen System hat sich eine Bedeutungshierarchie chronischer Krankheiten herausgebildet, die jedoch die Bedeutung der Krankheit für den individuell betroffenen Patienten völlig außer acht läßt. An der Spitze der Hierarchie stehen Erkrankungen, die aufgrund biomedizinischer Leistungen als therapierbar gelten, wie z.B. Bluthochdruck, Fettstoffwechselstörung und koronare Herzerkrankungen. Am anderen Ende finden sich die nicht oder wenig erfolgreich behandelbaren Erkrankungen, wie degenerativ rheumatische Erkrankungen, Hirnabbauerkrankungen wie Alzheimer-Krankheit. Die Zuständigkeit für chronisch Kranke liegt in der Regel bei Allgemeinmedizinern und Internisten. Nahezu die Hälfte aller ärztlichen Kontakte mit einer chronischen Krankheit als Anlaß entfallen auf Allgemeinärzte, weitere 18 % auf Internisten. Rund 23 % der chronischen Krankheiten entfallen auf Störungen des Herz-Kreislauf-Systems, gefolgt von Krankheiten des Haltungs- und Bewegungsapparates (14,2 %).

Im Zusammenhang mit der Veränderung des Altersaufbaus der Bevölkerung und der Verschiebung des Krankheitsspektrums in Richtung chronisch-degenerativer Erkrankungen und Vielfacherkrankungen bei einem Patient, erfährt die Allgemein- bzw. ambulante Versorgung einen zunehmenden Bedeutungsgewinn. Chronische Verschleißerkrankungen erfordern zukünftig veränderte Versorgungsstrukturen mit gleichzeitig „vernetzten", vorsorgenden, heilenden, rehabilitativen und pflegerischen Angeboten mit entsprechend reduzierten bzw. verbesserten Schnittstellen. Das Krankheitsgeschehen ist in der Regel äußerst komplex und von langer Dauer. Die primärärztliche Ausbildung muß dies zukünftig als zentrale Aufgabe begreifen und neben der Sicherstellung von Grundlagenwissen auf vielen Fachgebieten die Vermittlung spezifischer Kenntnisse und Fähigkeiten gewährleisten, deren wichtigste die Integration und Gewichtung somatischer, psychischer und sozialer Aspekte unter differentialdiagnostischen Gesichtspunkten darstellen.

Der Hausarzt als Gesundheitsmanager – auch darauf muß in der Ausbildung vorbereitet werden.

Die Rolle des Hausarztes wird in Zukunft mehr der eines Managers vergleichbar sein. Er therapiert, koordiniert, berät und informiert seine Patienten und führt sie als Experte für das Allgemeine in der Medizin (gate-keeper = Torwächter) durch die unterschiedlichen medizinischen und nichtmedizinischen Versorgungsangebote zur Sicherstellung eines kontinuierlichen, abgestimmten Behandlungsprozesses. Für diese umfassenden und höchst komplexen, patientenorientierten Aufgaben stellt die klassische medizinische Ausbildung bislang nur unzureichende Qualifizierungsmöglichkeiten – weder im grundständigen Studium noch in entsprechenden Fort- und Weiterbildungsmodulen – zur Verfügung.

Die derzeitige medizinische Ausbildung weist große Defizite auf.

Im Gegenteil: Die derzeitige ärztliche Ausbildung vermittelt Studierenden medizinische Inhalte und Methoden anhand von wenigen ausgewählten Einzelerkrankungen an den Universitätskliniken, die nur ca. ein Tausendstel der ambulant zu behandelnden Patienten repräsentiert. Aus dieser sehr einseitigen Ausbildungssituation resultieren eine Reihe der *beklagten Defizite:*

- Viele Erkrankungen aus dem Bereich der – die tägliche Praxis bestimmenden – Grundversorgung werden im Studium nicht gesehen, die Betreuung der betreffenden Patienten wird somit kaum erlernt.
- Das unreflektierte Erleben der verzerrten „universitären Bedeutung" führt bei Studierenden zu irrigen Vorstellungen und Erwartungen hinsichtlich des tatsächlichen, in der Bevölkerung epidemiologisch gegebenen Krankheitsspektrums.
- Die für eine Klinik typische isolierte Darstellung von Einzelsymptomen einer bekannten Erkrankung trägt dazu bei, daß junge Ärzte mehr darauf vorbereitet werden, Patienten mit bestimmten, klar definierten Symptomen zu sehen. Die richtige Einordnung und Bewertung unspezifischer – nicht lehrbuchmäßiger – Angaben von Patienten, das Herausfinden von einer oder mehreren Ursachen einer Erkrankung und die Berücksichtigung eines komplexeren Krankheitshintergrunds bleiben weitgehend unbeachtet.
- Die Ausblendung der hausärztlichen Betreuungsaufgaben aus dem Blickfeld der Studierenden führt zu einer Hierarchisierung der ärztlichen Handlungsfelder, wobei die Allgemeinmedizin derzeit noch aufgrund ihres i. d. R. weniger spektakulären Verantwortungsbereichs in der Wahrnehmung von Medizinern den untersten Rang belegt.
- Die Bedeutung und Effektivität eines Netzwerks von möglichen Therapieanbietern verschiedener Fachdisziplinen wird nicht erkannt (Fachärzte, Krankengymnasten, Psychologen, etc.).

Technologische Rahmenbedingungen

Technologische Entwicklung – Chance und Risiko zugleich.

Die technologische Entwicklung im Gesundheitswesen ist in den Augen vieler Betroffener Chance und Risiko zugleich. Zu unterscheiden ist zwischen

- der Medizintechnologie, die sich in der steigenden Zahl immer leistungsfähigerer medizinischer (Groß-)Geräte und Interventionsverfahren widerspiegelt,
- dem generellen Einsatz von Informationstechnologie, insbesondere im Bereich der Kommunikation (elektronische Patientenakte) und der Vernetzung der verschiedenen Beteiligten im Gesundheitswesen sowie des Wissens- und Informationsmanagements,
- der Informationstechnologie als zukünftigem Lehr- und Lernmedium in der medizinischen Ausbildung.

Alle oben genannten Bereiche werden die medizinische Versorgung und das ärztliche Handeln nachhaltig verändern.

Auf der systemischen Ebene wird es Ärzten zukünftig möglich sein, individuelle Patientendaten in kürzester Zeit abzurufen, medizinische Interventionen anderer Fachkollegen einzusehen und Behandlungsverläufe (stationär, ambulant) nachzuverfolgen. Auf der Diagnose- und Behandlungsebene wird die Informationstechnologie die bestehenden Möglichkeiten optimieren helfen, neue Therapieverfahren entstehen zu lassen und bislang kaum oder schwer durchführbare Operationen zu ermöglichen (z. B. minimal invasive Verfahren, Mikrotherapie).

Die Möglichkeiten potenzieren sich. Die Aufgabe der medizinischen Ausbildung kann es daher nicht sein, angehende Ärzte voll umfänglich mit allen hochspezialisierten technologischen Neuerungen vertraut zu machen.

Junge Ärzte müssen lernen, die Chancen der Informationstechnologie zu nutzen.

Wesentliches Ziel muß es sein, in den jungen Medizinern die Fähigkeit zur Auswahl und Bewertung der technologischen Möglichkeiten zu entwickeln und sie zu befähigen, sich in einem Prozeß ständigen Lernens der Chancen der Informationstechnologie zu bedienen, ohne die damit verbundenen Risiken zu ignorieren. Je größer die vermeintlichen oder realen Verbesserungen durch zusätzlichen Technologieeinsatz sind, um so mehr ist eine Sensibilisierung für die Gefahren eines unkritischen Einsatzes von Technologie unter ethischen und psychosozialen Aspekten erforderlich.

Die Rolle der medizinischen Fakultäten bei der Weiterentwicklung der medizinischen Ausbildung

Die medizinischen Fakultäten deutscher Universitäten, die für die Ausbildung von Ärztinnen und Ärzten verantwortlich sind, haben auf die sich deutlich veränderten medizinischen, gesellschaftlichen und ökonomischen Rahmenbedingungen keine oder nur geringe Korrekturen im Curriculum vorgenommen. Bisher wurden meist Einzelfragen der Forschung und weniger Fragen zur Verbesserung des Gesundheitssystems oder der medizinischen Ausbildung erfolgreich diskutiert und in Konzepten umgesetzt.

Die Defizite in der medizinischen Ausbildung wurden meist mit der Neueinführung weiterer Fächer beantwortet. Im Jahr 1953 waren noch 12 Prüfungsfächer im Staatsexamen vorgeschrieben, 1998 waren es 60 Prüfungsgegenstände für die Staatsprüfung. In einigen anderen Ländern hat dagegen diese Kritik zu einem grundlegenden Überdenken der Ausbildungsziele mit z.T erheblichen Umstrukturierungen des Studienablaufs geführt. Die seit über 30 Jahren andauernde Diskussion um die Änderung der Approbationsordnung hat bisher zu keiner grundlegenden Verbesserung der medizinischen Ausbildung geführt, wobei insbesondere keine fach- und fakultätsübergreifende Konzeption an deutschen medizinischen Fakultäten zu erkennen ist. Die Wissensvermittlung bleibt fachbezogen, studentische Eigeninitiative wird durch hohe zeitliche Inanspruchnahme durch das Studium und durch viele Verordnungen, die wenig Handlungsspielraum lassen, erschwert. Der Praxisbezug und die Praxisanteile in der Ausbildung sind bisher trotz einiger Bemühungen defizitär. Die Bedeutung der Vorsorge und Rehabilitation werden in den Lehrinhalten kaum wahrgenommen; ebenfalls nicht die Auseinandersetzung mit dem Sterben, der Trauerbewältigung, aber auch gesundheitsökonomischen Fragen etc.

Einseitiges Faktenwissen durch rezeptives Lernverhalten.

Ebensowenig sind sich wandelnde Anforderungen von Patient und Gesellschaft an den Arzt, im Sinne von Gesundheitsförderung, in der Ausbildung bisher kaum berücksichtigt. Die überwiegend in schriftlicher Form durch Stellen von Multiple-Choice-Fragen durchgeführte Staatsprüfung führt zu einem auf einseitiges Faktenwissen orientiertes, rezeptives Lernverhalten. Teamorientierung, vernetztes Denken, die Fähigkeit zu integrativen medizinischen Ansätzen und Managementqualitäten werden durch die derzeitig praktizierte Ausbildung kaum gefördert.

Die Perspektiven für eine bessere medizinische Ausbildung in der Zukunft ergeben sich, neben der Beachtung der das Gesundheitssystem konstituierenden Rahmenbedingungen, insbesondere aus einer kritischen Reflexion des Bestehenden.

Ein zentrales Ziel der zukünftigen Ausbildung sollte die systemische Vernetzung von Forschung und Lehre im Netzwerk der ambulanten und stationären Versorgung sein.

Die Entwicklung der Studierenden zu lernfähigen Arztpersönlichkeiten sollte im Vordergrund stehen.

Dabei muß der problemorientierte und patientengerichtete Zugang zu den Fachinhalten das alte, starre Lehrgebäude ersetzen. Im Vordergrund des Lehr- und Lernprozesses sollte dabei die Entwicklung der Studierenden zu lernfähigen Arztpersönlichkeiten stehen. Wesentliche Elemente im Rahmen dieses Prozesses sind:

- Eine solide Wissensbasis, die im begleiteten Selbststudium erarbeitet wird, unterstützt durch die Möglichkeiten computerbasierter, interaktiver und multimedialer Wissensvermittlung.
- Das Erarbeiten von Wissen und Training von Fertigkeiten durch Lehr-Lern-Zyklen zwischen Studierenden und Tutoren im Rahmen eines modernen, analytischen Konzepts des „problemorientierten, fallbezogenen Lernens".
- Die Vermittlung von kritischem Denken, die Unterstützung in der persönlichen Verhaltensentwicklung und die Ausbildung von erfahrungsbasierter Wahrnehmung durch einen permanenten Dialog zwischen den Lehrenden und den Studierenden.
- Das Begreifen der Leistungsfähigkeit medizinischer Netzwerke.

Ausblick

Das Medizinstudium wird sich ändern müssen; dies entspricht einer Wissenschaft, die im Vergleich zu anderen Wissenschaftsgebieten einem ständigen, hochdynamischen Wandel unterworfen ist. Noch vor 150 Jahren war der Mediziner von seiner gegenwärtigen Rolle als hochspezialisiertem Krankheitsexperten und *„Mediziningenieur"* weit entfernt. Vieles von der „ärztlichen Kunst" und von der humanistischen Seite des Arztberufs scheint leider bisher im Laufe der zunehmenden (technischen) Möglichkeiten verloren gegangen zu sein. Das Rollenverständnis ist komplexer geworden, die Anforderungen an den Arzt sind gewachsen und werden auch in Zukunft weiter zunehmen. Neben die Beherrschung von Fachwissen und die damit verbundenen psychosozialen Inhalte wird ein breit gefächertes Spektrum an Zusatzqualifikationen treten. Dabei wird es sich in erster Linie um Schlüsselqualifikationen handeln, die von der Beherrschung der Informationstechnologie über solide betriebs- und volkswirtschaftliche Kenntnisse hin zu persönlichkeitsbezogenen Aspekten, wie z. B. Konflikt-, Team- und Handlungsfähigkeit, reichen. Es erscheint zunehmend schwierig, die wesentlichen Lerninhalte zu definieren. Definierte Ziele können immer nur vorläufige sein und sollen in einem ständigen Prozeß an die fortschreitende Entwicklung angepaßt werden.

Aus heutiger Sicht sollten *Ärztinnen und Ärzte nach Abschluß ihres Studiums*

- über ausreichende Kenntnisse, Fertigkeiten und Fähigkeiten verfügen, um an der ärztlichen Primärversorgung (Hausarzt, ambulante Medizin) teilnehmen zu können,
- befähigt sein, ärztliche Entscheidungen unter Berücksichtigung ethischer, ökologischer und ökonomischer Aspekte zu treffen,
- die eigene Kompetenz einschätzen und im Team kooperieren können,
- bereit und in der Lage sein, sich in eigener Verantwortung kontinuierlich fortzubilden (*lebenslanges Lernen*),
- befähigt sein, wissenschaftlich zu denken und zu arbeiten,
- Wissen und Fertigkeiten zielgruppengerecht an Patienten, deren Angehörige sowie medizinisches Fachpersonal weitergeben können,

- in der Lage sein, in vernetzten Systemen und Lösungsansätzen mitzuarbeiten, die patientenschonendere Verfahren bei gleichzeitiger Effizienzsteigerung zum Ziel haben,
- eine ständig weiter lernende Persönlichkeit werden.

Zur *Zielerreichung* sind folgende *Maßnahmen* geeignet:
- problemorientiertes Lernen,
- frühzeitiger Patientenkontakt,
- Anleitung zur Teamorientierung,
- Aufhebung der Trennung zwischen Vorklinik und Klinik zugunsten eines fachübergreifenden, organbezogenen Gestaltungsprinzips,
- praxisnahe Ausbildung bei Betonung der primärärztlichen Versorgung,
- Entwicklung von Programmen zur internen Qualitätssicherung in der Lehre (Evaluation, „teachers training"),
- Erwerb psychosozialer und gesellschaftsbezogener Kompetenzen,
- Planung und Entwicklung von Ausbildungsmodulen auf der Basis eines gesundheitswissenschaftlichen Gesamtkonzepts,
- Erwerb von Kompetenzen im Management,
- Lernen in multimedialen Bezügen.

Der grundlegende Wandel in der medizinischen Ausbildung kann gelingen, wenn die medizinischen Fakultäten den notwendigen gestalterischen Freiraum erhalten und die entsprechende Verantwortung für eine patienten- und problemorientierte, praxis- und primärärztlich bezogene Ausbildung übernehmen. Dies bedeutet eine radikale Abkehr vom Fächerkanon, eine Verringerung des Lehrstoffs, ein verändertes teamorientiertes Rollenverständnis von Dozenten und ausgebildeten Ärztinnen und Ärzten. Der Erfolg der Ausbildung hängt im wesentlichen ab von der Qualität der Lehre und der Eigeninitiative der medizinischen Fakultäten.

Literatur

Helmich P (1997) Primärärztliche Patientenbetreuung. Lehre – Forschung – Praxis. Stuttgart

Humboldt-Universität Berlin (1998) Materialien zum Reformstudiengang Medizin

Robert-Bosch-Stiftung (1989) Das Arztbild der Zukunft

Vogler P (1972) Disziplinäre Methoden, Kontext und Menschenbild. In: Gadamer HG, Vogler P (Hrsg) Neue Anthropologie, 6 Bd. Thieme, Stuttgart, S 152–194

Weizsäcker V von (1948) Grundfragen medizinischer Anthropologie. Frische, Tübingen

Weizsäcker V von (1950) Diesseits und jenseits der Medizin. Koehler, Stuttgart, S 49

Weizsäcker V von (1951)Der kranke Mensch, eine Einführung in die Medizinische Anthropologie. Koehler, Stuttgart

Wissenschaftsrat (1992) Leitlinien zur Reform des Medizinstudiums

Die enormen Entwicklungen und Veränderungen der heutigen Zeit revolutionieren sämtliche medizinischen Fachdisziplinen.

Zum Thema

Die enormen Entwicklungen der Hightech-Medizin revolutionieren schon jetzt vor allen Dingen die chirurgischen Fächer; so brechen die medizinischen Fachdisziplinen auf, und die Berufsbilder ändern sich. Epochen des Wandels haben in der Geschichte der Menschheit immer heftige Kontroversen zwischen Befürwortern und Gegnern hervorgerufen.

Die enormen Veränderungen der heutigen Zeit betreffen alle Völker dieser Erde. Hochleistungen und Katastrophen sowie revolutionäre Umwälzungen in allen Bereichen des täglichen Lebens zeichnen sich ab bzw. existieren schon. Wissenschaftler und Philosophen aus den verschiedensten Disziplinen haben die heutige Zeit exzellent analysiert und weisen auf ein Zusammenbrechen der alten Weltbilder hin. Durch diese Analysen und deren Veröffentlichungen können sie dazu beitragen, den Weg in eine menschenwürdige Zukunft zu ebnen.

Allen voran hat sich der Physiker Friedjof Capra, Professor für Theoretische Physik an der University of California, mit dem weltweiten Paradigmawechsel befaßt. Nach seiner Sicht befinden sich die Nationen und Völker auf der ganzen Welt in einer inhaltlichen Krise, die in der heutigen Zeit im Vergleich zu früher noch dadurch verstärkt wird, daß sie in einer Welt der globalen wechselseitigen Verbundenheit leben, in der biologische, psychologische, soziale und umweltbedingte Phänomene sich umfassend bedingen.

Die heutige Krise – eine „Wahrnehmungskrise"

Die heutige Krise ist im Grunde eine „Wahrnehmungskrise", da alle Probleme, die wir in der heutigen Zeit erleben, mit den heutigen Begriffen einer mechanistischen und veralteten Weltanschauung nicht mehr zu verstehen sind und vor allen Dingen nur begrenzte Ansätze für Lösungsstrategien bieten. Das Denken seit Descartes, das in allen unseren Wertvorstellungen steckt und unsere Kultur mehrere Jahrhunderte beherrschte, bricht auf. Dieses „kartesianische" Weltbild ist unter anderem dadurch geprägt, daß es die Auffassung in unseren Köpfen festigte, daß das ganze Universum ein mechanisches System wie eine Uhr sei und als solches – wie auch der menschliche Körper – als eine Maschine zu verstehen ist. Die Vorstellung des Lebens in der Gesellschaft basiert zusätzlich auf der Annahme des unbegrenzten materiellen Fortschritts durch wirtschaftliches und technisches Wachstum.

Dieses Weltbild, mit dem wir erzogen worden sind, hat sicherlich in den letzten Jahrhunderten dazu beigetragen, daß wir enorme Errungenschaften in den Einzeldisziplinen bis hin zu den in diesem Buch beschriebenen Entwicklungen erzielen konnten. Jedoch hat dieses Denken, das beispielsweise in der Medizin Körper und Seele und die Wechselbeziehung zwischen beiden Anteilen trennt sowie den seelischen und sozialen Bereich für die Erhaltung der Gesundheit bzw. für das Entstehen von Krankheiten bisher weitgehend ignoriert hat, zu tiefen inneren und äußeren Krisen geführt.

Der Mensch ist keine Maschine.

So kommt es nicht von ungefähr, daß gerade aus der Wissenschaft, die die Wiege des mechanistischen Denkens ist, nämlich der Physik, die wesentlichsten Anstöße zu neuem Denken und

Handeln kommen. Die Physiker sind in ihren Forschungen auf die uns bekannten Grenzen gestoßen und haben formuliert, daß die Detailerkenntnisse in den Mikrostrukturen in einen umfassenden Kontext gebracht werden müssen und nur in ihrer Komplexität im Zusammenhang mit geisteswissenschaftlichen Überlegungen interpretierbar sind. Ein synthetisches Zusammenführen des Spezialwissens der einzelnen Bereiche ist meiner Meinung nach dringend gefordert, wobei die Methode hierzu noch einer kulturellen Entwicklung bedarf. Hierbei hat der Wissenschaftler eine hohe Verantwortung gegenüber der Gesellschaft. Der Kernphysiker Werner Heisenberg schrieb in seinem Buch „Das Naturbild der heutigen Physik" schon 1955: „*Der Naturwissenschaftler steht von Anfang an in der Mitte der Auseinandersetzung zwischen Natur und Mensch, von der die Naturwissenschaft ja nur ein Teil ist, so daß die landläufigen Einteilungen der Welt in Subjekt und Objekt, Innenwelt und Außenwelt, Körper und Seele nie mehr passen wollen und zu Schwierigkeiten führen. Auch in der Naturwissenschaft ist also der Gegenstand der Forschung nicht mehr die Natur an sich, sondern die der menschlichen Fragestellung ausgesetzte Natur, und insbesondere allen Dingen begegnet auch hier wieder der Mensch sich selbst.*" (Heisenberg 1955).

Von Galilei führte ein schnurgerader Weg zur Atombombe

Auch Carl Friedrich von Weizsäcker fordert, daß die zwei Halbkreise, die die Natur- und Geisteswissenschaft bilden, wieder so ineinander gefügt werden müßten, daß sie „einen Vollkreis ergeben". An einer anderen Stelle führt er aus, von Galilei führe ein schnurgerader Weg zur Atombombe. „*Die Naturwissenschaft ist die größte Bewußtseinsänderung der Menschheit seit dem Kommen der Hochreligion und der Kulturen des ersten vorchristlichen Jahrtausends; ich nenne sie den harten Kern der Neuzeit. Sie gibt uns eine nie dagewesene intellektuelle, folglich technische, folglich politische Macht. Es ist undenkbar, daß die Menschheit sich durch diese Macht nicht selbst zerstört, wenn sie nicht eine ebenso radikale moralische Wandlung durchmacht.*" (Weizsäcker 1983).

Kein geringerer als Goethe schreibt in Blick auf den Physikalismus des 19. Jahrhunderts als fast 80jähriger: „*Wir werden, mit vielleicht noch wenigen, die letzten sein einer Epoche, die sobald nicht wiederkehrt.*" Er hat vollkommen recht behalten. Die noch damals existierende Verbindung von Geistes- und Naturwissenschaften, eingebettet in ein gesamtes philosophisches und politisches Weltbild, war mit dem Ableben von Klopstock, Herder, Kant und Schiller, Hegel, Schelling und Humboldt als wissenschaftliche Tradition erloschen. Seit dieser Zeit setzte der Siegeszug des „*Physikalismus*" in allen Bereichen der Wissenschaft ein.

Und unser ehemaliger Bundespräsident Richard von Weizsäcker (1987) sagte auf der Eröffnung des 7. Kongresses der Internationalen Vereinigung für germanistische Sprachen/Literaturwissenschaften am 26. August 1985 in Göttingen: „*Die Sprache von Martin Luther und Friedrich Hölderlin, von Karl Marx und Thomas Mann, von Hugo von Hofmannsthal und Sigmund Freud wurde von Unmenschen und Verbrechern mißbraucht.*"

Dieser Mißbrauch von geistigen und wissenschaftlichen Leistungen zieht sich wie ein roter Faden durch die Menschheitsgeschichte.

In der Auseinandersetzung mit Mißbräuchen und den daraus resultierenden Konflikten entstanden wichtige Menschheitswerke wie beispielsweise die Bibel oder der Koran auf theologischer Seite und bedeutende politische Schriften wie „Das Kapital" von Karl Marx mit den uns allen bekannten folgenden Vereinnahmungen und eklatanten Dogmatisierungen. Institutionen wie die Kirchen und religiöse Gruppierungen sind, ebenso wie politische Organisationen oder Staaten, mit unterschiedlichen Erfolgen und kulturellen Veränderungen, in der Geschichte der Menschheit wiederkehrend, Krisen bzw. Paradigmenwechsel angegangen und haben häufig dogmatische Strategien bis hin zu Kriegen entwickelt. Nur mit dem einzigen Unterschied zur jetzigen Zeit: Niemals war die Menschheit einem Genozid so nahe wie heute. Wir sind durch die technischen Möglichkeiten auf einmal in der Lage, unsere Welt entweder durch kriegerische Auseinandersetzungen, durch ökologische Katastrophen wie Tschernobyl und möglicherweise auch durch manipulative Techniken wie die Genchirurgie, Biochipimplantation usw. erheblich zu schädigen bzw. zu zerstören. Wir begreifen noch zu wenig, daß biologische und gesellschaftliche Vorgänge in e-Funktionen (Exponentialfunktion, z.B. bei gleicher Zeiteinheit Verdopplung der Ereignisse: 2, 4, 8, 16, 32, 64,

128 …) meistens rasant verlaufen. Bestes Beispiel dafür ist die Umgestaltung der Staaten des sog. realen Sozialismus innerhalb von Tagen oder das rasante Anwachsen des Ozonlochs, der Erderwärmung oder des Baumsterbens. Unser Denken ist nicht geschult genug, um tagtäglich mit dieser e-Funktionalität umzugehen. Daher setzt uns immer wieder die Wette mit dem Schachbrett in Erstaunen, mit der sich jeder finanziell ruinieren würde: Man lege 1 Korn auf das erste Feld und verdopple auf jedem weiteren Feld. Fast unvorstellbar, daß man, am letzten Feld angekommen, eine solche Menge von Körnern hätte, daß die ganze Erde 1 cm hoch damit bedeckt würde. Die sinnbildliche Aussage des Beispiels liegt auf der Hand. Prozesse in Natur und Gesellschaft verlaufen häufig nach dieser e-Funktion. Wir täten gut daran, dies zu begreifen und in zukünftigen Lösungstrategien zu berücksichtigen, bevor Entscheidungen nicht mehr oder nur noch mit großem zeitlichem oder finanziellem Aufwand rückgängig gemacht werden können. Aktuelles Beispiel hierfür ist auch die *Jahr-2000-Problematik* in allen Computern bzw. Chips weltweit.

Lösungsstrategien können nicht mehr befohlen werden

Hierbei muß der besonnene Umgang mit der Natur als Ganzes in den Mittelpunkt des Denkens und Handelns gestellt werden. Neben Joseph Beuys ist auch der katholische Theologe Hans Küng der Ansicht, daß kirchliche bzw. politische Institutionen und Gesetze allein nicht mehr in der Lage sein werden, die zukünftigen Probleme der Menschheit zu lösen, da die Zeit der Hohepriester und starren Hierarchien vorbei ist (Harlan et al. 1976). Lösungsstrategien können nicht mehr befohlen werden, Teamlösungen sind angesagt. Der Mensch befindet sich als Einzelwesen in einem Zustand hoher Emanzipation, die Menschheit hingegen befindet sich im Stadium der Pubertät. Die Zukunftsaufgaben der Menschheit werden also nur im solidarischen Miteinander und in der Akzeptanz der anderen Meinung und anderen Kulturen in einem neu zu schaffenden Sozialsystem möglich. Dieses wird nur funktionsfähig sein, wenn wir begreifen, daß das solidarische Denken und Handeln von Menschen zu einer Potenzierung der Kräfte führen und 1 plus 1 – anders als in der Mathematik – wesentlich mehr als 2 sein könnte. Im Vertrauen auf die eigene Kraft und in der vorurteilsfreien Zusammenarbeit kann jeder seine Fähigkeiten zu einem gemeinsamen Ziel auf seinem Fachgebiet, wie der Medizin, der Politik, und vor allen Dingen in einer multikulturellen Gesellschaft entwickeln.

Menschenverträglichkeit und moderne Therapieverfahren

Mit welchen Bedingungen müssen sich nun Ingenieure, Naturwissenschaftler und Ärzte auseinandersetzen, und wie müssen wir die Zukunft der medizinischen Forschung und Entwicklung gestalten? Tatsache ist, daß in absehbarer Zeit heute noch konventionelle Technologien zu Größen im atomaren bzw. Nanometerbereich durch Mikrostrukturtechniken miniaturisiert und in Verbindung mit organischen Strukturen alle Komplexitätsgrade umfassen werden (Moravec 1988). Auch werden die medizinischen Behandlungsverfahren immer feiner und kleiner; beispielsweise sind japanische Wissenschaftler und Institute mittlerweile im Bereich sog. Biomotoren führend. Dazu nutzen sie bakterielle Flagellen, lange Aminosäurenstränge mit einer Stärke von 10 nm. Diese drehen sich mit einer Geschwindigkeit von 10 000 Umdrehungen pro Minute um ein molekulares Kugellager an der Bakterienmembran. Der DNS-Code der Flagellen ist bereits bekannt. So könnten bald molekulare Motoren hergestellt und an mechanische Systeme gekoppelt werden. Sie sollen als Antriebe für Mikrogeräte genutzt werden, z. B. um Kalkablagerungen in den Blutgefäßen abzutragen (Berner 1991; Froböse 1991). Auch deutsche Institute haben im Bereich der Mikromotoren führende Entwicklungen vorzuweisen (s. Abb. 23.1).

Gleichzeitige Temperatur-, pH-Messungen und chemische Analysen des Blutes könnten über spezielle Mikrosensoren möglich werden. Ein großer ökologischer Vorteil unter dem Blickwinkel der Rohstoff- und Energieeinsparung wäre es, wenn sich die Biomotoren als organische Substanzen selbst vermehren bzw. sich selbst in Organismen ernähren könnten. Die Bewegungsüberwachung dieser Minimotoren müßte sichtgesteuert über hochauflösende Sichtsysteme wie Computer- oder Kernspintomographen erfolgen, damit sie sicher kontrolliert werden könnten.

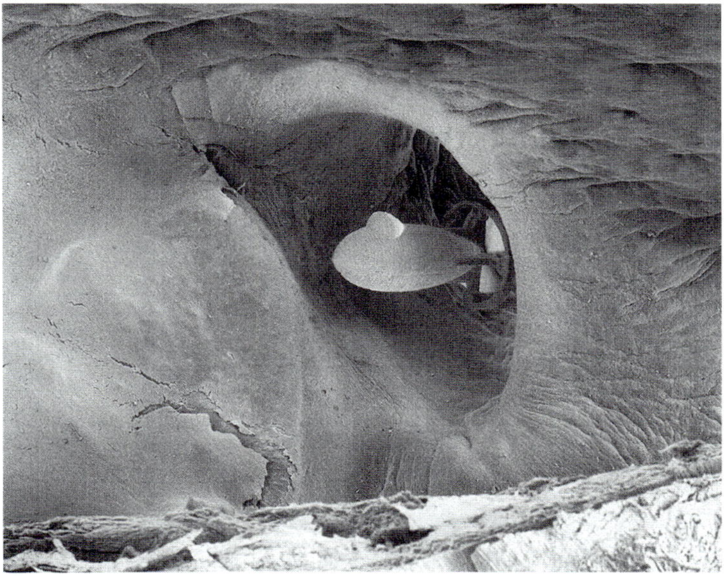

Abb. 23.1. Mikromotor aus Duisburg in einer Oberschenkelarterie (Rasterelektronenmikroskop) (Arbeitsgruppe von Dr. Götzen, Firma MicroTEC, Duisburg)

Weitere Projekte, die vom Ministry of international Trade and Industry (MITI) in Japan oder vom National Institute of Health (NIH) in den USA vehement und großvolumig gefördert werden, da neue Absatzmärkte sich abzeichnen, sind im Bereich der Optik Chipimplantationen im Sehnerv für Blinde (siehe auch S. 125, Geschichte der deutschen Chirurgie) oder sog. „Mikroregulatoren". Diese Mikrosysteme – im Bereich der Augenlinse implantiert – sollen bei kurzsichtigen Brillenträgern die Funktion von ermüdeten kleinen Muskeln übernehmen und so das Brillentragen überflüssig machen.

Die z. Z. angewandten mikroinvasiven Verfahren lassen schon heute wesentliche Vorteile für die Patienten erkennen.

Die *technischen und therapeutischen Methoden* orientieren sich hierbei an den Bedürfnissen der Patienten:

- Mikrotherapie und minimal invasive Chirurgie bringen direkt vor Ort Heilung und Schmerzlinderung mit kleinsten chirurgischen Eingriffen (Operationen wie durchs „Schlüsselloch").
- Stationäre Aufenthalte werden drastisch verkürzt oder völlig vermieden. Der Pflegeaufwand wird erheblich verringert. Dadurch können sich Ärzte und das behandelnde Personal besonders intensiv um die Patienten kümmern.
- Die Operationen können zunehmend bei örtlicher Betäubung durchgeführt werden; der Patient wird nicht durch die Narkose zusätzlich belastet.
- Die Behandlungsumgebung wird patientengerecht gestaltet – die Technik tritt in den Hintergrund.
- Die nur kleinen Eingriffe bedeuten schnelle Heilung mit geringer Komplikationsgefahr und niedriger psychischer Belastung.

Durch technische Innovationen entstehen neue Märkte und Arbeitsplätze.

Ein Teil der heute noch stationären Behandlungsmethoden kann somit ambulant durchgeführt werden. Beides, die mikrotherapeutischen Eingriffe und die Verlagerung von stationären Leistungen in den ambulanten Bereich können unter den Aspekten des psychischen Wohlbefindens der Patienten zu einer weiteren Humanisierung der Medizin und Medizintechnik führen. Ein zusätzlicher Effekt ist neben der Einsparung von gewaltigen Kosten im Gesundheitssystem die Belebung der Volkswirtschaft durch medizintechnische Industriegüter. Durch diese technischen Innovationen entstehen große neue Märkte und neue Arbeitsplätze, z. B. auf den Feldern der Mikrostrukturtechnik bzw. miniaturisierten Technik, der Lasertechnologie, der schnellen 3-D-Bildgebung sowie des Großgerätebaus.

Diese eindrucksvollen und zukunftsweisenden medizinischen, technischen, industriellen sowie volkswirtschaftlichen Perspektiven eines humanen Einsatzes von Hightech-Produkten dürfen uns aber nicht die Augen verschließen hinsichtlich der Gefahren, die durch den Mißbrauch von Mikrotechniken und mikrotherapeutischen Verfahren entstehen können. Zur Zeit werden an verschiedenen Orten der Erde Anstrengungen unternommen, um Biochips zu entwickeln und zu implantieren bzw. das menschliche Gehirn an Computer anzuschließen (Moravec 1990; Neumann 1958; Ostroff 1983). Diese Aktivitäten sind kein originäres Problem mikrotherapeutischer Verfahren, da auch mit konventionellen neurochirurgischen Methoden die Biochipimplantation oder Computervernetzung des menschlichen Gehirns möglich wäre. Auch Marvin Minsky vom MIT (Massachusetts Institute of Technology), einer der Pioniere der Computerwissenschaft und der „artificial intelligence", der sich in seinem Werk Mentopolis (Minsky 1990, 1991) sehr ausführlich wissenschaftlich mit dem Thema „Denken und Intelligenz" auseinandergesetzt hat, hat konsequent diese Entwicklung am MIT mitgetragen. Er ist fasziniert von der Perspektive der menschlichen Evolution durch die Mensch-Computer-Verbindung und glaubt hier an Quantensprünge der Evolution bzw. zumindest an die Möglichkeit, unser Gedächtnis um ein Vielfaches zu erweitern bzw. das Gehirn nachzubauen (Trilling 1991).

Die Koppelung von Mensch und Maschine muß verhindert werden.

Diese von keinem kritischen Gedanken getrübte und bisher relativ unwidersprochene Begeisterung findet ihren Niederschlag bereits in der Literatur und zunehmend auch in Fernseh- und Kinofilmen. Neben halbwissenschaftlichen Werken (Kurzweil 1999) existiert seit 1982 hierzu weltweit ein florierender Science-Fiction-Markt, der diese Technik und die Mensch-Maschine-Schnittstellen, speziell die Mensch-Computer-Koppelung und die Programmierung von menschlichen Gehirnen, literarisch aufarbeitet und die Menschheit für solche Themen zu sensibilisieren versucht. Der Protagonist dieser Branche ist William Gibson (Gibson 1987, 1988a), der mit einer Reihe von US-Literaturpreisen ausgezeichnet wurde.

Norbert Wiener (Wiener 1972), der Vater der Kybernetik und einer der führenden Köpfe am MIT, warnte schon sehr früh – in den 60er Jahren – vor den Gefahren, die sich aus dieser Mensch-Maschinen-Technologie ergeben könnten – vor allen Dingen, wenn Persönlichkeit, Psyche und Gefühlswelt bzw. die gesamte Existenz des Menschen mit all ihren Reichtümern und Tiefen sich auf einen Haufen von Gleichungen und Informationstransfer reduzieren ließen. Er befürchtete, daß Menschen eines Tages zu Maschinen degradiert werden könnten. Da die Menschheit nicht reif für diese Entwicklungen sei, lehnte er die Mensch-Maschinen-Koppelung ab; Wiener starb 1964. Dennoch: 1999 steuert erstmals ein mit einem Computer verbundenes Rattengehirn einen Roboterarm (Lossan 1999).

Was ist das spezifisch Menschliche im Menschen?

An dieser Stelle kann die Gesamtproblematik, die sich hieraus ergibt, nicht umfassend behandelt werden. Aber eins ist klar: Diese Bio-Computer-Vernetzung sowie alle operativen Entwicklungen, die die Psyche bzw. das Bewußtsein verändern, dürfen zum heutigen Zeitpunkt der Menschheitsgeschichte nicht eingeführt werden. Jeder von uns trägt hier kulturelle und ethische Verantwortung. Die ewige Frage: *„Was ist Leben, und was macht das spezifisch Menschliche aus?“* bleibt immer und gerade heute immer öfter aktuell.

Um klare Bewertungs- und Handlungskriterien für die Zukunft zu bekommen, müssen daher für die Medizin- und Biotechnik dringend zusätzliche Prüfungskategorien geschaffen werden. Ich schlage vor, für die Forschung und Entwicklung im Bereich der Mikrotechnik Prüfungsanforderungen mit den Kriterien *„Sozialverträglichkeit und Umweltverträglichkeit“*, wie sie in großtechnischen Bereichen üblich sind, einzuführen. Diese grundsätzlichen Prüfungen vor dem Einsatz neuer Technologien geht auf K. M. Meyer-Abich (Meyer-Abich u. Schefold 1986) zurück, der sich als Diplomphysiker und Professor für Naturphilosophie an der Universität Essen sowie als ehemaliger Senator für Wissenschaft und Forschung der freien und Hansestadt Hamburg in den letzten Jahrzehnten hier grundlegend engagiert hat. Diesen beiden Prüfkriterien sollte darüber hinaus unbedingt ein neuer Begriff und weiteres Analysekriterium hinzugefügt werden: das Kriterium der *Menschenverträglichkeit*. Unter dieser Fragestellung müßte jede neue Technik, die funktionelle Änderungen im Körper und Gehirn erzeugen soll, von einem interdisziplinären Gremium, bestehend aus Medizin-, Geistes- und Naturwissenschaftlern, einschließlich Theologen, Juristen, Anthropologen, geprüft werden. Dieses muß untersuchen, inwieweit ethisch unvertretbare und nicht korrigierbare Veränderungen durch den Einsatz neuer Technologien körperlich oder psychisch zu befürchten sind. Ebenso ist zu analysieren, ob das Menschsein selbst gefährdet wird. Hierzu müssen in internationaler Zusammenarbeit Kriterien erarbeitet werden, ob, wann und unter welchen Voraussetzungen die menschliche Evolution durch Gentechnik usw. systematisch geplant werden darf. Medizinethik erhält somit in Zukunft einen bedeutsamen Stellenwert.

Nicht alles, was machbar ist, darf die Menschheit durchführen

Techniken, die neben den üblichen menschlichen und ethischen Anforderungen nicht auch den oben genannten 3 Kriterien entsprechen, müssen in der Zukunft von der Menschheit abgelehnt bzw. so lange weiterentwickelt werden, bis sie diesen Kriterien entsprechen. Es ist eine große Herausforderung, hierzu klare Grundlagen zu erarbeiten, da nicht alles, was schon machbar ist oder erscheint, in Zukunft auch unbedingt durchgeführt werden darf!

Von der Umwelt zur Mitwelt.

Weiterhin muß auch der Umweltaspekt mit berücksichtigt werden. Besonders die evangelische Theologie um Prof. Günther Altner (Altner 1987), die in Kritik am klassischen Umweltbegriff begonnen hat, von Mitwelt, vom Mitgeschöpf und von der Mitkreatürlichkeit zu sprechen, hat sich hier hervorgetan. Es wird der Eigenwert der Natur in den Mittelpunkt der Überlegungen gestellt, die nicht um des Menschen willen, sondern um der Natur selbst willen zu schützen sei. Diese Betrachtungsweisen haben eine andere Dimension als der Begriff Umwelt, der die Erhöhung des Menschen gegenüber der „Natur" impliziert.

Allerdings sind sicherlich Aktivitäten zu begrüßen, die sich mit der Selbstvermehrung von Kleinstmaschinen befassen. Dieser Theorie von sich „selbst reproduzierenden Miniautomaten" haben sich schon in den 50erJahren Konrad Zuse und Johann von Neumann gewidmet. Diese theoretischen Arbeiten sollten unbedingt weiterverfolgt werden. Auch gegen sich selbst reproduzierende Chips, z. B. aus Eiweißen synthetisiert und zu einem Computer funktionsfähig zusammengebaut, ist aus denselben ökologischen Gründen nichts einzuwenden, solange sie nicht im Körper mit dem Nervensystem gekoppelt werden.

Mikrosysteme können sich zukünftig selbst vermehren.

Auch die Miniaturisierung von konventionellen Techniken ist gewünscht, beispielsweise die Weiterentwicklung der Bandscheibenchirurgie mittels Mikrosonden und Kleinstfräsen oder Lasern im Submillimeterbereich. Diese Technik bietet gegenüber den alten Verfahren viele Vorteile (schmerzarm, keine Narben, wenig Komplikationen, ambulant durchführbar), ohne daß alte Operationsmethoden vollkommen überflüssig werden. Diese Art der Mikrotherapie ist sicherlich menschenverträglich, da sie bewährte Vorgehensweisen nicht verändert, sondern nur verkleinert. Die Miniaturisierung von bekannten medizinischen Verfahren und die dazu benötigte Technik kann mit ruhigem Gewissen weitergeführt werden. Konventionelle Operationsverfahren werden zukünftig mit miniaturisierten Eingriffen kombiniert bzw. durch diese zunehmend ersetzt. Die präzise dreidimensionale Kontrolle der Eingriffe und die mögliche Steuerung von Kleinstmotoren (Pumpen, Saugern u. a.) sind schon heute mit Hilfe der Computer- oder Kernspintomographie an Monitoren möglich.

Für eine fürsorgliche, liebevolle und ökologische Hightech-Medizin

Das Ziel ist eine patientenzentrierte, fürsorgliche Vorsorge und Therapie mit Hilfe von menschenfreundlichen Hightech-Verfahren und -Produkten. Hierzu muß auf eine integrative Zusammenarbeit zwischen Ärzten und Therapeuten der verschiedenen Fachdisziplinen, einschließlich Ökologen, Technikern, Ingenieuren, Naturwissenschaftlern und Geisteswissenschaftlern als Ausgangsforderung für eine medizintechnische Systementwicklung größter Wert gelegt werden. Es ist dringlich, daß eine medizinische Anthropologie durch weltweites Engagement in Zukunft eine medizinische Wissenschaftstheorie (Anthropologie) entwickelt, in der sich alle Kulturen grundlegend wiederfinden können.

Nur so wird sichergestellt, daß grundsätzlich eine liebevolle, das Menschsein respektierende Medizin sowie eine menschenwürdige Medizintechnik realisiert werden können und das Leben lebenswert bleibt.

Die Möglichkeiten hierzu sind schon jetzt enorm und vielversprechend – die Teamarbeiten in speziellen Zentren müßten nur entsprechend gefördert werden. Eine integrative Entwicklung in den unterschiedlichen Disziplinen zum gegenseitigen Verständnis und die Akzeptanz des anderen Fachwissens weltweit sind weitere Grundbedingungen, um solidarisch neue Dimensionen in der Medizin entwickeln zu können.

Unter der ökologischen Devise „so wenig wie möglich, so viel wie nötig" eine ganzheitliche, menschenverträgliche, humane Medizin zu gestalten und diese weltweit anbieten zu können, wird daher nur integrativ und multidisziplinär im Netzwerk realisiert werden können. Hierzu könnten wir Europäer – uns auf unser kulturelles Erbe besinnend – die Zukunft vorbildlich mitgestalten.

Liebevolle Medizin bedeutet maximale Hinwendung zum Menschen.

Diesem Problemansatz muß ein wissenschaftliches Weltbild zugrunde liegen, das eine Synthese aus Geistes- und Naturwissenschaft sowie auch der Sozial- und Kulturwissenschaft zur Grundlage hat. Nach dem Motto „*Quidquid agis, prudenter agas et respice finem*" („Was Du auch tust, tue es klug und bedenke das Ende") ist an jedem Tag, in jeder Situation aufs Neue zu prüfen, ob die Medizin und deren Forschungsinhalte und Entwicklungen ethisch, politisch, sozial- und umweltverträglich sowie auch menschenverträglich sind. Zu groß ist beim heutigen technischen Entwicklungsstand die Gefahr von irreversiblen Eingriffen mit unkontrollierbaren Folgen für die Evolution.

Der ökonomische Gewinn darf nur noch zweitrangig sein.

Der ökonomische Gewinn hat unter diesen Gesichtspunkten in der Zukunftsgesellschaft nur eine nachgeordnete Bedeutung und muß immer unter dem Aspekt der Menschenwürdigkeit in Bezug zur Umwelt oder besser Mitwelt beleuchtet werden.

Die Utopie einer solidarischen Hightech-Industriegesellschaft und der harmonischen menschlichen Evolution in einem ökologischen Miteinander von Mensch und Natur hat bereits Robert Havemann in seinem Buch „Morgen. Die Industriegesellschaft am Scheideweg" vorgezeichnet. Hier schließt sich der Kreis, der von Carl Friedrich von Weizsäcker beschrieben und schon 1485 sinnbildlich als Harmonie des irdischen Lebens im Einklang mit der Natur auch von Hieronymus Bosch als Triptychon gemalt wurde.

Der Mensch ist Teil eines Gesamtkunstwerks. Gefordert ist die tiefe Achtung vor diesem Kunstwerk: Leben!

Literatur

Altner G (1987) Die Überlebenskrise in der Gegenwart. Darmstadt

Berner R (1991) U-Boot in der Blutbahn. High Tech:80–81

Froböse R (1991) NANO, Technik am Schaltpult der Natur. In: High Tech 9: 58–67

Gibson W (1987) Neuromancer. München

Gibson W (1988a) Biochips. München

Gibson W (1988b) Cyberspace. München

Harlan V, Rappmann R, Schats P (1976) Soziale Plastik. Materialien zu Joseph Beuys. Achberg

Heisenberg W (1955) Das Naturbild der heutigen Physik. Reinbek, S 21

Hess B, Ploog D (1988) Neurowissenschaft und Ethik. Berlin

Lossan N (1999) Forscher entwickeln Roboter mit Rattenhirn. Die Welt online, 24.06.1999

Kurzweil R (1999) Homo s@piens. Leben im 21. Jahrhundert - Was bleibt vom Menschen. Kiepenheuer & Witsch, Köln

Meyer-Abich KM, Schefold B (1986) Die Grenzen der Atomwirtschaft. München

Minsky M (1986) Matter, Mind and Models. In: Minsky M (Hrsg) Semantic Information Processing. Cambridge

Minsky M (1990) Mentopolis. Stuttgart

Minsky M (1991) Mentopolis. Massachusetts

Moravec H (1988) The future of robot and human intelligence. Mind Children, Cambridge, pp 151–152

Moravec H (1990) Der Wettlauf zwischen menschlicher und künstlicher Intelligenz. Mind Children, Hamburg, S 54–156

Neumann J von (1958) The Computer and the Brain. New Haven, Conn

Ostroff J (1983) Biochips. In: Venture, Feb.:65–68

Ritchie D (1984) Gehirn und Computer. Die Evolution einer neuen Intelligenz, Stuttgart

Sterling B, Gibson W (1982) Dogfight. Omni Publication

Trilling R (1991) Meinung von morgen. Marvin Minsky philosophiert über Mensch und Maschine. Übermorgen: 12–13

Weizsäcker CF von (1983) Wahrnehmung der Neuzeit. München, S 355–356

Weizsäcker R von (1987) Die politische Kraft der Kultur. Reinbeck

Wiener N (1972) Mensch und Menschmaschine. Kybernetik und Gesellschaft, Frankfurt a. M.

Sachverzeichnis

A

B

C

D

E

F

G

J

K

L

M

N

O

P

Q

R

S

T

U